U0601552

全本全注全译丛书

中华经典名著

章　原◎译注

# 东坡养生集 三

中華書局

# 目录

## 第三册

第七卷　达观 …………………………… 1135

远游庵铭并叙 …………………………… 1135

六观堂赞 ……………………………… 1138

破琴诗并引 …………………………… 1140

题邢房悟前生图并偈 …………………… 1143

和形赠影 ……………………………… 1145

和影答形 ……………………………… 1147

和神释 ………………………………… 1148

问渊明一首 …………………………… 1149

古风 …………………………………… 1152

答王定国 ……………………………… 1154

次韵王定国南迁回见寄 ………………… 1157

次韵贺刘发 …………………………… 1160

送千乘千能两侄还乡 …………………… 1164

怀西湖寄晁美叔同年 …………………… 1167

古意 …………………………………… 1170

客位假寐 ……………………………… 1171

无题 …………………………………… 1172

奉和成伯大雨中会客解嘲 …………………… 1173

和子由渑池怀旧 …………………………… 1175

戏书 ………………………………………… 1176

天目闻雷 …………………………………… 1178

梦中谕马 …………………………………… 1179

二虫 ………………………………………… 1181

满庭芳警悟 ………………………………… 1182

虚飘飘三首 ………………………………… 1184

薄薄酒二首并序 …………………………… 1186

二鱼说 ……………………………………… 1190

乌说 ………………………………………… 1192

桃符艾人语 ………………………………… 1195

螺蚌相语 …………………………………… 1196

书咒语赠王君 ……………………………… 1198

祭春牛文 …………………………………… 1198

送张道士叙 ………………………………… 1200

凌虚台记 …………………………………… 1202

放鹤亭记 …………………………………… 1207

邵茂诚诗集序 ……………………………… 1212

太息送秦少章 ……………………………… 1216

明正送于伋失官东归 ……………………… 1219

跋欧阳文忠公书 …………………………… 1221

书朱象先画后 ……………………………… 1223

记刘原父语 ………………………………… 1226

记宝山题诗 ………………………………… 1229

书谤 ………………………………………… 1231

跋陈莹中题欧公帖 …………………… 1234

唐允从论青苗 ………………… 1236

书欧阳公《黄牛庙》诗后 …………… 1238

跋《赤溪山主颂》 ………………… 1241

跋王氏《华严经解》 ………………… 1243

答李端叔书 ………………… 1246

答李昭玘 ………………… 1251

答陈传道书 ………………… 1255

答毛滂氏 ………………… 1260

与黄鲁直 ………………… 1263

与沈睿达 ………………… 1265

与杨元素 ………………… 1266

与王定国 ………………… 1268

答王定国 ………………… 1269

与李公择 ………………… 1272

答范景山 ………………… 1273

与郑靖老 ………………… 1275

与王庆源 ………………… 1277

与参寥 ………………… 1279

答参寥 ………………… 1280

答参寥 ………………… 1281

与南华辨老 ………………… 1284

与徐得之 ………………… 1285

答蔡景繁 ………………… 1286

与蔡景繁 ………………… 1288

与滕达道 ………………… 1289

与王敏仲 …………………… 1290

答廖明略 …………………… 1291

答钱济明 …………………… 1293

与子明兄 …………………… 1295

答陈季常 …………………… 1297

与蹇授之 …………………… 1298

答胡道师 …………………… 1299

与陈辅之 …………………… 1300

伯伦非达 …………………… 1302

王梵志诗 …………………… 1303

记徐陵语 …………………… 1304

石塔别语 …………………… 1305

爱富贵好名 …………………… 1306

苦乐 …………………… 1307

记游松风亭 …………………… 1309

儋耳试笔 …………………… 1311

寿禅师放生 …………………… 1312

书遗蔡允元 …………………… 1314

不发宿藏 …………………… 1315

说鬼 …………………… 1317

杨州梦 …………………… 1318

遇祟 …………………… 1319

第八卷　妙理………………… 1323

众妙堂记 …………………… 1323

思堂记 …………………… 1327

睡乡记 …………………… 1331

大悲阁记 …………………………… 1335

胜相院经藏记 ………………………… 1341

滟滪堆赋并叙 ………………………… 1348

赤壁赋 ………………………………… 1351

飓风赋并叙 …………………………… 1357

颜乐亭诗并序 ………………………… 1363

卓锡泉铭 ……………………………… 1366

大别方丈铭 …………………………… 1368

九成台铭 ……………………………… 1370

徐州莲花漏铭并序 …………………… 1373

六一泉铭并序 ………………………… 1376

梦斋铭并叙 …………………………… 1381

澹轩铭 ………………………………… 1384

夕庵铭 ………………………………… 1385

谷庵铭 ………………………………… 1386

苏程庵铭并引 ………………………… 1387

阿弥陀佛颂 …………………………… 1389

石恪画维摩颂 ………………………… 1391

十八大阿罗汉颂 ……………………… 1394

十八大阿罗汉赞 ……………………… 1411

灵感观音偈并引 ……………………… 1425

寒热偈 ………………………………… 1427

玉石偈 ………………………………… 1429

南屏激水偈 …………………………… 1431

十二时中偈 …………………………… 1432

东莞资福寺老柏再生赞 ……………… 1433

玉岩隐居阳行先真赞 …………………… 1434

光道人真赞 …………………… 1436

元华子真赞 …………………… 1437

参寥子真赞 …………………… 1438

问养生 …………………… 1439

修养帖 …………………… 1443

答孔子君颂 …………………… 1445

书黄鲁直《李氏传》后 …………… 1446

书若逵所书经后 …………………… 1448

书《醉翁操》后 …………………… 1449

跋王巩所收藏真书 ……………… 1450

跋文与可墨竹 …………………… 1453

录赵贫子语 …………………… 1455

书《孟德传》后 …………………… 1456

书《六一居士传》后 …………… 1459

论《六祖坛经》 …………………… 1461

书《品茶要录》后 ……………… 1463

与庞安常 …………………… 1465

大还丹诀 …………………… 1467

书赠邵道士 …………………… 1470

动静 …………………… 1471

书苏子美金鱼诗 ………………… 1472

池鱼踊起 …………………… 1474

斗蛇 …………………… 1475

题万松岭惠明院壁 ……………… 1477

黍麦 …………………… 1478

海南菊 …………………………………… 1480

金多少 …………………………………… 1482

地气 ……………………………………… 1483

措大言志 ………………………………… 1486

题李岩老 ………………………………… 1487

醉中书 …………………………………… 1489

梦客携诗 ………………………………… 1490

记白鹤观诗 ……………………………… 1491

邸壁诗 …………………………………… 1492

梦寄朱行中诗 …………………………… 1493

送寨道士归庐山 ………………………… 1496

藤州江下夜起对月赠邵道士 …………… 1497

众妙堂 …………………………………… 1499

秀州僧本莹静照堂 ……………………… 1500

戏钱道人 ………………………………… 1502

日喻 ……………………………………… 1503

跋《荆溪外集》 ………………………… 1508

记袁宏论佛 ……………………………… 1511

跋刘咸临墓记 …………………………… 1513

答范蜀公 ………………………………… 1514

与子由 …………………………………… 1516

与圆通禅师 ……………………………… 1517

答毕仲举书 ……………………………… 1519

第九卷　调摄 …………………………… 1524

上皇帝书 ………………………………… 1524

谢除两职守礼部尚书表 ………………… 1528

答秦太虚书 …………………… 1532

与王定国 …………………… 1540

与吴秀才 …………………… 1547

与刘宜翁书 …………………… 1550

与王敏仲 …………………… 1555

与刘贡父 …………………… 1557

与李公择 …………………… 1558

答钱济明 …………………… 1559

与蔡景繁 …………………… 1561

答宝月大师 …………………… 1562

答孔毅夫 …………………… 1564

与程正辅 …………………… 1565

与王定国 …………………… 1566

与王定国 …………………… 1569

与王定国 …………………… 1570

与滕达道 …………………… 1572

与滕达道 …………………… 1573

答张文潜 …………………… 1574

与陈季常 …………………… 1577

与陈季常 …………………… 1579

与滕达道 …………………… 1580

与钱穆父 …………………… 1581

与蔡景繁 …………………… 1582

与杨元素 …………………… 1583

与石幼安 …………………… 1584

与滕达道 …………………… 1585

答参寥 ………………………………… 1586

与李方叔 ……………………………… 1588

与刘贡父 ……………………………… 1590

与李之仪 ……………………………… 1591

与程正辅 ……………………………… 1592

答王定国 ……………………………… 1594

答通禅师 ……………………………… 1596

与李公择 ……………………………… 1597

与杨君素 ……………………………… 1598

与陈大夫 ……………………………… 1600

与黄师是 ……………………………… 1601

与王定国 ……………………………… 1603

与滕达道 ……………………………… 1605

答陈伯修 ……………………………… 1607

黄州安国寺记 ………………………… 1609

罪言 …………………………………… 1613

药诵 …………………………………… 1616

江子静字叙 …………………………… 1620

书游汤泉诗后 ………………………… 1622

修身 …………………………………… 1625

书付迈 ………………………………… 1627

龙虎铅汞说寄子由 …………………… 1628

续《养生论》 ………………………… 1636

养生诀上张安道 ……………………… 1642

养生偈 ………………………………… 1646

养生偈 ………………………………… 1648

守气诀 ……………………………… 1650

导引 ……………………………… 1652

采日月华赞 ……………………… 1653

思无邪丹赞 ……………………… 1654

思无邪斋铭 ……………………… 1656

次韵子由浴罢 …………………… 1658

次韵子由病酒肺疾发 …………… 1660

次韵答刘泾 ……………………… 1663

待旦 ……………………………… 1666

梦与人论神仙 …………………… 1668

辨道歌 …………………………… 1670

陈守道 …………………………… 1674

谪居三适 ………………………… 1676

示李鹰李祉 ……………………… 1680

肇养黄中 ………………………… 1683

畏威如疾 ………………………… 1684

行气 ……………………………… 1686

记故人病 ………………………… 1688

去欲 ……………………………… 1691

范蜀公 …………………………… 1692

不好佛 …………………………… 1694

常德 ……………………………… 1695

自家事 …………………………… 1696

# 第七卷　达观

## 远游庵铭并叙①

**【题解】**

本文是苏轼为吴复古所居住的远游庵所写的铭文。吴复古与苏轼虽然相差二十多岁，但交谊深厚，可谓忘年之交。苏轼被贬期间，二人书信往来颇多，而且吴复古曾几次不远千里探望苏轼，对处在逆境中的苏轼，当然是莫大的安慰。

吴复古子野②，吾不知其何人也。徒见其出入人间，若有求者，而不见其所求。不喜不忧，不刚不柔，不惰不修，吾不知其何人也。昔司马相如有言："列仙之儒，居山泽间，形容甚臞③。"意甚鄙之④，乃取屈原《远游》作《大人赋》⑤，其言宏妙，不遣而放。今子野行于四方十余年矣，而归于南海之上⑥，必将俯仰百世⑦，奄忽万里⑧，有得于屈原之《远游》者，故以名其庵而铭之。曰：

## 【注释】

①远游庵:吴复古所筑书室。在今广东汕头潮阳棉城北麻田山。

②吴复古:字子野,号远游。自幼聪颖,任侠好义,被荐举为孝廉,宋
　神宗时曾任皇官教授。后归乡筑远游庵,云游四方,与苏轼兄弟
　相友善。

③"列仙之儒"几句:语出《汉书·司马相如传》。儒,术士的称谓。
　颜师古注:"儒,柔也,术士之称也,凡有道术皆为儒。"癯(qú),
　清瘦。

④鄙:轻视。

⑤《远游》:《楚辞》中的一篇,是屈原抒发对楚国嫉贤妒能和恶浊世
　风的愤懑之情的作品。主要描写诗人想象中的神游天上,通过虚
　幻的朦胧梦想,表达了对卑污世俗的谴责和对纯真世界的追求,
　开后世"游仙诗"之先河。《大人赋》:司马相如的代表赋作之一。
　主要描写"大人"遨游仙界的盛况,文末归于超脱有无,对汉武
　帝求仙给予委婉的讽谏,同时也暗含对于仕途进退两难的矛盾之
　情。大人,颜师古注:"以谕天子也。"

⑥归于南海之上:《东坡先生全集》等通行苏轼文集中作"归老于南
　海之上"。南海,此指吴复古晚年定居地潮州。

⑦俯仰:形容沉思默想。百世:世世代代,指长久的岁月。

⑧奄忽:疾速,倏忽。

## 【译文】

　　吴复古,字子野,我不知道他是什么样的人。只是见他在人间往来,
好像在寻求什么,但看不清他在寻求什么。他不高兴也不忧伤,不刚强
也不柔弱,不懒惰也不勤修,我真不知道他是什么样的人。过去司马相
如曾说:"那些仙人中的术士,居处在山泽之中,形体容貌十分清瘦。"他
的意思是很鄙视那些人,就取法屈原《远游》写了《大人赋》,辞藻宏壮
妙丽,不放纵而意兴飞扬。如今吴子野奔走四方十几年了,回归到南海,

必定将深思千百年的世事,思想倏忽之间可达万里之外,从屈原的《远游》中受到启发,所以为庵起名"远游",并写铭文。铭文说:

　　悲哉!世俗之迫隘也<sup>①</sup>,愿从子而远游。子归不来,而吾不往,使罔象乎相求<sup>②</sup>。问道于屈原,借车于相如,忽焉不自知,历九疑而过崇丘<sup>③</sup>。宛兮相逢乎南海之上<sup>④</sup>,踞龟壳而食蛤蜊者,必子也。庶几为我一笑而少留乎?

**【注释】**

①迫隘:狭窄,窄小。

②罔象:虚无。《文选·王褒〈洞箫赋〉》:"薄索合沓,罔象相求。"李善注:"罔象,虚无罔象然也。"

③九疑:山名,亦作"九嶷"。位于今湖南宁远南部。崇丘:高丘,高山。一说为山名。

④宛兮:好像,仿佛。

**【译文】**

　　可悲啊!世俗如此逼仄压抑,希望跟从您去远游。您归去不再来,如果我不前往,那么与您相聚就成为虚幻了。我向屈原问路,向司马相如借车辆,恍恍惚惚自己还没有意识到,就已经飞过九疑山,越过了崇丘。仿佛相逢在南海之上,踞坐于大龟壳上吃蛤蜊的人,一定就是您了。或者能为我一笑,而稍稍停留吗?

　　寄历落以啸傲<sup>①</sup>。

**【注释】**

①历落:磊落,洒脱不拘。啸傲:放歌长啸,傲然自得。形容放旷不

受拘束。

**【译文】**

寄寓磊落于放旷不拘之中。


# 六观堂赞<sup>①</sup>

**【题解】**

《六观堂赞》是苏轼元祐五年（1090）在杭州时，为六观堂老人所写的赞文。至于"六观"和"六观老人"，在苏轼《六观堂老人草书》诗的自注中明确写道："六观，取《金刚经》梦幻等六物也。老人，僧了性，精于医而善草书，下笔有远韵，而人莫知贵。"整体来看，苏轼受佛教经典《金刚经》的影响非常大，《六观堂赞》便是对《金刚经》中"一切有为法，如梦幻泡影，如露亦如电，应作如是观"这几句经文的深入阐释，是苏轼用佛家智慧来悟解人生的代表性作品之一。


　　我观众生，念念为人<sup>②</sup>。昼不见心，夜不见身。佛言如梦，非想非因。梦中常觉，孰为形神？我观众生，终日疑怖。土偶不然<sup>③</sup>，无罣碍故<sup>④</sup>。佛言如幻，永离爱恶。饥餐画饼<sup>⑤</sup>，无有是处。我观众生，起灭不停。以是为我，故有死生。佛言如泡<sup>⑥</sup>，泡本无成。能坏能成<sup>⑦</sup>，虽佛不能。我观众生，颠倒已久。以光为无，以影为有。佛言如影，我亦举手。从此永断，日中狂走。我观众生，同游露中。对面不见，衣沾眼蒙。佛言如露，一照而通。蒙者既灭，照者亦空。我观众生，神通自在。于电光中，建立世界。佛言如电，言发意会。佛与众生，了无杂坏。垂慈老人<sup>⑧</sup>，常作是观。自一生六，六生千万。生故无穷，一故不乱。东坡无口，谁为此赞？

## 【注释】

①六观堂：位于杭州千顷广化院，是僧人了性所建。

②念念：佛教语。谓极短的时间，犹言刹那。

③土偶：泥像。

④无罣碍故：没有任何挂碍的缘故。罣碍，佛教中指凡心因迷成障，未能悟脱。

⑤画饼：画成的饼。指一切法都虚幻无实。

⑥如泡：如同泡影。

⑦能坏能成：能毁坏也能生成。能成，底本作"无成"，苏轼文集通行本皆作"能成"，意佳，据改。

⑧垂慈老人：指了性和尚，他的居室叫作垂慈堂。

## 【译文】

我看世间众生，人生不过刹那间。白天看不清自己的心，夜里睡着了见不到自己的身。佛说人生如梦，不是想也不是因。梦中常常觉醒，哪有什么形和神之分。我看众生，整日里猜疑恐惧。泥偶却很超脱，这是没有牵挂的缘故。佛说人生如幻，要永远地抛弃爱怜和憎恶，就像饿了吃画出来的饼，都非真实存在。我看万民众生，缘起缘灭轮转不停。以此为真我，才有了死生。佛说人生就像水泡，水泡原本就没有生成。能毁坏也能生成，即使是佛也不能主宰。我看万民众生，颠倒已经很久。把光说成没有，又把影子说成是有。佛说人生如同光影，我举手赞同。从此永不再害怕日光下的影子而奔走。我看万民众生，就像在雾露中行走。对面都看不见，衣服沾湿眼睛迷蒙。佛说人生如露，光亮一照就能通明。愚蒙迷惑都已消除，光亮也就消失。我看万民众生，神通自在。在闪电的光亮中，建立短暂无常的世界。佛说人生如同闪电，话说出口别人就能明白。佛和众生，无杂无坏。住在垂慈堂的老人，曾这样看待众生。从一衍生至六，六再生发万千。生之无穷无尽，都归于一所以不乱。如果东坡没有嘴巴，谁来写这篇赞诗？

如梦幻泡影，如露如电，此佛氏言也。得先生此赞，遂觉胜解卓然。

**【译文】**

如梦幻泡影，如露如电，这是佛家的话。得到先生这篇赞文，觉得精彩的见解十分高妙。

# 破琴诗 并引

**【题解】**

这首《破琴诗》的写作背景在序文中进行了介绍，过程也是颇为曲折，还带着一些神秘色彩。特别是苏轼所做的两场真假难辨的梦，在梦中见到仲殊长老带着十三弦琴来访，并且还赋诗，第二天晚上，又做了同样的梦。看起来难以想象，不过对于苏轼来说，他一生中在梦中写诗文可不只一次。

旧说房琯开元中尝宰卢氏<sup>①</sup>，与道士邢和璞出游，过夏口村，入废佛寺，坐古松下。和璞使人凿地，得瓮中所藏娄师德与永禅师书<sup>②</sup>。笑谓琯曰："颇忆此耶？"琯因怅然<sup>③</sup>，悟前生之为永师也。故人柳子玉宝此画<sup>④</sup>，云是唐本，宋复古所临者。元祐六年三月十九日，予自杭州还朝，宿吴松江。梦长老仲殊挟琴过予<sup>⑤</sup>，弹之有异声，就视，琴颇损，而有十三弦<sup>⑥</sup>。予方叹惜不已，殊曰："虽损，尚可修。"曰："奈十三弦何？"殊不答，诵诗云："度数形名本偶然<sup>⑦</sup>，破琴今有十三弦。此生若遇邢和璞，方信秦筝是响泉<sup>⑧</sup>。"予梦中了然识其所谓，既觉而忘之。明日昼寝，复梦殊来理前语<sup>⑨</sup>，再诵其诗。方惊觉，而殊适至，意其非梦也。问之殊，盖不知。是岁六月，见子玉之子子文于京师，求得其画，乃作诗，并书所梦其上。子玉名瑾，善作诗及行草书。复古名迪，画山水草木，盖妙绝一时。仲殊本书生，弃家学佛，通脱无所著⑩，皆奇士也。

**【注释】**

①房琯：字次律。唐玄宗时曾任宰相。安史之乱时奉玄宗之命出使灵武册立肃宗，为肃宗所亲重。开元：唐玄宗年号（713—741）。卢氏：县名，今河南卢氏。

②娄师德：字宗仁。唐朝宰相、名将。永禅师：一说即释智永，王羲之七世孙，名法极。人称"永禅师"。陈、隋间僧侣书法家。传世书迹，最有名的就是《真草千字文》。

③怅然：惆怅的样子。

④柳子玉：与苏轼是故交，其子是苏轼的堂妹婿，他本人也擅长写诗，苏轼称他为"诗翁"，二人有酬唱之作。此画：指唐人据此事所画的图画。《广川画跋》云唐人画邢和璞、房琯前世事。

⑤仲殊：字师利。北宋僧人。本姓张，名挥，仲殊为其法号。初为士人，尝预乡荐，后弃家为僧，擅长诗词，与苏轼往来甚厚。因时常食蜜，人称"蜜殊"。

⑥而有十三弦：古琴通常是七弦，故此十三弦琴非常奇特。《西京杂记》："高祖初入咸阳宫……有琴长六尺，安十三弦，二十六徽，皆用七宝饰之，铭曰：'璠玗之乐。'"

⑦度数：标准，准则。

⑧秦筝：当时流行于陕西一带的弦乐器，似瑟，传为秦名将蒙恬所造。《隋书·乐志下》："丝之属四：……四曰筝，十三弦，所谓秦

声,蒙恬所作者也。"响泉:古琴名。

⑨理:重提。

⑩通脱:通达脱俗。著:执著,贪恋。

## 【译文】

从前说房琯在开元年间曾经做过卢氏县令,与道士邢和璞一起出游,路过夏口村的时候,进入废弃的佛寺,坐在古松下。邢和璞让人挖开地面,在一个瓮中发现了娄师德给永禅师的书信。邢和璞笑着对房琯说:"还想得起来这个吗?"房琯于是很惆怅,明白自己的前生是永禅师。我的老朋友柳子玉很喜欢这幅画,说是唐代的画作,宋复古曾临摹过。元祐六年三月十九日,我从杭州回朝,住在吴松江。梦到仲殊长老带着琴来拜访我,弹奏它有不同寻常的声音,凑近去看,有些破损,琴有十三根弦。我正不断叹惜时,仲殊说:"虽然破损,还是可以修的。"我问:"只是这十三弦怎么办?"仲殊没有回答,念了一首诗:"度数形名本偶然,破琴今有十三弦。此生若遇邢和璞,方信秦筝是响泉。"我在梦中清楚地记得他说的话,醒了以后却忘记了。第二天白天小睡,又梦到仲殊来重提此前的话,再一次念了那首诗。我才惊醒,而仲殊正好来了,心想难道这不是梦吗?我问仲殊,他并不知道。这一年六月,我在京师见到了子玉的儿子子文,请求得到了那幅画,于是作诗,并将梦中的事题在上面。柳子玉名瑾,善于写诗以及行草书。宋复古名迪,画山水草木,在当时堪称妙绝。仲殊本来是一个书生,弃家学佛,为人洒脱没有什么执著,他们都是奇士。

破琴虽未修,中有琴意足。谁云十三弦,音节如佩玉①。
新琴空高张,丝声不附木②。宛然七弦筝,动与世好逐。
陋矣房次律,因循堕流俗。悬知董庭兰③,不识无弦曲。

## 【注释】

①佩玉：佩带玉饰。这里指玉饰互相碰撞发出的清脆声音。

②丝声不附木：这里指琴音不和谐。丝声，古代琴弦为丝弦。木，古琴木制琴身。柳宗元《筝郭师墓志》："郭师名无名，……无名生善音，能鼓十三弦。……使木声丝声均其所自出，屈折愉绎，学者无能知。"

③悬知：推知。董庭兰：也作董廷兰，琴师，善吹西域龟兹古乐器筚篥和弹奏七弦琴，曾做过房琯的门客。诗人李颀、高适等皆与交游，称其为董大。高适《别董大》"莫愁前路无知己，天下谁人不识君"即为其所做。

## 【译文】

毁坏的琴虽然还没有修好，但是却有充足的琴意。谁说十三弦不能弹奏，琴发出如同佩玉敲击的声音。

崭新的琴空自高挂，琴音不能和谐。就像七弦琴一样，追逐着世人的爱好。

鄙陋啊房次律，也随着时人堕入了流俗之中。推测琴师董庭兰，也没听过这无弦琴所奏的乐曲。

# 题邢房悟前生图并偈①

## 【题解】

这首题画诗与上篇《破琴诗》有关，两首诗结合起来一起欣赏，更能体会其中的诗意。

余作《破琴诗》，求得宋复古画邢和璞于柳仲远②。仲远以此本托王晋卿临写为短轴③，名为《邢房悟前生图》，作诗题其上。

此身何处不堪为，逆旅浮云自不知④。

偶见一张闲故纸，便疑身是永禅师。

**【注释】**

①邢房悟前生图：指据邢和璞指引房琯悟其前生为永禅师事所画之图画。参见上篇《破琴诗并引》。

②柳仲远：即上文提到的柳子玉之子柳子文，字仲远。

③王晋卿：王诜，字晋卿，北宋著名画家。临写：临摹，摹写。

④逆旅、浮云：皆指漂泊不定的人生。逆旅，客舍，旅店。常用以喻人生匆遽短促。浮云，指人生如飘动的云没有确定方向。

**【译文】**

我写《破琴诗》，从柳仲远那里求到了宋复古所画的邢和璞、房琯前生事图。仲远将这个画本托王晋卿临摹为短轴，名叫《邢房悟前生图》，我做了这首诗题在上面。

人在哪里不能有所作为呢，人生如逆旅浮云一样漂泊不定自己并不清楚。

哪里能无意中看到一张旧纸，便怀疑自己的前生是永禅师。

王晋卿得破墨三昧①，又尝闻祖师第一义②，故画《邢和璞房次律论前生图》，以寄其高趣③。东坡居士既作《破琴诗》记梦异矣，复说偈言。

前梦后梦真是一，此幻彼幻非有二。

正好长松水石间，更忆前身后身事。

**【注释】**

①破墨：中国画的传统技法。即以水破浓墨而成淡墨；浓淡相间，以

显示物象的界限轮廓，以求墨彩的生动。三昧：奥妙，诀窍。

②第一义：至高无上的真理。《三藏法数》："第一义者，即无上甚深
之妙理也。其体湛寂，其性虚融，无名无相，绝议绝思。"

③高趣：高雅的志趣。

**【译文】**

王晋卿得到破墨画法的奥妙，又曾经听到过佛教至高无上的真理，
所以画了《邢和璞房次律论前生图》，以寄寓他高雅的志趣，东坡居士作
《破琴诗》记载奇异梦境之后，又说偈言。

前梦和后梦真的是同一常梦，这个幻象和那个幻象没有不同。

恰好在高大的松树和水石之间，更加回忆起前世今生的事情。

事不必相着，语不必可解，自为一时佳趣。刘须溪

**【译文】**

事情不必相关，语句不必能理解，自然成为一时的佳趣。刘须溪

# 和形赠影

**【题解】**

陶渊明所创作的《形影神》组诗有着丰富的哲学涵意，是理解其思
想的重要诗篇。致力于写作和陶诗的苏轼也相应写了《和陶形赠影》
《和陶影答形》《和陶神释》组诗，具体写作时间一般认为是苏轼贬谪海
南时。《和形赠影》是第一首，主要借着形与影的对答，表达了形与影相
因而生，一旦达到庄子所说的物化境界，形和影的差别就会消失，都会离
开生灭之境。因此，形在梦中，常求其达到物化境界，以排遣忧愁，摆脱
世俗的牵绊，保持自己宠辱不惊、随遇而安的人生态度。

天地有长运<sup>①</sup>，日月无闲时。孰居无事中，作止推行之<sup>②</sup>。
细察我与汝<sup>③</sup>，相因以成兹。忽然乘物化<sup>④</sup>，岂与生灭期<sup>⑤</sup>。
梦时我方寂，偃然无所思<sup>⑥</sup>。胡为有哀乐，辄复随涟洏<sup>⑦</sup>。
我舞汝凌乱<sup>⑧</sup>，相应不少疑。还将醉时语，答我梦中辞。

**【注释】**

①长运：苏轼诗集通行本作"常运"。表示有规律的变化、运动。

②孰居无事中，作止推行之：化自《庄子·天运》："天其运乎？地其
处乎？日月其争于所乎？孰主张是？孰维纲是？孰居无事推而
行是？"作止，犹言作息，行止。

③我与汝：指形与影。

④物化：变化。这里指泯除事物差别、彼我同化的精神境界。语出
《庄子·齐物论》："不知周之梦为蝴蝶与？蝴蝶之梦为周与？周
与蝴蝶则必有分矣。此之谓物化。"

⑤生灭：生死。

⑥偃然：安息的样子。

⑦涟洏（ér）：形容涕泪交流。

⑧我舞汝凌乱：语本李白《月下独酌》："我歌月徘徊，我舞影凌乱。"

**【译文】**

天地万物有规律地运动变化，日月起落从来不休息。是谁在闲暇无
事中，推动它们运行呢？

仔细观察我和你的关系，彼此相因而生互相依存。一旦达到物我同
化的境界，岂不是到了生死之期。

在梦境中我处于寂静之中，十分安然什么也不想。为什么会有哀乐
产生，随之又涕泪交流。

我舞动你也跟着凌乱，随着应和没有一点儿疑惑。还用酒醉后的话
语，来回答我的梦中之言。

# 和影答形

## 【题解】

《和影答形》是苏轼继《和形赠影》之后,以"影"的身份,来反驳
"形"的说法。诗中认为形、影为独立存在的事物,形有尽而影不灭,影
认为形像火上的烟,是有限的存在,而自己则像镜中的像,是因物而生,
如果此物消失,影又附彼物而存,万变而不竭。

丹青写君容①,常恐画师拙。我依月灯出,相肖两奇绝②。
妍媸本在君③,我岂相媚悦④。君如火上烟,火尽君乃别。
我如镜中像,镜坏我不灭。虽云附阴晴,了不受寒热⑤。
无心但因物⑥,万变岂有竭。醉醒皆梦尔,未用议优劣。

## 【注释】

①丹青:中国画常用朱红色、青色颜料,所以以"丹青"代画。

②相肖:犹相似。

③妍媸(yán chī):美丽与丑陋。

④媚悦:讨好,取悦。

⑤了不:全不。

⑥无心:佛教语,指解脱邪念的真心。因物:依附外物。

## 【译文】

用丹青描绘你的容貌,常担心画师技艺笨拙。我依凭着月亮、灯光
一起出现,和你一样惟妙惟肖都很奇绝。

美丽和丑恶都全在你,我又怎么能取悦? 你如同火燃烧所生的烟,
火熄灭了你也就消失。

我则如同镜子中的影像,镜子破了我依然还在。虽说我依附于阴与

晴的变化,但完全不受寒热的影响。

我解脱邪念的真心随物而变,无穷的变化哪会有尽头。醉与醒都似梦一样虚幻,不用分出谁优谁劣。

# 和神释

**【题解】**

这首诗是以"神"的身份,对"形"与"影"对话的回答。在"神"看来,"形""影"二者本来都没有自我,其最初是因物而出现,不可能永远依附于物。诗中认为,道教和佛教都不足信,还不如追随陶渊明,借助酒醉而超脱生灭之境。但是矛盾的是,苏轼既然赞成佛道"形尽而神不灭"论,但又对修仙学道表示怀疑,愿意追随陶渊明,过陶渊明式的现实隐居生活,体现了内心的复杂和矛盾心态。

二子本无我[①],其初因物著[②]。岂惟老变衰,念念不如故。

知君非金石,安足长托附。莫从老君言[③],亦莫用佛语。

仙山与佛国,终恐无是处。甚欲随陶翁[④],移家酒中住。

醉醒要有尽,未易逃诸数[⑤]。平生逐儿戏,处处余作具[⑥]。

所至人聚观,指目生毁誉。如今一弄火[⑦],好恶都焚去。

既无负载劳,又无寇攘惧[⑧]。仲尼晚乃觉,天下何思虑[⑨]。

**【注释】**

①二子:指形和影。

②著:显现。

③老君:即老子。

④陶翁:此指陶渊明。

⑤数：命运，气数。

⑥作具：指刑具。这里比喻功名利禄皆为刑具，束缚人的天性。

⑦一弄：一场。火：这里指通过修习佛道而产生的智慧之火。

⑧既无负载劳，又无寇攘（rǎng）惧：语本《周易·解》卦六三爻辞："负且乘，致寇至。"攘，侵夺，偷窃。惧，底本作"具"，误，径改。

⑨天下何思虑：语本《周易·系辞下》："子曰：'天下何思何虑？天下同归而殊涂，一致而百虑。'"

## 【译文】

形与影本来没有自我，都是借物才显现出来。岂止是因为年老而变衰，刹那之间都是不如往昔。

知道你不会像金石一样坚固，怎么能够长期依附？不要追随道家长生之道，也不要听信佛家之言。

无论是仙山或者是佛国，到头来恐怕都不存在。最好能追随陶渊明，把家搬到酒乡中去住。

醉与醒都终究会结束，无法逃脱注定的命运。平生如同儿戏般追逐功名利禄，处处都被名缰利锁所束缚。

所到之处人们都聚集观望，手指目视生出非议与称赞。如今拿一场智慧之火，将世俗的好恶都焚烧净尽。

既没有背负重物的劳累，又没有被盗寇抢夺的恐惧。孔子到了晚年才发觉天下归于一致，人们不必多思多虑。


# 问渊明一首

## 【题解】

苏轼的《问渊明》于元祐五年（1090）十月作于杭州。这首五言诗主要针对陶渊明的《影形神》组诗表达了自己的一些疑惑。此诗与前面三首《和形赠影》《和影答形》《和神释》都是针对陶渊明《影形神》而作,但写作时间不同。作《问渊明》时,苏轼人在杭州担任太守,虽然已将仕途看淡,但湖光山色,故友新知相伴,整体上的生活是较为惬意的;而和陶渊明《影形神》三篇则是苏轼贬谪至海南时所作,人生的处境大为不同。所以即便同样是针对《影形神》组诗而发,但其中所反映的情感和哲理有明显的差异,如其中一个明显的差别便是在《问渊明》中,苏轼对于陶渊明的委运乘化思想并没有给予肯定性的评价,而到了《和陶神释》中,则连佛、道之言都不顾,却要"甚欲随陶翁,移家酒中住"了。

子知神非形,何复异人天。岂惟三才中①,所在靡不然。

我引而高之,则为日星悬。我散而卑之,宁非山与川。

三皇虽云没,至今在我前②。八百要有终,彭祖非永年③。

皇皇谋一醉④,发此露槿妍⑤。有酒醉不辞,无酒斯饮泉。

立善求我誉,饥人食馋涎⑥。委运忧伤生,运去生亦迁⑦。

纵浪大化中,正为化所缠⑧。应尽便须尽,宁复俟此言⑨。

## 【注释】

① 三才:指天、地、人。《周易·说卦》:"是以立天之道,曰阴与阳;立地之道,曰柔与刚;立人之道,曰仁与义。兼三才而两之,故《易》六画而成卦。"

② 三皇虽云没,至今在我前:此句对应陶渊明《神释》诗中"三皇大圣人,今复在何处"句。三皇,传说中上古三帝王。所指说法不一。有天皇、地皇、人皇,天皇、地皇、泰皇,伏羲、神农、女娲,伏羲、神农、祝融等说法。

③ 八百要有终,彭祖非永年:此句对应陶渊明《神释》诗中"彭祖寿永年,欲留不得住"句。彭祖是远古传说中人物。《史记·楚世家》记载,其姓篯,名铿,一名翦。颛顼之玄孙,陆终之子。与尧、

舜、禹同时。舜时封于大彭（今江苏徐州），为十二牧之一。相传寿至八百余岁。永年，长寿。

④皇皇谋一醉：陶渊明《神释》诗中有"日醉或能忘"句。皇皇，匆忙的样子。

⑤露槿：即木槿，其花朝开暮落，如朝露易干，故称露槿。

⑥立善求我誉，饥人食馋涎：此句对应陶渊明《神释》诗中"立善常所欣，谁当为汝誉"句。

⑦委运忧伤生，运去生亦迁：此句对应陶渊明《神释》诗中"甚念伤吾生，正宜委运去"句。委运，随顺自然，听凭天命。

⑧纵浪大化中，正为化所缠：此句应陶渊明《神释》诗中"纵浪大化中，不喜亦不惧"句。纵浪，犹放浪，自由自在。大化，指自然的生老变化。

⑨应尽便须尽，宁复俟此言：此句应陶渊明《神释》诗中"应尽便须尽，无复独多虑"句。

## 【译文】

你知道神和形不同，为什么又要把人和天视为两端。哪里只是三才中如此，所在之处没有不是这样。

我向高处伸展，则会像太阳和星星高悬。我俯身向低而消散，难道不就是山川与河流？

三皇虽然都说已经去世，至今仍然在我面前。活到八百岁也有终结之时，彭祖也算不得长寿。

匆匆忙忙追求大醉一场，如同朝开暮落的美丽木槿花。有酒就是醉了也不会推辞，没有酒的话就饮泉水。

树立善德寻求别人对我的赞誉，如同饥饿的人吃点涎水。随顺自然担忧伤害生命，运数离开生命也离开而不会存在。

追求在自然生命的变化中无拘无束，却正是被生命变化所纠缠。定数应尽就去尽，哪里需要再说这样的话。

反覆说来<sup>①</sup>，俱有至味。

**【注释】**

①反覆：反复，翻转，颠倒。此指苏东坡诗与陶渊明诗的意思相反。

**【译文】**

苏诗与陶诗意思相反，但都有最为高妙的意味。

# 古风

**【题解】**

此诗的作者应该是秦少游，苏轼只是手书。从诗中的内容来看，主要是描述某人升天后在天庭的见闻以及犯错被贬之事，所叙故事基本与传说中的仙人项曼都的故事一致。关于项曼都的事迹，东汉王充《论衡·道虚》中已有记载，葛洪《抱朴子内篇·祛惑》中记录甚详，可以参看："河东蒲坂有项曼都者，与一子入山学仙，十年而归家。家人问其故。曼都曰：'在山中，三年精思，有仙人来迎我，共乘龙而升天。良久，低头视地，窈窈冥冥，上未有所至，而去地已绝远。龙行甚疾，头昂尾低，令人在其脊上，危怖嶮巇。及到天上，先过紫府，金床玉几，晃晃昱昱，真贵处也。仙人但以流霞一杯与我，饮之辄不饥渴。忽然思家，到天帝前，谒拜失仪，见斥来还，令当更自修积，乃可得更复矣。昔淮南王刘安，升天见上帝，而箕坐大言，自称寡人，遂见谪守天厨三年。我何人哉？'河东因号曼都为'斥仙人'。"

精神洞元化<sup>①</sup>，白日升高旻<sup>②</sup>。俯仰凌倒景<sup>③</sup>，龙行逸如神。
半道过紫府<sup>④</sup>，弭节聊逡巡<sup>⑤</sup>。金床设宝几，璀璨明月珍。
仙者二三子，眷然骨肉亲。饮我霞石杯，放杯恍如春。

遂朝玉虚上⑥，冠剑班列真⑦。无端拜失仪⑧，放弃令自新。

云霄难遽返，下土多埃尘。淮南守天庖⑨，嗟我复何人。

**【注释】**

①洞：通晓，明察。元化：造化，天地。

②高旻：高天。

③倒景：道家指天空极高处。日月之光反由下往上照，而由此处往下看日月，其影皆倒。景，同"影"。

④紫府：神仙居住的天宫。

⑤弭节：驻节，停车。节，车行的节度。

⑥玉虚：仙宫。道教称玉帝的居处。

⑦冠剑：古代官员往往戴冠佩剑，因以指官员。列真：犹言众仙人。

⑧无端拜失仪：据《抱朴子内篇·祛惑》，项曼都是因为忽然想家而失仪。无端，无心，无缘由。失仪，礼节上有疏失。

⑨淮南：指淮南王刘安。汉文帝之弟淮南厉王刘长的长子，后袭父爵为淮南王。武帝时，有人告刘安谋反，下狱自杀。曾招致宾客方术之士数千人，集体编写了《淮南子》。民间传说他没有死，而是升天成了仙。天庖：天帝的厨房。庖，厨房。

**【译文】**

精神领悟了造化的玄妙，白日飞升到高天之上。俯仰之间便到了倒景之上，乘着龙飞行疾速如神。

半路上经过神仙洞府，停下车来徘徊四顾。黄金座位前设有珠宝装饰的几案，璀璨闪亮如同明月一样。

有两三个仙人，热情接待如同骨肉亲人。将一杯流霞让我喝下，放下酒杯精神焕发如沐春风。

前往玉虚殿堂朝拜玉帝，排列的官员们都是神仙。我不小心朝拜时违背了礼仪，被贬回下界让我改过自新。

云霄上的仙境难以立刻返回，下界到处都是尘埃。淮南王刘安犯错尚且被罚守天上的厨房，不禁感叹我又算什么人呢！

绝似韩昌黎。即太白，犹不善作此中语也。谭友夏

此诗刻少游集中，疑是先生守扬时作。

## 【译文】

非常像韩愈的诗。即便是李太白，也不善于写这样的句子。谭友夏

这首诗刻在秦少游的集中，怀疑是先生任扬州太守时所作。

# 答王定国

## 【题解】

王定国，即北宋名相王旦之孙王巩，与苏轼交情颇深。时因遭谗谤被排挤出朝廷。苏轼这首写给王定国的诗作于颍州（一说在杭州），借着韩愈给孟郊所写墓志铭中的"以昌其诗"展开。苏轼用生动的例子，层层递进，从"昌身""昌诗""昌气"，一直推导到"昌志"，鼓励王定国在艰难困苦、谗言不断的情况下，不要抱怨，而应该将其视为提升自身道德修养的依托。

韩退之《孟郊墓铭》云①："以昌其诗②。"举此问王定国，当昌其身耶，昌其诗也。来诗下语未契③，此答之。

## 【注释】

①《孟郊墓铭》：指《贞曜先生墓志铭》，是韩愈为孟郊写的一篇墓志铭。
②昌：显明。

③下语:措辞,用语。契:相合。

**【译文】**

韩愈《孟郊墓铭》中说:"让他的诗发扬光大。"我挑选出这句话来问王定国,是应该让他自身声名显赫呢,还是让他的诗发扬光大。王定国寄来的诗措辞不相合,故此答复。

昌身如饱腹,饱尽还当饥。昌诗如膏面①,为人作容姿。
不如昌其气,郁郁老不衰②。虽云老不衰,劫坏安所之③。
不如昌其志,志壹气自随④。养之塞天地⑤,孟轲不吾欺。
人言魏勃勇⑥,股栗向小儿⑦。何如鲁连子⑧,谈笑却秦师。
谨勿怨谤谗,乃我得道资⑨。淤泥生莲花,粪壤出菌芝。
赖此善知识⑩,使我枯生荑⑪。吾言岂须多,冷暖子自知。

**【注释】**

①膏面:以膏涂面,谓修饰面容。

②郁郁:气盛貌。

③劫坏:佛教认为天地形成到毁灭为一劫,成劫之后有坏劫,坏劫末期有火、风、水三灾,世界俱毁。

④壹:专一。《孟子·公孙丑上》:"志壹则动气。"

⑤养之塞天地:语本《孟子·公孙丑上》:"我善养吾浩然之气。敢问何谓浩然之气?曰难言也。其为气也,至大至刚,以直养而无害,则塞于天地之间。"

⑥魏勃:西汉初齐国将军,在汉初为齐国出兵参与平定诸吕之乱起到过重要作用。《史记·齐悼惠王世家》记载魏勃在灌婴质问他为何教齐襄王起兵反诸吕时,他假装"股战而栗,恐不能言者,终无他语"。于是灌婴笑话他说:"人谓魏勃勇,妄庸人耳。"

⑦小儿:此指灌婴。灌婴为西汉开国功臣,封颍阴侯。后协助陈平、
　周勃同除吕氏,迎立文帝,任太尉。因其比较年轻,故此称其为"小
　儿"。或因其不识魏勃之诈,故讥其为"小儿"。

⑧鲁连子:即战国时的策士鲁仲连。《战国策·赵策》记载:秦围赵
　国,鲁仲连听说魏将辛垣衍欲令赵尊秦为帝,于是与辛垣衍反复
　辩难,极论帝秦之害,后辛垣衍自甘服输。秦国军队听说后,也退
　军五十里。

⑨资:凭借,依托。

⑩善知识:佛教语。梵语意译。闻名为"知",见形为"识",即善友、
　好伴侣之意。

⑪枯生荑(tí):干枯杨树重发嫩芽。比喻获得新的活力。语本《周
　易·大过》九二爻辞:"枯杨生稊,老夫得其女妻,无不利。"荑,草
　木萌生的叶芽。

**【译文】**

　让自身声名显赫如同吃饱肚子,饱后也还会感到饥饿。让诗文发扬
光大如同用膏脂涂面,是为了他人修饰容貌。

　不如让正气磅礴充沛,盛大充盈到老也不衰退。虽说到老也不衰
退,但到了坏劫时又能怎么样呢?

　不如让志意昌大显明,只要志意专一气自然相随。浩然之气充塞天
地,孟子不会欺骗我。

　有人说魏勃勇敢,却在灌婴面前双腿发抖。哪里比得上鲁仲连,谈
笑之间就能让秦师退兵。

　不需要抱怨有人进谗言,谗言是让自己道德提升的助力。淤泥中生
出莲花,粪土之中生出菌芝这样的瑞草。

　全靠这些高明出众的好朋友,使我如同枯杨重新生出嫩芽。我的话
哪里需要多说,个中冷暖你自然明白。

能昌其志,则谤谗皆妙,不尔便没把柄①。

**【注释】**

①把柄:操守,主意。

**【译文】**

能昌大显明志意,那么谤谗都是好事,否则就会失去操守。

# 次韵王定国南迁回见寄

**【题解】**

这首诗作于元丰七年(1084)十二月。当初王定国因为受到乌台诗案牵累,被贬监宾州(治今广西宾阳)盐酒务。宾州为西南瘴疠之地,苏轼一直对王定国心怀愧疚,二人书信不断,彼此关心。如今王定国历经多年的艰辛岁月,终于返回,苏轼的诗中自然充满了欣慰之情,也感慨王定国经历了多年的磨难后,精神面貌也大为不同,体现在诗风上也有了全新的风格。后人对于此诗的评价颇高,多认为其中不少语句和韩愈的诗风较为接近,如查慎行所言:"'十年冰蘖战膏粱'四句,登少陵之堂,入昌黎之室。"(《初白庵诗评》)又如纪昀所说:"笔笔精锐。盘空硬语具体昌黎。"(《纪昀评〈苏文忠公诗集〉》)

土晕铜花蚀秋水①,要须悍石相砻砥②。
十年冰蘖战膏粱③,万里烟波濯纨绮。
归来诗思转清激,百丈空潭数鲂鲤④。
逝将桂浦撷兰荪⑤,不记槐堂收剑履⑥。
却思庾岭今何在⑦,更说彭城真梦耳⑧。
君知先竭是甘井⑨,我愿得全如苦李⑩。

妄心不复九回肠[11]，至道终当三洗髓[12]。

广陵阳羡何足较[13]，只有无何真我里[14]。

乐全老子今禅伯[15]，掣电机锋不容拟[16]。

心通岂复问云何[17]，印可聊须答如是[18]。

相逢为我话留滞[19]，桃花春涨孤舟起[20]。

## 【注释】

①铜花：指铜锈、铜斑。秋水：这里比喻宝剑。

②悍石：坚固的石块。砻（lóng）砥：磨砺。砻，磨。

③冰蘗（bò）：比喻寒苦而有操守。蘗，同"檗"，木名，即黄檗。木材坚硬。膏粱：肥美的食物。借指富贵生活。

④鲂鲤：这里泛指水中的鱼。

⑤逝：去，往。桂浦：桂江之滨，指王定国的贬谪之地宾州。撷（xié）：采摘。兰荪：香草名。

⑥槐堂：即三槐堂，王定国的祖父王祐所建，苏轼曾为其作《三槐堂铭》并叙。剑履：即带剑穿履上殿，是帝王对王公大臣的殊宠。

⑦庾岭：即大庾岭，南岭组成部分。在今江西大余与广东南雄交界处。

⑧更说彭城真梦耳：苏轼自注："来诗述彭城旧游。"彭城，即今江苏徐州。元丰元年（1078）九月，苏轼知徐州时，王巩曾来相访。

⑨先竭是甘井：语出《庄子·山木》："直木先伐，甘井先竭。"

⑩苦李：典出《世说新语·雅量》："王戎七岁，尝与诸小儿游，看道边李树，多子折枝。诸小儿竞走取之，唯戎不动。人问之，答曰：'树在道边而多子，此必苦李。'取之信然。"

⑪妄心：虚妄之心。九回肠：形容回环往复的忧思。司马迁《报任少卿书》："是以肠一日而九回。居则忽忽若有所亡，出则不知其所往。"

⑫洗髓：指修道者洗去凡髓，换成仙骨。常比喻彻底改变思想。典出《洞冥记》东方朔自言："吾却食吞气已九千余岁，目中瞳子色皆青光，能见幽隐之物。三千岁一反骨洗髓，二千岁一刻骨伐毛。自吾生已三洗髓、五伐毛矣。"

⑬广陵阳羡何足较：苏轼自注："余买田阳羡，来诗以为不如广陵。"广陵，今江苏扬州。阳羡，今江苏宜兴。

⑭无何：无何有，无所有。语出《庄子·逍遥游》："子有大树患其无用，何不树之于无何有之乡，广莫之野？"

⑮乐全老子：张方平，字安道。与苏轼兄弟友善。神宗时拜参知政事，元丰二年（1079），以太子少师致仕。老子，对老年人的泛称。张方平长苏轼三十岁，故称。禅伯：禅门之长。张方平晚年奉佛，号乐全居士。

⑯掣电：闪电。亦以形容迅疾。机锋：佛教禅宗用语。指问答迅捷锐利、不落迹象、含意深刻的语句。

⑰心通：佛教谓远离一切言说文字妄想，悟证自己本性为"心通"。

⑱印可：佛家谓经印证而认可，禅宗多用之。以心相印证，印证即可。亦泛指同意。如是：佛教语。印可、许可之辞。《金刚经》："应如是住，如是降伏其心。"

⑲相逢：当时张方平居于南都（今河南商丘），王巩正前往南都，二人将在南都碰面。

⑳桃花：桃花水，农历二三月桃花盛开时，黄河等处水猛涨，称为桃花水，亦称桃花汛。

**【译文】**

宝剑上生满了土晕和铜锈，需要坚硬的磨石来砥砺。

十年的清苦艰辛取代了富贵生活，烟波浩渺之地洗尽了纨绔习气。

贬谪归来你的诗思变得清新激越，如百丈空潭中游鱼历历可见般明彻洞达。

你前往桂浦采摘香草兰荪，不再想念三槐堂中所收藏的剑履。

回想曾翻越的庾岭如今在哪里，更不用说彭城相聚真如同一场梦。

你知道甘甜的井水会先被汲尽，我愿如同苦涩的李子一样能得到保全。

虚妄之心不再如九回肠般回环往复，至妙之道终究要多次洗髓才能获得。

田在广陵还是阳羡有什么值得比较，只有无何才真是我的家乡。

乐全居士现在真是老禅伯，迅捷的机锋不可比拟。

悟证自己的本性哪里还需要多说什么，认可只需要答复"如是"。

遇到张方平为我转告停留的原因，等到明年春天桃花水涨时我当乘舟出发。

　　来诗述彭城旧游。余买田阳羡，来诗以为不如广陵。乐全，张安道也，定国其婿。先生自注。

**【译文】**

　　王定国来诗描述旧日在彭城游玩之事。我在阳羡买田地，王定国来诗认为不如广陵好。乐全，就是张安道，王定国是他的女婿。东坡先生自注。

# 次韵贺刘发①

**【题解】**

　　这是一首由梦兆所引发的诗篇。秦少游梦到人们为刘发出殡，结果当年刘发乡试考了第一名。包括秦观在内的朋友们都写诗相贺，苏轼也和了这首诗，但并不纯然是祝贺，而是借着这个梦兆提醒刘发不要骄傲自满，更要意识到为官的不易和辛苦，可谓是苦口婆心。

　　**秦少游梦发殡而葬之者②，云是刘发之枢。是岁发首**

荐③,秦以诗贺之。刘泾亦作④,因次其韵。

　　君看三代士执雉⑤,本以杀身为小补。

　　居官死职战死绥⑥,梦尸得官真古语⑦。

　　五行胜己斯为官,官如草木吾如土⑧。

　　仕而未禄犹宾客,待以纯臣盖非古⑨。

　　馈焉曰献称寡君⑩,岂比公卿相尔汝⑪。

　　世衰道微士失已,得丧悲欢反其故⑫。

　　草袍芦棰相妩媚⑬,饮食嬉游事群聚。

　　曲江船舫月灯球⑭,是谓舞殡而歌墓⑮。

　　看花走马到东野⑯,余子纷纷何足数。

　　二生年少两豪逸⑰,诗酒不知轩冕苦⑱。

　　故令将仕梦发棺,劝子勿为官所腐。

　　涂车刍灵皆假设⑲,着眼细看君勿误。

　　时来聊复一飞鸣,进隐不须烦伍举⑳。


【注释】

①刘发:字全美。元丰八年(1085)进士,元祐中为华亭主簿。

②发殡:出殡。

③首荐:参加乡试,以第一名成绩被推荐参加省试。

④刘泾:字巨济。熙宁六年(1073)进士。善书画,作文章务用奇语,有文名。

⑤士执雉:意为士大夫应保持气节犹如守介而死的野雉。《周礼·春官·大宗伯》:"以禽作六挚,以等诸臣……士执雉,庶人执鹜,工商执鸡。"郑玄注:"雉取其守介而死,不失其节。"

⑥死绥:谓军队败退,将领应当治罪。

⑦梦尸得官:梦到尸体是得到官位的预兆。《晋书·殷浩传》:"官本臭腐,故将得官而梦尸;钱本粪土,故将得钱而梦秽。"

⑧五行胜己斯为官,官如草木吾如土:易学家按五行的相生相克关系确定六亲(父母、子孙、官鬼、妻财、兄弟、自己)关系,其中克我者为官鬼。如官为木,木克土,我则是土。胜,克。官,官鬼,卜筮术语。

⑨纯臣:私臣,家臣。

⑩馈焉曰献称寡君:语本《礼记·檀弓下》:"仕而未有禄者,君有馈焉曰'献',使焉曰'寡君'。"馈,馈赠,赠送。

⑪尔汝:彼此亲昵的称呼,表示不拘形迹,亲密无间。

⑫反其故:与过去不同。

⑬草袍芦棰:新进士的服饰。黄庭坚《送人赴举》:"青衫乌帽芦花鞭,送君归去明主前。"草袍,青色之袍。芦棰,指芦花鞭。棰,鞭子。妩媚:爱悦,取悦。

⑭曲江:指曲江池。在今陕西西安东南。唐代每年新科进士登科第后在此赐宴,宴毕则泛舟曲江。月灯球:在月灯阁设打球宴。钱易《南部新书》:"每岁寒食……新进士则于月灯阁,置打球之宴。"

⑮是谓舞殡而歌墓:谓新进士的宴饮歌舞实际上是舞殡而歌墓而已。《礼记·曲礼》:"里有殡,不巷歌,适墓不歌。"

⑯东野:指唐代诗人孟郊,字东野。孟郊《登科后》诗云:"春风得意马蹄疾,一日看尽长安花。"

⑰二生:这里指秦观与刘泾。豪逸:奔放洒脱。亦指才智出众、奔放洒脱之人。

⑱轩冕苦:做官的辛苦。

⑲涂车、刍灵:二者都是古时丧葬的用品。涂车,用泥做的车,以彩色涂饰之。刍灵,古代送葬用的茅草扎的人马。

⑳时来聊复一飞鸣,进隐不须烦伍举:化用楚庄王一鸣惊人之典。

《史记·楚世家》："庄王即位三年,不出号令,日夜为乐。令国中曰:'有敢谏者,死无赦。'伍举入谏。庄王左抱郑姬,右抱越女,坐钟鼓之间。伍举曰:'愿有进隐。'隐曰:'有鸟在于阜,三年不蜚不鸣。是何鸟也?'庄王曰:'三年不蜚,蜚将冲天;三年不鸣,鸣将惊人。举退矣,吾知之矣。'"隐,谜语。伍举,春秋时楚国大夫。伍子胥之先祖,事楚庄王,以直谏知名,辅庄王称霸。

**【译文】**

秦少游梦到出殡下葬,听说是刘发的灵柩。这一年刘发乡试第一被推荐参加省试。秦观写诗祝贺,刘泾也写了一首诗,我次其韵写了这首诗。

你看三代时士人坚守气节如野雉,将舍生取义当作小有裨益之事。

为官死于职守打了败仗将领治死罪,梦见死尸能当官真是古话。

五行中克自己的是官,官如草木我则如土。

入仕还没有领取俸禄仍算宾客,按家臣对待不合古礼。

对他们的馈赠叫"献",指使他们做事要称"寡君"如何,哪能像和公卿那样关系亲密。

世道衰微士人也失去了自我,得失悲欢都和过去不一样。

穿着青袍拿着芦花鞭的新进士彼此取悦,饮酒嬉游成群地聚会。

在曲江宴饮还要泛舟池上,又在月灯阁里设打球宴,这是所谓的出殡时舞蹈在坟墓前歌唱。

连孟东野都沉醉于看花走马,其他人就更无足挂齿了。

两位年轻人年少奔放洒脱,只知道吟诗喝酒还不知当官的辛苦。

特意让你们在即将出仕前梦到出殡,是为了劝诫你们不要被官位所腐蚀。

涂车和刍灵都是虚假的,你们要用眼睛仔细看千万不要认错。

时机来到就要一鸣惊人,不需要麻烦伍举说谜语来提醒。

如此贺章,读者作何领略?

**【译文】**

这样的贺章,读到的人会有什么样的感悟?

# 送千乘千能两侄还乡

**【题解】**

《送千乘千能两侄还乡》一诗写于元祐三年(1088)十一月,苏轼正在都城担任显官,是他一生中仕途上最为风光的时刻。不过,在这首诗里,却能看出苏轼对田园生活的眷恋和对挂冠而去的向往。苏千乘和苏千能都是苏轼堂兄苏不欺的儿子,一般而言,作为功成名就的长辈,对于子侄的期望无非是能够功成名就,但是苏轼对他们的期望显然不是这样,开篇四句"治生不求富,读书不求官。譬如饮不醉,陶然有余欢"便已经将苏轼的期望表达得非常清楚。查慎行称这四句诗是"知足语,可为庭诰"(《初白庵诗评》)。

治生不求富①,读书不求官。譬如饮不醉,陶然有余欢②。
君看庞德公③,白首终泥蟠④。岂无子孙念,顾独遗以安⑤。
鹿门上冢回⑥,床下拜龙鸾⑦。躬耕竟不起⑧,耆旧节独完⑨。
念汝少多难,冰雪落绮纨。五子如一人⑩,奉养真色难⑪。
烹鸡独馈母,自饷苜蓿盘⑫。口腹恐累人,宁我食无肝⑬。
西来四千里,敝袍不言寒。秀眉似我兄⑭,亦复心闲宽。
忽然舍我去,岁晚留余酸。我岂轩冕人⑮,青云意先阑⑯。
汝归莳松菊⑰,环以青琅玕⑱。桤阴三年成⑲,可以挂我冠。
清江入城郭,小圃生微澜。相从结茅舍,曝背谈金銮⑳。

**【注释】**

①治生：谋划生计。

②陶然有余欢：《晋书·陶侃传》："每饮酒，有定限，常欢有余，而限已竭。"

③庞德公：东汉末隐士。躬耕于襄阳南岘山，知人有美名。与诸葛亮、司马徽、徐庶等为友，曾称诸葛亮为卧龙、司马徽为水镜、其侄庞统为凤雏。诸葛亮每至其家，拜于床下；司马徽呼之为庞公，兄事之。他拒绝刘表礼请，后隐于鹿门山，采药以终。

④泥蟠：蟠屈泥中。这里比喻庞德公终生不出仕做官。

⑤岂无子孙念，顾独遗以安：《后汉书·逸民传》："（庞公）释耕于垄上，而妻子耘于前。（刘）表指而问曰：'先生苦居畎亩而不肯官禄，后世何以遗子孙乎？'庞公曰：'世人皆遗之以危，今独遗之以安。虽所遗不同，未为无所遗也。'"

⑥上冢：《后汉书·庞德公传》引《襄阳记》："司马德操尝诣德公，值其渡沔上先人墓。德操径入其堂。"

⑦龙鸾：即龙凤。谓卧龙诸葛亮，凤雏庞统。

⑧不起：不出仕做官。

⑨耆旧：年高望重。节：节操。

⑩五子：指苏不欺五子，千乘五兄弟。

⑪色难：对父母和颜悦色是最难的。多指对待父母要真心实意，不能只做表面文章。语出《论语·为政》："子夏问孝，子曰：'色难。有事，弟子服其劳；有酒食，先生馔，曾是以为孝乎？'"

⑫烹鸡独馈母，自缲苜蓿槃：化自茅容孝母的典故。《后汉书·郭太传》记载，茅容，字季伟。名士郭太见其行为出众就去拜访他，请求留宿，"旦日，容杀鸡为馔。林宗（郭太字）谓为己设，既而以供其母，自以草蔬与客同饭。林宗起拜之曰：'卿贤乎哉！'"槃，同"盘"。

⑬口腹恐累人,宁我食无肝:化自东汉闵贡典故。《东观汉记·闵贡传》中记载,闵贡,字仲叔,居安邑,老病家贫,不能买肉,日买一片猪肝,屠者或不肯为断。安邑令得知后,"出敕市吏,后买辄得。……乃叹曰:'闵仲叔岂以口腹累安邑耶?'遂去之沛"。

⑭我兄:指苏不欺。

⑮轩冕人:为官食禄之人。

⑯青云:喻高官显爵。

⑰莳:栽种。

⑱青琅玕:指竹。

⑲桤(qī)阴三年成:苏轼《题杜子美〈桤木〉诗后》:"蜀中多桤木,……然易长,三年乃拱,故子美诗云:'饱闻桤木三年大,与致溪边十亩阴。'"桤,桤木。

⑳曝背:以背向日取暖。金銮:宫殿名。意为谈说朝廷之事。

【译文】

谋生计不求致富,读书也不为了当官。就如同饮酒但不醉,能感受到充分的欢乐。

你看那庞德公,头发都白了还是一介平民。哪里是不顾念子孙,只是要给后人留下平安。

他去上坟回来,卧龙和凤雏都拜于床下。坚持躬耕不去为官,年高望重独自坚守节操。

想到你小时候多灾多难,如同冰雪落在华丽的丝织品上。五个孩子如同一个人,奉养父母都真正做到了和颜悦色。

像茅容烹鸡只拿给母亲来吃,自己却只吃菜蔬粗劣饭食。像闵贡害怕为了满足自己的口腹之欲而连累人,宁可迁移他处不吃猪肝。

从西而来四千里,破旧的袍子也不说冷。清秀的眉宇和我兄长很像,也是内心安闲而宽宏。

忽然就舍我要离去,年终了留给我辛酸。我哪里是想当官的人,追求高官显名的心意已经没有了。

你回去以后种植点松菊，再种植些竹子环绕。桤树三年便可长成，可以让我辞职回家挂冠。

清澈的江水流入城郭，小圃中被风吹动起了微澜。我们一起盖茅舍，晒着太阳谈谈金銮殿上的事。

　俗人见子侄，便想富贵。有道者见子侄，亭园桑麻、伏腊菟裘①，一时上心，此之谓真爱。谭友夏

**【注释】**

①桑麻：泛指农作物或农事。伏腊：指伏祭和腊祭之日，或泛指节日。菟裘：地名，春秋时鲁隐公想要退位居住之地。后因以称告老退隐的居处。

**【译文】**

俗人看见子侄，便想让他富贵。有道之人看见子侄，则田园农圃、躬耕纺织、伏腊年节、告老隐居等等一下子全涌上心头，这就是真爱。谭友夏

# 怀西湖寄晁美叔同年

**【题解】**

此诗于熙宁八年（1075）夏在密州作，是一首劝勉友人寻幽解烦的诗篇。晁美叔，名端彦，时提点两浙刑狱置司杭州。他和苏轼同科应试考取进士故称同年。这诗前半描写西湖景色及过去畅游时的情景。"嗟我本狂直，早为世所捐"二句，抒发作者的悒悒情怀。"君持使者节"以下数句说达官贵人不能欣赏山水之美，不如独自适意漫游为快。全诗言浅思深，词显意微。以诗人自己的个性和遭遇，阐述了独乐山水、回归大自然的志向，并劝友人不妨也抛却仕宦羁绊，权且随从渔父小舟，去尝一

尝漫行芦苇岸间自由闲谈的乐趣。

西湖天下景，游者无愚贤。深浅随所得，谁能识其全。
嗟我本狂直<sup>①</sup>，早为世所捐<sup>②</sup>。独专山水乐，付与宁非天。
三百六十寺<sup>③</sup>，幽寻遂穷年。所至得其妙，心知口难传。
至今清夜梦，耳目余芳鲜。君持使者节<sup>④</sup>，风采烁云烟<sup>⑤</sup>。
清流与碧巘<sup>⑥</sup>，安肯为君妍。胡不屏骑从<sup>⑦</sup>，暂借僧榻眠。
读我壁间诗，清凉洗烦煎<sup>⑧</sup>。策杖无道路，直造意所便<sup>⑨</sup>。
应逢古渔父，苇间自夤缘<sup>⑩</sup>。问道若有得，买鱼勿论钱。

## 【注释】

①狂直：纵情任性、刚毅率直。

②捐：舍弃。

③三百六十寺：据说杭州内外及湖山之间，唐代以前兴建的寺庙便有三百六十座之多。

④君持使者节：这里指晁美叔提点两浙刑狱。使者，这里指皇帝派遣的人。节，即符节，古代使者所持以作凭证。

⑤烁：照射，闪耀。

⑥巘（yǎn）：小山。

⑦屏：屏去，使离去。

⑧烦煎：苦闷焦灼。

⑨直造意所便（pián）：意即随心所欲，想到哪里去就到哪里去。造，到，去。便，安适。

⑩应逢古渔父，苇间自夤（yín）缘：典出《庄子·渔父》：孔子游于缁帷之林，坐于杏坛之上，鼓琴而歌。渔父来听，批评孔子的儒家礼乐人伦观念，宣扬"保真"思想，后"乃刺船而去，延缘苇间"。夤

缘,苏轼原诗作"延缘",缓慢移行。

**【译文】**

西湖美景天下闻名,来到这里的游客并无愚贤之别。对于西湖美景每个人感受都不同,又有谁能识其全貌。

感叹我本来是个狂直之人,早就被世人所捐弃。独自专占着山水乐趣,付予我的岂不正是无私的苍天?

杭州内外有三百六十座寺庙,寻求深幽胜景于是花尽一年时间。每到一地赏得其妙处,心中领会口中难以表达。

直到今天还在清夜中时时梦见,眼耳之中美景犹存。您手持使者的符节,神采怡怡光照云烟。

那清激流水和翠碧山峦,怎能为你献其美妍?为什么不摒除侍从,权且借方丈僧榻放身一眠?

请读读我题在墙壁上的诗句,那清凉的感觉必能洗涤你心中的烦煎。你可以拄着手杖不必沿路行走,随心所欲去到想去的地方。

应该会碰到古代的渔父吧,划着船在芦苇丛中缓缓而行。倘若问"道"有所得,买鱼就不要再论价钱了。

游湖上,真性情①。怀湖上,真念头。一二语道破。中间一段,劝化富贵人假山水处②,痛快难言。谭友夏

**【注释】**

①真性情:内心的真实感情。

②假:借着。

**【译文】**

在西湖上游玩,抒发内心真实感情。怀想湖上风景,是内心的真实想法。一两句话说破。中间一段话,借着山水胜景劝化富贵之人,非常痛快,难以用语言表达。谭友夏

# 古意

**【题解】**

这是一首看似戏谑，实则颇有深意的诗篇。孩子们以鞭笞为游戏，实际上模仿的正是成人世界中的血腥。将童真与残酷放在一起，恰是该诗的高妙之处。

儿曹鞭笞学官府[1]，翁怜儿痴旁笑侮。

翁出坐曹鞭复呵[2]，贤于群儿能几何。

儿曹鞭人以为戏，公怒鞭人血流地。

等为戏剧谁复先[3]，我年为翁儿更贤[4]。

**【注释】**

[1]儿曹：儿辈。尊长称呼后辈的用词。鞭笞：古代刑罚，用鞭、杖抽打。

[2]坐曹：指官吏在衙门里办公。

[3]戏剧：儿戏，玩笑。

[4]我年为翁儿更贤：苏轼原诗作"我笑谓翁儿更贤"。

**【译文】**

孩子们模仿官府玩着施加鞭刑的游戏，老翁在旁边怜爱地骂孩子傻。

老翁在衙门办公又是鞭打又是呵斥，能比小孩子们好多少呢？

孩子们鞭打人是作为游戏，官员发怒鞭打人血流一地。

都如同儿戏谁更好一些？在我看来孩子们比老翁更要好。

当是实语，莫作讥刺看。

**【译文】**

都是实话,不可看作是讥讽之言。

# 客位假寐①

**【题解】**

这是苏轼在签判凤翔时所写诗篇。写拜谒陈公弼不得见,又不能离开。陈公弼是苏轼的父亲苏洵的长辈,可以说与苏轼有世交,但他恐怕暴得大名的苏轼骄傲自满,故对苏轼颇为严格,而年轻气盛的苏轼难免有不满之情。虽然诗句中写的是同僚面有愠色,但是苏轼的内心又何尝不愠?

谒人不得去,兀坐如枯株②。岂惟主忘客,念我亦忘吾。

同僚不解事③,愠色见鬓须④。虽无性命忧⑤,且复忍须臾。

**【注释】**

①客位:客人的位置、座席。

②兀坐:端坐不动。

③解事:晓事,懂事。

④鬓须:这里代指面部。

⑤虽:通"须",本,本来。

**【译文】**

前来拜谒不能离开,端坐着如同枯树一样。岂止是主人忘了客人,就连我也忘记了自己。

同僚不太懂事,脸上流露出愠怒之色。本来不会有性命之忧,且再忍耐片刻吧。

此谒凤翔守陈公弼也。公傲睨之意具见①。

**【注释】**

①傲睨（nì）：傲慢斜视，含有轻视之意。

**【译文】**

这是在拜谒凤翔太守陈公弼的情形。东坡的倨傲之意展现无遗。

# 无题

**【题解】**

　　这是一首感叹时光流逝，岁月无情的诗，凝聚了诗人对于人生的深刻感悟。以"无题"来作为诗题，便已经说明作者在诗中寄寓了太多的情感和思考。一说此诗为白居易《花下对酒》二首之一，并非苏轼诗。

　　引手攀红樱①，红樱落如线。仰首看红日，红日走如箭。
　　年光与时景②，倾刻互衰变。何当血肉身，安得常强健。
　　人心苦执迷，富贵忧贫贱。忧色常在眉，欢容不上面。
　　吾今头半白，把镜非不见③。惟应花下杯，更待他人劝。

**【注释】**

①攀：拉，扯。

②时景：季节，时令。

③把镜：拿着镜子，指照镜子。

**【译文】**

　　伸手摇动红樱树，红色的樱花掉落如线。抬起头遥看红日，红日运行如箭一样迅疾。

岁月和季节，顷刻间就衰落变化。人的血肉之躯，如何才能永远保持强健。

人心为执迷所苦，即便富贵了又担忧会变贫贱。忧愁的神色常在眉梢，脸上也看不到笑容。

我现在头发都白了一半了，照镜子的时候并不是看不见。只应在红樱花下举杯，哪里还要等别人来劝。


起二语摇人①，故选之，非谓后来作达生语也。谭友夏


**【注释】**

①摇人：打动人。

**【译文】**

起首两句非常打动人，所以选录，不是因为后面的参透人生的言语。谭友夏


# 奉和成伯大雨中会客解嘲①

**【题解】**

这首诗是苏轼在密州时所作。诗中讨论了一个生活中常见的现象，用俗话来说，就是"有心栽花花不开，无心插柳柳成荫"。人生很多事情都是如此，预先安排好的，却状况百出，而即兴发挥的，却效果很好。或许这就是所谓的命运无常吧。


乐事难并真实语②，坐排用意多乖误③。

兴来取次或成欢④，瓦钩却胜黄金注⑤。

我生祸患久不择，肯为一时风雨阻。

天公变化岂有常，明月行看照归路。

**【注释】**

①成伯：赵庾，字成伯。始为黄岩县县令，后以尚书诸司郎中通判密州。苏轼在密州时与之交往甚密，写给赵成伯的诗文，远超过其他人。

②乐事难并：开心的事情难以齐备。语本谢灵运《拟魏太子邺中集诗序》："天下良辰、美景、赏心、乐事，四者难并。"

③乖误：差错。

④取次：任意，随便。欢：底本作"攉"，同"攉"，误，依苏轼诗集通行本改为"欢"。

⑤注：赌注。《庄子·达生》："以瓦注者巧，以钩注者惮，以黄金注者惛。"

**【译文】**

乐事难以齐备真是千真万确，提前安排好却有很多差错。

一时兴起任意安排或许就能尽欢，以瓦钩下注却胜过了用黄金下注。

我的人生祸患长久以来都不能自己选择，怎么会被一时的风雨阻挡。

天公的变化哪里有常规，明月行将照亮我回去的路。

率尔之句有趣。袁中郎

**【译文】**

直爽的语句很有趣味。袁中郎

# 和子由渑池怀旧①

## 【题解】

此诗作于嘉祐六年（1061）年底，苏轼初任凤翔府（今陕西凤翔）签判时。嘉祐元年（1056），苏轼、苏辙在父亲苏洵带领下，第一次离蜀赴京应考路过渑池（今河南渑池西）县，在县中寺庙内借宿，并在住持奉闲和尚居室的壁上题诗。此年苏轼赴凤翔任，与苏辙在郑州分手后，再次路过渑池。当年寺庙里面的和尚已经去世，题诗荡然无存。此诗便是为此而发。

全篇圆转流动，一气呵成，为七律名篇。前四句抒发感慨，感叹人生就如同雪泥鸿爪，转眼已经了无痕迹，起笔突兀，比喻生动。后四句"怀旧"，借着回忆当年途中的苦况告知自己今日独游的情况。全诗沉郁悲凉，调子虽然低沉，但说明人生的短暂和艰辛，富有哲理。尤其值得一提的是，"雪泥鸿爪"来比喻人生行踪的短暂和不定，极为贴切新颖，可谓神来之笔，历来被人称道，已经成为固定的成语。

> 人生到处知何似，应似飞鸿踏雪泥。
> 泥上偶然留指爪，鸿飞那复计东西。
> 老僧已死成新塔②，坏壁无由见旧题。
> 往日崎岖还记否，路长人困蹇驴嘶③。

## 【注释】

①渑（miǎn）池：县名，在今河南渑池西。

②老僧：指僧人奉闲。苏辙原诗有"旧宿僧房壁共题"句，自注云："辙昔与子瞻应举，过宿县中寺舍，题其老僧奉闲之壁。"新塔：指奉闲之墓，僧人死后，筑一小塔存放骨灰。

③蹇：跛脚。

**【译文】**

人一生的行踪像什么呢？就如同那远飞的鸿雁所踏过的雪泥。

泥上偶然留下暂时的爪痕，鸿雁飞走不知向东向西？

旧日的老僧已死，墓塔已经新砌成。寺壁已经残破，无法再看到过去的题诗。

还记得上次那旅途艰难的情景吗，道路漫长，行人困乏，跛足的驴子鸣嘶着。

往日死马于二陵①，骑驴至渑池。先生自注。

**【注释】**

①二陵：指崤山，分为东崤和西崤。《左传·僖公三十二年》："晋人御师必于崤，崤有二陵焉。其南陵，夏后皋之墓也；其北陵，文王之所辟风雨也。"杨伯峻注："二陵者，东崤山与西崤山也。"

**【译文】**

从前路过崤山时，马死去了，骑驴前往渑池。先生自注。

# 戏书

**【题解】**

此诗的作者尚存在疑问，一说为黄庭坚所作，又有观点认为是宋代诗人沈辽所作。

五言七言正儿戏，三行五行亦偶尔。

我性不饮只解醉，正如春风弄群卉①。

四十年来同幻事②，老去何须别愚智。

古人不往亦不灭③，我今不作亦不止。

寄语悠悠世上人，浪生浪死一埃尘④。

洗墨无池笔无冢⑤，聊尔作戏悦吾神⑥。

**【注释】**

①弄：吹拂。

②幻事：梦幻。

③不往：苏轼诗集通行本作"不住"。不住，佛教谓不停留。

④浪生浪死：生死流逝。浪，流逝。

⑤洗墨无池笔无冢：洗墨池和笔冢都不存在。意谓不必刻苦练习书
　　法。洗墨池，又名洗砚池。相传王羲之幼年刻苦练字，其洗笔砚
　　的池中水都被染为墨色。笔冢，传说唐书法家怀素勤奋练习书
　　法，弃笔堆积，埋于山下，号"笔冢"。

⑥作戏：开玩笑。

**【译文】**

写五言诗和七言诗都如同儿戏，有时候也写三五行文字。

我天性不能饮酒却能明白醉后意趣，正如春风吹拂百花盛开。

四十年来的都如同梦幻，老了何必非要分别愚和智。

古人不会停留也不会消失，我现在不开始但也不停止。

寄语给悠悠世上的众生，生死流逝都一样归于尘土之中。

洗墨池和笔冢都不存在，暂且开开玩笑让我的精神放松一下。

　　原刻《庞公诗》后，读之殊属无当。及阅一善本，乃知
另是一首，不觉抚掌称快。

**【译文】**

原刻位于《庞公诗》后面，读起来感觉很不恰当。等看到一个善本，才知道是另外一首，不觉拍掌称快。

# 天目闻雷①

**【题解】**

雷声隆隆，是夏季常有之事，今天人们已经可以用科学的道理来进行解释，知道仅是一种自然现象而已。但在科技不发达的古代，对于雷声只能托以神鬼来解释，谓之是雷公发怒，或是天在雷劈惩罚人间作恶之人。苏轼的《天目闻雷》当然不是为了写雷而已，而是借用这种具体的自然现象来论述人生哲理：雷霆之威正是人间万事的象征，当你在乎它，被它所牵制，那么可以令人惊恐以至于"失箸"；然而同一种现象，变换了方位和视点，就能够得出不同的认识，对于那些超然于浮名与自身生命的人来说，它只不过如婴儿之啼哭，不足畏惧。诗歌借助形象说理，更加耐人寻味。

唐道人言②：天目山上俯视雷雨，每大雷电，但闻云中如婴儿声，殊不闻雷震也。

已外浮名更外身③，区区雷电若为神。

山头只作婴儿看，无限人间失箸人④。

**【注释】**

①天目：天目山，在今浙江西北部。查慎行注引《咸淳临安志》："天目山有雷神宅，在西尖峰半山间。"

②唐道人：指唐子霞。当时隐居于天目山，并陪同苏轼游览天目山。

撰写有《天目山真境录》，受到宋徽宗的接见，被封为"洞宵宫主"。

③外身：置身于世外。与《庄子·大宗师》中所说的"外生"类似，原文为："已外天下矣，吾又守之，七日而后能外物；已外物矣，吾又守之，九日而后能外生。"

④失箸：筷子失落。据《三国志》，曹操曾与刘备煮酒论天下英雄，"曹公从容谓先主（按指刘备）曰：'今天下英雄，唯使君与操耳，本初（指袁绍）之徒，不足数也。'先主方食，失匕箸。""于时正当雷震，备因谓操曰：'圣人云：迅雷风烈必变。良有以也。'"这里借用"失箸"指心有不安而害怕雷电的人

**【译文】**

唐道人说：从天目山上可以俯视雷雨，每次打雷闪电，只听到云中像有婴儿在哭的声音，一点也听不到雷声。

抛却浮名置身度外，被世人奉为神灵的雷电微不足道。

在天目山上只把雷电视为婴儿哭，而人间却有无数人在闻雷色变。

　所处地步高下不同，眼界亦随之，不可强也。

**【译文】**

所处的位置高下不同，眼界也会随之变化，不能勉强。

# 梦中谕马①

**【题解】**

此文是苏轼记录梦中看到一篇论马的文章，醒后忘了一部分而为之补足的轶事。这样的梦中得到灵感的事在苏轼身上屡见不鲜，难道苏轼睡眠中也不知休息，在梦中仍然在写文章吗？

　　数日前,梦人示余一卷文字,大略若谕马者,用"吃蹶"两字[2]。梦中甚赏之,觉而忘其余。戏作数语足之。

　　天骥虽老[3],举鞭脱逸[4]。交驰蚁封[5],走中衡石[6]。

　　旁睨驽骀[7],丰肉灭节。徐行方轨[8],动辄吃蹶。

　　天资相绝,未易致诘。

## 【注释】

①谕马:论马。

②吃蹶:倾跌。

③天骥:天马。骏马的美称。

④脱逸:脱缰而奔。

⑤蚁封:蚁穴外隆起的小土堆。

⑥衡石:秤和秤锤。比喻法度、准则。

⑦驽骀(nú tái):劣马。

⑧方轨:平坦的大道。

## 【译文】

　　几天前,梦到有人给我看一卷文字,大体好像是与论马有关,其中用了"吃蹶"两字。我在梦中非常欣赏,但是醒来后忘了其余内容。戏写几句话进行补足。

　　骏马虽然年老,鞭子一举还会迅疾飞奔。在起伏的蚁封往来奔驰,步伐符合标准。

　　斜眼看看旁边劣马,肥胖臃肿骨节都看不见了。在平坦大道上缓慢行走,还动不动就要摔跟头。

　　天资相差悬殊,不必加以责备。

　　古甚,感甚,自负甚,可敌朱穆绝交四言诗[1]。谭友夏

**【注释】**

①朱穆绝交四言诗：指朱穆的《与刘伯宗绝交诗》。其诗曰："北山
有鸱，不絜其翼。飞不正向，寝不定息。饥则木揽，饱则泥伏。饕
餮贪污，臭腐是食。填肠满嗉，嗜欲无极。长鸣呼凤，谓凤无德。
凤之所趣，与子异域。永从此诀，各自努力！"朱穆，字公叔。廉
洁刚正，不事权贵，后劝汉桓帝罢除宦官，遭宦官诋毁，愤恨而死。
《后汉书》有传。

**【译文】**

非常有古韵，很感人，很自负，可以和朱穆的绝交四言诗匹敌。谭友夏

# 二虫

**【题解】**

这是一首具有哲理的小诗。苏轼看到水面上逆水跳跃的小虫"水
马儿"和名为"鹢滥堆"的小鸟顶风而飞，两种动物虽然物种不同，但都
是逆向而前，苏轼由此心生感慨，或者是想到了自己的命运岂不是和两
种动物一样，与世俗不合。

　　君不见水马儿①，步步逆流水。
　　大江东流日千里，此虫趯趯长在此②。
　　君不见鹢滥堆③，决起随冲风④。
　　随风一去宿何许，逆风还落蓬蒿中。
　　二虫愚智俱莫测，江边一笑无人识。

**【注释】**

①水马儿：一种小水虫，褐色，在水面上逆流跳跃，轻快如飞，俗称

"水划虫"。

②趯趯（yuè）：跳跃的样子。

③鷃（yàn）滥堆：指鷃雀，一种小雀鸟，弱小不能远飞。

④决（xuè）起：迅疾飞起。冲风：猛烈的风。

**【译文】**

你没看见水马儿吗？一步步在水面逆流而上。

大江向东流去一日千里，这种小虫却总是在这里跳跃。

你没看见鷃滥堆吗？随着狂风迅疾飞翔。

它随风一去落在哪里，逆风时还是落在草丛中。

这两种小动物的愚智无法度量，在江边一笑没有人知道。

《方言》阿如轧，亦名鷃滥堆。

**【译文】**

《方言》中的阿如轧，又叫鷃滥堆。

# 满庭芳①警悟

**【题解】**

这首《满庭芳》词的具体创作时间难以确证，但从词中表现的内容和抒发的感情看，或是人生受到重大挫折后所作，因此一般将其断为贬谪黄州之后。从词中的内容来看，开始多为愤世的宿命之语，但随着感情的抒发，逐渐趋于达观，达到了宠辱皆忘、超然于外的境界。整体来看，全词语言流畅平实，既有内心愤懑之情的抒发，又有浓厚的哲理味道，可谓情理交融。

蜗角虚名②，蝇头微利③，算来着甚干忙④。事皆前定，谁弱又谁强。且趁闲身未老,尽放我、些子疏狂⑤。百年里,浑教是醉⑥,三万六千场。

思量。能几许,忧愁风雨,一半相妨。又何须,抵死说短论长⑦。幸对清风皓月⑧,苔茵展、云幕高张⑨。江南好,千钟美酒,一曲《满庭芳》。

**【注释】**

①满庭芳:词牌名,又名"锁阳台",双调九十五字。

②蜗角:蜗牛角,比喻极其微小。典出《庄子·则阳》:"有国于蜗之左角者,曰触氏,有国于蜗之右角者,曰蛮氏,时相与争地而战,伏尸数万,逐北,旬有五日而后反。"

③蝇头微利:比喻像苍蝇头一样微小的名利。

④干忙:空忙。

⑤些子:一些。疏狂:豪放,不受拘束。

⑥浑:全部。

⑦抵死:拼死,冒死。

⑧皓月:明月。

⑨苔茵:青苔满布如同褥席。茵,垫褥。

**【译文】**

蜗牛角般的虚名,蝇头一样的小利,有什么值得空忙? 事情都是命中注定,不需要去争谁弱又谁强。姑且趁着身体清闲年龄未老,尽量让自己狂放不羁一些。人生百年,每日都醉酒,不过三万六千场。

仔细盘算。能有多少,忧愁和风雨的干扰,大约有一半日子吧。又何必,拼死说长道短? 幸好面对这清风皓月,展开这青苔布成的褥席,将白云当帐幕高高张开。江南如此美好,我们来畅饮千钟美酒,再听一曲《满庭芳》。

此词碑刻，遍传海内，使功名竞进之徒读之，可以解体<sup>①</sup>。《玉林词选》

**【注释】**

①解体：这里指追逐功名之心消散。

**【译文】**

这首词刻于碑上，传遍了海内外，让追名逐利之人读了以后，可以将功名之心消散。《玉林词选》

# 虚飘飘 三首

**【题解】**

此诗作于元祐年间，系与门生黄庭坚、秦观的唱和之作。第一首为苏轼原作，第二首为黄庭坚所和，第三首为秦观所和。当时的苏轼正处于仕途的高光时刻，可谓春风得意。不过从这首《虚飘飘》中所表现的视名利如同浮云的人生态度来看，苏轼的内心是非常清醒的，他深刻地体味到，所谓的名利根本不值一提。他在文中列举了多个意象，都是常见的虚浮之物，但即便是这些看似虚飘之物，也都比名利还要"坚牢"。

虚飘飘，画檐蛛结网<sup>①</sup>，银汉雀成桥<sup>②</sup>。尘渍雨桐叶，霜飞风柳条。露凝残点见红日，星曳余光横碧霄<sup>③</sup>。虚飘飘，比浮名利犹坚牢。

**【注释】**

①画檐：有画饰的屋檐。

②银汉：银河。

③碧霄：天空。

**【译文】**

虚飘飘，蜘蛛在画檐下结网，喜鹊在银河上搭桥。灰尘蒙在雨中的桐叶，寒霜附在风中的柳条。残留的露珠遇到了红日，天空中残余的拂晓星光。虚飘飘，和名利比起来还要更为坚牢。

虚飘飘，花飞不到地，虹起谩成桥①。入梦云千叠②，游空丝万条。蜃楼百尺横沧海③，雁字一行书绛霄④。虚飘飘，比人身世犹坚牢。

**【注释】**

①谩（màn）：通"漫"，聊且。

②千叠：指重重叠叠，极言其多。

③蜃楼：古人谓蜃气变幻成的楼阁。

④绛霄：指天空极高处。

**【译文】**

虚飘飘，花飘在空中没有落地，彩虹在空中暂时搭成一座桥。梦中的云重重叠叠，空中的游丝有上万条。虚幻的蜃楼高达百尺横在沧海之上，天空中的大雁排成一行。虚飘飘，比起人的身世还要更为坚牢。

虚飘飘，风寒吹絮浪①，春水暖冰桥。势缓霰垂线②，声干叶下条。雨中沤点随流水③，风里彩云横碧霄。虚飘飘，比时富贵犹坚牢。

**【注释】**

①絮：像絮一样轻柔、洁白的东西。这里当指春天的柳絮、杨絮之类。

②霰:雪珠。

③沤点:雨滴着水时泛起的水泡。

**【译文】**

虚飘飘,寒风吹动着杨柳絮,春水融化着冰封的桥。雪珠落势趋缓如同垂下的线,树叶下声音干脆的枝条。雨中的水泡随同流水消失,风中的彩云在天空漂浮。虚飘飘,比起富贵来还要更为坚牢。

后二首系黄、秦倡和,见《少游集》。

**【译文】**

后面二首,是黄庭坚、秦观的唱和之作,载于《少游集》中。

# 薄薄酒二首①并序

**【题解】**

此诗类似民歌民谣,是苏轼爱好和学习民歌的优秀之作,采用了民歌复沓联章的艺术形式,反复唱叹,余味无穷。而且文字很通俗浅白,但是颇有人生哲理,充满了旷达乐观的欢快气氛,在苏轼诗中可谓别具一格。这首诗是苏轼在熙宁九年(1076)对赵明叔作品的和作。赵明叔的原作纯属于玩笑戏谑之作,而苏轼的诗作则赋予了更为广泛的现实和人生意义,对社会上的是非争斗和世俗对功名利禄的追求进行了批评。

胶西先生赵明叔②,家贫,好饮,不择酒而醉。常云:"薄薄酒,胜茶汤③。丑丑妇,胜空房。"其言虽俚,而近乎达④。故推而广之,以补东州之乐府⑤。既又以为未也,复自和一篇,聊以发览者之一噱云耳⑥。

**【注释】**

①薄薄酒:淡淡的酒。薄,淡薄,味不浓。

②胶西:古郡国名,此指密州。赵明叔:赵杲卿,字明叔。州学教授。

③茶汤:茶水。

④达:达观,指一切听其自然,随遇而安。

⑤东州:此指密州,治今山东诸城。乐府:原为古代音乐官署名,这里指民间乐曲歌辞。

⑥噱(jué):发笑。

**【译文】**

　　胶西先生赵明叔,家境贫寒,嗜好饮酒,对酒不加选择喝到醉。常说:"薄薄酒,胜茶汤。丑丑妇,胜空房。"其语虽然俚俗,而近于达观,所以我推而广之以补充东州之乐府。后又感到意犹未尽,于是再自和一篇,姑且让观看者为之一笑罢了。


　　薄薄酒,胜茶汤;粗粗布,胜无裳①;丑妻恶妾胜空房。五更待漏靴满霜②,不如三伏日高睡足北窗凉。珠襦玉柙万人祖送归北邙③,不如悬鹑百结独坐负朝阳④。生前富贵,死后文章,百年瞬息万世忙,夷齐盗跖俱亡羊⑤,不如眼前一醉是非忧乐都两忘。


**【注释】**

①裳:原意为下身衣服,即裙。这里泛指衣裳。

②待漏:百官清晨早朝,事先集于殿廷等待皇帝朝见,谓之待漏。漏,古代滴水计时器。

③珠襦(rú):贯珠为饰的短衣,是古代帝王皇室的殓服。玉柙(xiá):古代王侯等的葬服。祖送:送葬。北邙:山名。位于今河南洛阳

东北。东汉、魏、晋的王侯公卿多葬于此。

④悬鹑百结：形容衣衫十分破烂，如同鹌鹑的秃尾。百结，用碎布结
缀成的衣服。负朝阳：在太阳下晒背。

⑤夷齐：指商朝末年的两位隐士伯夷、叔齐，被视为古代的贤人。盗
跖：春秋末年的大盗。《庄子·盗跖》中云："盗跖从卒九千人，横
行天下，侵暴诸侯。"亡羊：丢羊。典出《庄子·骈拇》：臧、谷二人
一起牧羊，臧因读书而丢失羊，谷因玩乐而失掉羊。意为虽然原
因不同，但是结果都是一样的。

**【译文】**

淡薄之酒，也要比茶水好；粗麻布衣，也胜过没有衣裳；家中妻丑妾
恶，也比独守空房强。为官者五更天就要等待朝见靴子都结满了霜，不
如老百姓三伏天里太阳高照时在北窗下享受凉风中睡觉的乐趣。穿着
王侯的珠襦玉柙殓服被万人送葬埋在北邙山，还不如穿着悬鹑百结的破
烂衣衫独自坐着晒太阳。生前的富贵，死后的文章，百年一瞬，万世空
忙，伯夷、叔齐和盗跖的结局都是一样，不如在眼前大醉一场，把是非和
忧乐全都忘记。

薄薄酒，饮两钟；粗粗布，着两重①。美恶虽异醉暖同，
丑妻恶妾寿乃公②。隐居求志义之从③，本不计较东华尘土
北窗风④。百年虽长要有终，富死未必输生穷⑤。但恐珠玉
留君容⑥，千载不朽遭樊崇⑦。文章自足欺盲聋⑧，谁使一朝
富贵面发红。达人自达酒何功，世间是非忧乐本来空。

**【注释】**

①重：层。

②乃公：自称，有傲慢之意。

③隐居求志义之从：语本《论语·季氏》："隐居以求其志，行义以达
　其道。"

④东华：东华门，北宋都城汴京的宫城东门，百官入朝时从这里出
　入。这里喻指在朝为官。

⑤生穷：生来就穷困。

⑥珠玉留君容：古代传说死后用珠玉陪葬，可经久不腐。

⑦樊崇：西汉末年赤眉起义军首领，占领长安后，曾经发掘皇族陵
　墓。据《后汉书·刘盆子传》记载："发掘诸陵，取其宝货……凡
　贼所发，有玉匣殓者率皆如生。"

⑧文章自足欺盲聋：化自《庄子·逍遥游》："瞽者无以与乎文章之
　观，聋者无以与乎钟鼓之声。"

## 【译文】

淡薄之酒，饮上两钟；粗布衣裳，穿上两层。优劣虽然不一样但醉人
与保暖相同，丑妻恶妾能让自己更长寿。隐居以求志唯义是从，本就不
计较是东华门外的尘土还是北窗边的风。百年虽然很长但终归要结束，
富贵而死未必输给生来就困穷。只怕用珠玉留住容貌如生，想要千载不
朽却遇到了掘陵的樊崇。文章只能欺骗盲聋之人，谁使得一朝富贵满面
红光？通达之人自然通达酒又有什么功劳，世间的是非和忧乐本就是一
场空。


　　长韵应和，激越高旷。 刘须溪


## 【译文】

以长韵来应和，情绪强烈而高旷。 刘须溪

# 二鱼说

【题解】

　　此文作于苏轼第二次任职杭州太守期间,是两篇以小见大的寓言。虽然苏轼自云《二鱼说》并非是仿照柳宗元的《三戒》而作,但其从风格和立意来看,二者实际上是非常接近的,也都具有自警的内涵。

　　予读柳子厚《三戒》而爱之①,又尝悼世之人,有妄怒而招悔,欲盖而弥彰者②。游吴,得二鱼于海滨之人,亦似之。作《二鱼说》,非意乎续子厚者,亦聊以自警云③。

【注释】

　　①《三戒》:柳宗元贬谪永州时期所作的三篇一组的寓言,包括《临
　　　江之麋》《黔之驴》和《永某氏之鼠》。

　　②弥彰:更加明显。

　　③自警:自我告诫。

【译文】

　　我读到柳子厚的《三戒》非常喜爱,又曾经感伤世上的人,有人随意发怒而招致后悔,想要掩盖却更加显明。游历吴地,从海滨的人那里得知有两种鱼,也非常相似。我写《二鱼说》,不是故意接续柳子厚的文章,也不过是姑且用来自我告诫。

## 河之鱼

　　河之鱼,有豚其名者。游于桥间,而触其柱,不知违去①,怒其柱之触己也,则张颊植鬣②,怒腹而浮之水③,久之莫动。飞鸢过而攫之④,磔其腹而食之⑤。好游而不知止,因游以触

物而不知罪己，乃妄肆其忿，至于磔腹而死，可悲也夫。

**【注释】**

①违去：离开。

②张颊：张开嘴巴。植鬣（liè）：竖起鱼鳍。鬣，鱼颔下小鳍。

③怒腹：鼓起肚子。

④飞鸢：飞翔的鸢鸟。攫（jué）：抓取。

⑤磔（zhé）：撕裂。

**【译文】**

河里有一种鱼，叫河豚。在桥下嬉游，撞上了桥柱，不知道远离桥柱，反而因为桥柱撞了自己而发怒，就张大了嘴巴竖起胸鳍，鼓起肚子浮在水面上，许久不动。老鹰飞过抓住它，撕开它的肚腹吃掉了它。喜欢嬉游不懂得适可而止，因为嬉游撞到了东西不晓得自我检查，却随意发怒，以至于被撕破肚腹而死，可悲啊！

## 海之鱼

海之鱼，有乌贼其名者，呴水而水乌①。戏于岸间，惧物之窥己也，则呴水以蔽物②。乌疑而视之，知其鱼也而攫之。呜呼，徒知自蔽以求全，不知灭迹以杜③，为识者之所窥。哀哉。

**【注释】**

①呴（xǔ）水：喷水。呴，慢慢呼气。

②蔽物：遮蔽动物，以隐藏自己。

③杜：断绝。

**【译文】**

海里有一种鱼,叫乌贼,能喷水使水变黑。它在岸边游戏,怕别的动物看见自己,就喷出汁液隐蔽自己。海鸟起了疑心去查看,知道那是鱼就把它抓去了。唉,只知道自我掩蔽来求保全,不懂得消除踪迹断绝祸患,被追寻者所识破。悲哀啊!

　子厚《三戒》:临江之麋倚势以干非类[①],黔之驴出技以怒强,永某氏之鼠窃时以肆暴[②]。

**【注释】**

①临江之麋:临江人畜养麋鹿,家中狗畏主人不敢咬它,和它一起嬉戏,麋鹿到外面遇到别的狗以为也一样,却被家外的狗咬死吃掉。
②永某氏之鼠:永州某人因放任老鼠不管,老鼠于是肆无忌惮,此人搬走后老鼠依旧放肆,被后来者尽数除掉。

**【译文】**

柳子厚的《三戒》:临江的麋鹿倚仗人势来招惹不同类的动物,黔地的驴使出绝技刺激强者发怒,永州某人家的老鼠借助机会肆意胡作非为。

# 乌说

**【题解】**

《乌说》讲述闽中人根据乌鸦的习性设计将其抓获,借以感叹当世之人虽有智慧但若不知观时而动,就会惹上灾祸。

　乌于人最黠[①],伺人音色有异[②],辄去不留,虽捷矢巧弹[③],不能得其便也。闽中民狃乌性[④],以为物无不可以性取者。则之野，挈罂饭楮钱⑤，阳哭冢间⑥，若祭者然。哭竟，烈钱弃饭而去⑦。乌则争下啄。啄尽，哭者复立它冢，烈钱弃饭如初。乌不疑其绐也⑧，益鸣争，乃至三四，皆飞从之。稍狎⑨，迫于罗⑩，因举获其乌焉。

**【注释】**

①乌：乌鸦。黠（xiá）：聪慧而狡猾。

②伺：窥探，观察。

③巧弹：灵巧的弹丸。

④狃（niǔ）：习以为常。

⑤挈：执，携带。罂（yīng）：一种大腹小口的容器。楮（chǔ）钱：旧俗祭祀时焚化的纸钱。

⑥阳哭：假装哭泣。阳，假装。

⑦烈钱：烧纸钱。

⑧绐（dài）：欺骗，欺诈。

⑨狎：接近。

⑩迫：逼近，接近。

**【译文】**

乌鸦是乌之中很狡猾的，观察到人的声音神态有微小变化，就飞走不做停留，即使是迅捷的箭矢和灵巧的弹丸也不能捕获它。闽地的老百姓摸透了乌鸦狡猾的习性，认为事物没有不能用符合其习性的方法获取的。就前往野外，带着用罐装的饭和纸钱，假装到坟间哭号，如同祭祀一样。哭完，烧化纸钱留下饭然后离去。乌鸦就争着飞下来啄食。吃完后，哭号的人又站在另一处坟上，像之前一样烧纸钱留下饭。乌鸦不怀疑这是引诱，更加鸣叫争斗抢食，三四次后，都飞来跟着人。等越来越接近，接近捕网时，于是张网就捕获了它们。

今夫世之人，自谓智足以周身①，而不知祸藏于所伏者，几何不见卖于哭者哉②！其或不知周身之术，而以愚触死③，则其为智，犹不如乌之始灵于弹④。韩非作《说难》，死于秦，天下哀其以智死⑤。楚人不知《说难》，而谓之沐猴，天下哀其以愚死⑥。二人者，其为愚智则异，其于取死则同矣。"甯武子，邦有道则智，邦无道则愚⑦。"观时而动，祸可及哉？

**【注释】**

①周身：保全自身。

②卖：耍，欺骗。

③触死：遭遇死亡。

④灵于弹：灵巧躲避使弹丸落空。

⑤"韩非作《说难》"几句：韩非做了《说难》，他的书传到秦国后，秦王非常欣赏韩非的才华，将他召至秦国。韩非到了秦国后，却被李斯陷害，最终入狱而死。《说难》，韩非的一篇文章，陈述向君主进说的困难，并分析其成功与失败的原因，无微不至地揣摩君主的心理，以及游说者要如何趋避投合。

⑥"楚人不知《说难》"几句：项羽攻下咸阳后，有韩生劝他建都咸阳。项羽说："富贵不归故乡，如衣绣夜行。"韩生说："人言楚人沐猴而冠耳，果然。"项羽遂杀了韩生。楚人，楚地人，这里指项羽。沐猴，猕猴的别名。

⑦"甯武子"三句：语出《论语·公冶长》，意为甯武子这个人，国家有道则进用其智能，无道则佯愚以全身。甯武子，甯俞，春秋时期卫国大夫，谥号武子。

**【译文】**

如今世上的人,自以为智谋足以保全自身,却不知道祸患潜藏在一旁,有几个人能够不被假哭者欺骗呢!有的人不懂得保全自身的方法,因为愚蠢而触犯死罪,他的智慧还不如乌鸦在刚开始时能够灵巧地躲避弹丸。韩非写了《说难》,死在了秦国,天下人哀叹他因为智慧而丧身。项羽不知道《说难》,被称为沐猴而冠,天下人哀叹他因为愚蠢而丧身。这两个人,虽然一个聪明、一个愚蠢,并不一样,但最终自取死路则是一样的。宵武子在国家有道时非常聪明来显露才华,在国家无道的时候就显得愚蠢来保全自己。观察时机而行动,哪会惹上灾祸呢?

贪饵遭烹,智愚总无所用之。

**【译文】**

贪图饵食被烹杀,不论聪明还是愚蠢都无可救药。

# 桃符艾人语

**【题解】**

这是一则小寓言。艾人与桃符都身在屋檐下,依附于门户,却在那里为了谁高谁低而吵闹不已。生活中这样的人和事比比皆是,眼里只有名和利,而且这些名利往往还只是些蝇头小利,却争得不可开交,全然没有静下来,想想自己内心深处真正需要的是什么。自己连独立的人格和尊严没有,却要自高自大地争论地位、名望,着实可笑、可悲。这则寓言可谓是为仰人鼻息,却又仗势欺人、追名逐利之辈画像!

桃符仰骂艾人曰①:"尔何草芥②,而辄据吾上?"艾人俯谓桃符曰:"尔已半截入土③,安敢更与吾较高下乎?"门神傍笑而解之曰④：“尔辈方且傍人门户，更可争闲气耶⑤！”

**【注释】**

①桃符：旧时风俗，每年春节时用桃木版画上门神像或书写门神名字，悬挂于大门，意在祈福灭祸。艾人：端午习俗，农历五月初五采集艾草扎成人形挂在大门或房门上，认为可辟毒气。

②草芥：小草。比喻不足珍惜的无价值的东西。

③半截入土：桃符每年春节更换，端午节是五月初五，近于半年，故有此说。

④门神：守门神。旧俗门上贴的神像，用来驱除妖邪。各地民众敬奉的门神不一，如神荼、郁垒、锺馗、秦琼、尉迟恭等。傍：旁边。

⑤闲气：因无关紧要的事惹起的气恼。

**【译文】**

桃符仰头看着艾人骂道：“你是什么小草，竟敢挂在我的上面？”艾人俯身对桃符说：“你都已半截入土了，怎么还敢同我计较高低？”门神在旁边笑着劝解：“你们尚且依附在人家的门户上，怎么还可争闲气呢？”

## 螺蚌相语

**【题解】**

此篇为一完整的寓言。通过螺蚌之间拟人的对话，表明了内在美质远胜过表面之美。由于所选取的两种动物十分恰当，对话亦很有趣，因而将作者想要表达的主旨表现得十分形象。

中渚有螺蚌①，相遇岛间。蚌谓螺曰：“汝之形，如鸾之秀②，如云之孤。纵使卑朴③，亦足仰德④。”螺曰：“然。云何珠玑之宝⑤，天不授我，反授汝耶？”蚌曰：“天授于内，不授于外。启予口，见予心。汝虽外美，其如内何？摩顶放踵<sup>⑥</sup>，委曲而已<sup>⑦</sup>！"螺乃大惭，掩面而入水。

**【注释】**

①中渚（zhǔ）：在水中的一小块陆地。《尔雅·释水》云："水中可居者曰洲，小洲曰渚。"

②鸾：传说中的凤凰鸟。

③卑朴：卑下朴拙。

④仰德：敬慕德行。

⑤珠玑：珠宝。

⑥摩顶放踵：从头到脚都磨伤了。摩，摩擦。踵，脚后跟。

⑦委曲：弯曲，屈折。

**【译文】**

在水中的小块陆地上，螺与蚌相遇了。蚌对螺说："你的形状，像凤鸾那样秀美，像白云那样孤傲。即使卑下朴拙，德性也值得敬仰。"螺说："对。那为什么珠宝，上天不让我生出，反而交给你呢？"蚌说："上天授予内美而不授予外表。打开我的口，就能看到我的心。你虽然外表秀美，里面怎么样呢？从头到脚都磨伤了，曲身蜷缩在那里而已。"螺非常惭愧，只好捂着脸潜入水中了。

傍人门户，政此委曲辈为之<sup>①</sup>。

**【注释】**

①政：通"正"，正好，恰好。

**【译文】**

依附人家门户，正是这类曲身蜷缩之人所为。

# 书咒语赠王君

## 【题解】

天心正一法是道教的符咒法术，从文中来看，苏轼会咒语但不会具体操作，而王君则是善于实践，却不会咒语，于是苏轼将咒语传给了王君。苏轼知识之广博，涉猎之广泛由此可见一斑。

王君善书符[①]，行天心正一法，为里人疗疾驱邪。仆尝传咒法[②]，当以传王君。其辞曰："汝是已死我，我是未死汝。汝若不吾祟[③]，吾亦不汝苦。"

## 【注释】

①善书符：善于画符。符，符书，符箓。道教中的一种法术。
②咒法：旧时道士、方士、神巫等施行法术时的一种口诀。
③祟：鬼神的祸害。

## 【译文】

王君善长画符，施行天心正一法，为邻里治病驱邪。我曾经学过这门咒法，应该把它传给王君。咒辞是："汝是已死我，我是未死汝。汝若不吾祟，吾亦不汝苦。"

# 祭春牛文

## 【题解】

中国古代以农业立国，与农业相关的事情都非常重视，也形成了诸多的习俗，其中打春牛就是一项重要的民俗。每到新春伊始的农耕时节，人们都会用土牛来祭祀，以祈祷当年农事顺利。苏轼写这篇文章时，正位于黄州贬所，但苏轼不以自身的境遇为意，却关心着来年的农事，于是有了这篇《祭春牛文》(一作《梦中作祭春牛文》)。东坡以梦到祭春牛为名,坦荡直言,实则明祭春牛而暗讽官绅,体现出对民生疾苦的关怀,彰显了他爱憎分明的性格。

　　元丰六年十一月二十七日①,天欲明,梦数吏人持纸一幅②,其上题云:"请祭春牛文。"余取笔疾书其上,云:"三阳既至③,庶草将兴④,爰出土牛⑤,以戒农事⑥。衣被丹青之好,本出泥涂;成毁须臾之间⑦,谁为喜愠?"吏微笑曰:"此两句当有怒者。"傍一吏云:"不妨不妨,此是唤醒他。"

**【注释】**

①元丰六年:1083年,苏轼时在黄州。

②吏人:官府中的胥吏或差役。

③三阳:指春天。古人称农历十一月冬至一阳生,十二月二阳生,正月三阳开泰,合称"三阳"。也指农历正月。

④庶草:众多小草。

⑤爰:于是。土牛:泥塑的牛,又叫春牛。古代在农历十二月出土牛以除阴气。后来,立春时造土牛以劝农耕,象征春耕开始。

⑥戒:告诫。

⑦成毁须臾之间:这里指祭祀后要将春牛击碎。

**【译文】**

　　元丰六年十一月二十七日,天快亮之时,梦到几位官差拿了一幅纸,上面写着:"请作祭春牛文。"我拿来笔快速在纸上书写,内容是:"春天已经到了,各种小草将要长出,于是请出春牛,来劝行农事。春牛身上披着漂亮的彩饰,但它的本质是泥塑而成;成败在瞬间就决定了,谁为它欢喜或者忧愁?"官差微笑着说:"看到这两句话肯定有人会生气。"旁边一个官差说:"没关系,没关系,这是为了叫醒他。"

　　那堪如此丑诋①。

**【注释】**

①丑诋:毁谤,诬蔑。这里指讥讽。

**【译文】**

怎能禁受如此的讥讽。

# 送张道士叙①

**【题解】**

　　本文作于元丰二年(1079)三月初,苏轼当时在徐州任上。《送张道士叙》作为送别性的文字,表现与友人的离愁是很自然的事情,但是苏轼并非全然是为了离别而写,而是借着离别抒发了自己仕途失意的痛苦与彷徨的心态。

　　古者赠人以言②,彼虽不吾乞,犹将发药也③。盖未有不吾乞,而亦有待发药者。以吾友之贤,兹又奚乞?虽然,我反乞之曰:与吾友心肺之识④,几三年矣,非同顷暂也⑤。今乃别去,遂默默而已乎?抑不足教乎?岂无事于教乎?将周旋终始⑥,笼络盖遮⑦,有所惜乎?嗟仆之才陋甚也,而吾友每过爱⑧,岂信然乎?止于此可乎?抑容有未至当勉乎?自念明于处己,暗于接物,其不可至死以不喜,故讥骂随之,抑足恤乎⑨?将从从然与之合乎⑩?身且老矣,家且穷矣,与物日忤⑪,而取途且远矣,将明灭如草上之萤乎?

浮沉如水中之鱼乎？陶者能员而不能方<sup>⑫</sup>，矢者能直而不能曲<sup>⑬</sup>，将为陶乎？将为矢乎？山有蕨薇可羹也，野有麋鹿可脯也。一丝可衣也，一瓦可居也，诗书可乐也，父子兄弟妻孥可游衍也<sup>⑭</sup>，将谢世路而适吾所自适乎<sup>⑮</sup>？抑富贵声名以偷梦幻之快乎<sup>⑯</sup>？行乎止乎？迟乎速乎？吾友其可教也，默默而已，非所以望吾友也。

### 【注释】

①张道士：事迹不详，从文中可知，东坡与其相知甚深，认识约三年。

②赠人以言：古人认为送行时君子应当以善言相赠。《荀子·大略》："曾子行，晏子从于郊，曰：'婴闻之，君子赠人以言，庶人赠人以财。'"又，《荀子·非相》："故赠人以言，重于金石珠玉。"

③发药：放置药石。谓善言劝人以当药石。

④心肺之识：形容关系十分密切，犹言心腹。

⑤顷暂：形容时间非常短。

⑥周旋：交往，交际应酬。

⑦笼络盖遮：此指关心照顾。笼络，包罗。

⑧过爱：谦辞。犹错爱。

⑨恤：忧虑。

⑩从从然：相随的样子。

⑪物：人。忤：不顺从。

⑫陶者：陶工。员：同"圆"。

⑬矢者：制作箭的工匠。

⑭游衍：从容自如。

⑮世路：指世俗。

⑯偷：苟且，敷衍。

## 【译文】

古人在临别时会赠人以善言，张道士虽然没有向我提出请求，我也会开出药方。大概还没有不向我请求，却也为他开具药方的。以我友的贤德，还用请求吗？虽然这样，我反而向他请求说：我和我友肝胆相照，快三年了，不同于短暂的交往。如今分别离去，就这样默默无言罢了吗？是我不足以指教呢？还是没有什么要指教呢？或者是对于我们这些时日的交往及关心照顾有所惋惜呢？我自叹才智很低下，而我友每每错爱，这是真的吗？我是止步不前好呢？还是有还没做到的地方应该勉力进取呢？我自认为对待自身的要求还算严格，而待人接物却很不练达，以致我没有被置于死地别人就不高兴，于是讥讽谩骂也随之而来，是不是也值得忧虑呢？还是应该改变自我去追随他们呢？如今我将要衰老了，家境也贫穷了，一天比一天不合于世，一天天远离世人，是要像草丛中的萤火虫忽明忽暗呢，还是像水中的游鱼忽浮忽沉呢？陶工可以把陶器制成圆形却不能制成方形，制箭人能让箭直射而不能拐弯。做陶工好，还是做制箭人好呢？山中有蕨薇可以做羹，原野上有麋鹿可以制成肉脯。有一缕丝就能当衣服穿，有片瓦就能居住。诗书可以为乐，父子兄弟妻女可以从容相处。是离开世俗回到自己适意之处，还是追求富贵声名来在梦幻的畅快中苟且偷安呢？是向前走呢还是停下？是晚些呢还是早些呢？希望我友可以赐教于我，默默无语，并不是我对我友的期望啊。

# 凌虚台记①

## 【题解】

《凌虚台记》是苏轼应时任扶风太守陈希亮（字公弼）之请，为其新建高台"凌虚台"而写的文章。陈希亮是北宋名臣，后来官至太常少卿，官声极佳，苏轼非常钦佩其为人，曾特为其作《陈公弼传》。

　　关中一带历史底蕴丰厚，古往今来，无数兴衰尽在山河之间，苏轼借此文，表达了对"废兴成毁，相寻于无穷"的感慨：秦、汉、隋、唐帝王所兴建的宫殿，都曾经盛极一时，然而，如今举目四望，只见荒草丛生，不见当年踪迹。苏轼由此想到："夫台犹不足恃以长久，而况于人事之得丧，忽往而忽来者与？"历史的兴衰，人物的得丧，都只不过是一时之得失而已，最终仍会泯灭。不过，苏轼的感叹倒也并非全然虚无，他以推测的口气肯定了"盖世有足恃者，而不在乎台之存亡也"，但是，"足恃者"到底是什么，他并没有揭晓答案，而是留下了无尽的悬念，又或者，他自己也没有寻到答案。

　　需要说明的是，嘉祐七年（1062）写这篇文章时，苏轼正是甫登仕途，年少得意，锋芒毕露，与陈希亮相处并不融洽。后来，苏轼在为陈希亮的传记中直言："方是时年少气盛，愚不更事，屡与公争议，至形于言色，已而悔之。"故此作《凌虚台记》一文实有个人负气成分在内，隐约有讽刺陈希亮借高台夸耀于世的意思。但陈希亮接到苏轼所写《凌虚台记》之后，不但不生气，而且不易一字，吩咐上石，并且慨然道："吾视苏明允犹子也，某犹孙子也。平日故不以辞色假之者，以其年少暴得大名，惧夫满而不胜也，乃不吾乐耶！"按，陈希亮是眉州人，苏陈两家原是数代世交，论辈分，陈希亮比老苏还长一辈，他对于苏轼实际上是极为欣赏的，但又惧怕苏轼年少得意，"满而不胜"，故此平时要求较为严厉，实是长辈对晚生的关爱，可惜当时的苏轼没有领悟到他的这番苦心。


　　国于南山之下②，宜若起居饮食与山接也。四方之山，莫高于终南；而都邑之丽山者③，莫近于扶风④。以至近求最高，其势必得。而太守之居，未尝知有山焉。虽非事之所以损益，而物理有不当然者。此凌虚之所为筑也。

**【注释】**

①凌虚台：嘉祐七年（1062），扶风太守陈希亮在后园筑造凌虚台以
　　远眺南山，应其之请，苏轼写下了这篇文章。

②国：指都市，城邑。这里用如动词，建城。南山：终南山的简称，主
　　峰在今陕西西安南。

③丽：依，附。

④扶风：即凤翔府，扶风乃凤翔之郡名。治今陕西凤翔。

**【译文】**

在终南山脚下建城邑，饮食起居都应该与山接近。四面的山，没有
比终南山更高的；而靠近山的都邑中，没有比扶风更近的了。凭借最近
寻求最高，这势必能达成。然而太守的住处，不曾知道附近有山。这虽
然对事情得失没有什么影响，但按事物的道理不该这样，这就是修筑凌
虚台的原因。

　　方其未筑也，太守陈公杖屦逍遥于其下①。见山之出于
林木之上者，累累如人之旅行于墙外而见其髻也②。曰："是
必有异。"使工凿其前为方池，以其土筑台，高出于屋之檐
而止。然后人之至于其上者，恍然不知台之高③，而以为山
之踊跃奋迅而出也④。公曰："是宜名凌虚。"以告其从事苏
轼⑤，而求文以为记。

**【注释】**

①杖屦：老者所用的手杖和鞋子，这里指老人拄杖漫步。

②累累：连续不断的样子。旅行：结伴而行。

③恍然：茫然。

④踊跃：争先恐后。奋迅：迅疾而有气势。

⑤从事：官职名称。汉以后三公及州郡长官皆自辟僚属，多以从事
　　为称。苏轼当时在凤翔府任签书判官，是陈希亮的下属。

【译文】

　　在它还没有修建之前，陈太守在山下拄杖漫步。看到高出树林的
山峰，连绵重叠如同在墙外结伴而行的人露出的发髻一样。陈太守说：
"这必然有特异之处。"于是派工匠在前面开凿了一个方池，用挖出的土建
造高台，高出屋檐便停止。之后登上高台的人，茫茫然意识不到台高，而
以为高山是争先恐后从地下迅猛冒出来的。陈公说："这座台应该叫凌虚
台。"把这件事告诉了从事苏轼，请他写文章来记述。

　　轼复于公曰："物之废兴成毁，不可得而知也。昔者荒
草野田，霜露之所蒙翳①，狐虺之所窜伏②。方是时，岂知有
凌虚台耶？废兴成毁，相寻于无穷③，则台之复为荒草野田，
皆不可知也。尝试与公登台而望，其东则秦穆之祈年、橐泉
也④，其南则汉武之长杨、五柞⑤，而其北则隋之仁寿、唐之
九成也⑥。计其一时之盛，宏杰诡丽⑦，坚固而不可动者，岂
特百倍于台而已哉？然而数世之后，欲求其仿佛⑧，而破瓦
颓垣无复存者，既已化为禾黍荆棘丘墟陇亩矣⑨，而况于此
台与！夫台犹不足恃以长久，而况于人事之得丧，忽往而忽
来者与！而或者欲以夸世而自足，则过矣。盖世有足恃者，
而不在乎台之存亡也。"既已言于公，退而为之记。

【注释】

①蒙翳（yì）：掩蔽，遮盖。
②虺（huǐ）：毒虫，毒蛇。
③寻：连续。这里指循环。

④秦穆：即秦穆公，春秋时秦国的君主，春秋五霸之一，曾称霸西戎。
　　祈年：宫殿名。秦惠公所建。橐（tuó）泉：宫殿名。秦孝公所建。
　　传说秦穆公墓在橐泉宫下。

⑤长杨：宫殿名。本为秦时旧宫，汉时曾修葺，因宫中有许多垂杨，
　　所以得名。五柞（zuò）：宫殿名。汉朝离宫，与长杨宫相近，因内
　　有五柞树，故名。

⑥仁寿：隋文帝所建宫殿，故址在今陕西麟游境内。九成：本为隋仁
　　寿宫，唐太宗贞观五年（631）重修，因山有九重，改名九成。

⑦诡丽：奇异而又华丽。

⑧仿佛：大致情况。

⑨丘墟：废墟，荒地。陇亩：草野，山野。

## 【译文】

　　我回复陈公说："事物的兴盛衰败、成功毁灭，是无法事先预料的。从前这里是荒草丛生的野地，霜露覆盖，狐狸、毒蛇出没。在这个时候，哪里知道会有凌虚台呢？兴衰成败互相连续循环直到无穷无尽，那么高台又变回荒草丛生的野地，都是不能预料的。曾试着和您登台而望，东面是秦穆公的祈年宫、橐泉宫，南面是汉武帝的长杨宫、五柞宫，北面是隋朝的仁寿宫，也就是唐朝的九成宫。算来它们兴盛之时，宏伟奇丽，坚固而不可动摇，何止百倍于一座高台而已？然而几代之后，想要寻找它们大致的印记，连破瓦断墙都不复存在，已经变成田地废墟山野了，更何况这座凌虚台呢！高台尚且不足以长久依靠，何况人事得失，来去匆匆呢！而有的人想要夸耀于世而自我满足，那就错了。大概世上有足以依靠的东西，但不在于高台的存亡。"我对陈公说过后，回来后做了这篇记。

　　大是琢句，而气概笼罩，目中了无太守在。

**【译文】**

确实是雕章琢句，但气势笼罩全篇，眼中一点也没有太守存在。

# 放鹤亭记①

**【题解】**

《放鹤亭记》作于苏轼在徐州任上，主要描写与云龙山人张天骥游宴之乐，并通过引古证今，歌颂隐逸者的乐趣，最后以歌作结，寄寓了自己政治失意时想往清远闲放的情怀。从所反映的隐逸思想来看，此篇与作于此时的《超然台记》可谓不谋而合，也表现了徐州时期的苏轼借老庄思想调整身心的努力。

全文通过自问自答方式与隐者不为时事之所囿的自由心境，表达了君王与隐士好鹤而会有不同的结果。文章不写隐者好鹤，而插入酒与鹤相对，别出心裁。本文重点在于第三段，极言隐居之乐，即使是"南面之君"也不能享受到这种乐趣，为此，苏轼引用《周易》《诗经》的记载，并用春秋时卫懿公因好鹤亡国，而西晋时隐居的刘伶、阮籍却以嗜酒保全真性来证明此点。文章颇有气势，笔调自然清畅，完全是作者性情的流露，其对自由的向往、对隐逸生活的追求，表现得淋漓尽致。

鹤在苏轼的诗文中多次出现，多以自况，但在不同的背景下又有着微妙的区别。《放鹤亭记》中的鹤，是"清远闲放，超然于尘垢之外"的象征，而到了黄州所写的《后赤壁赋》中则是一只孤独的鹤在夜半时分掠过水面，再到了定州所作的《鹤叹》中，已经成了"我生如寄良畸孤"。而这三次写鹤的背景，苏轼的境遇一次比一次差，前后对照，怎能不令人感叹！

熙宁十年秋，彭城大水②，云龙山人张君之草堂③，水及其半扉。明年春，水落，迁于故居之东，东山之麓。升高而望,得异境焉<sup>④</sup>,作亭于其上。彭城之山,冈岭四合,隐然如大环,独缺其西十二<sup>⑤</sup>,而山人之亭适当其缺。春夏之交,草木际天<sup>⑥</sup>;秋冬雪月,千里一色。风雨晦明之间,俯仰百变<sup>⑦</sup>。

**【注释】**

①放鹤亭:张天骥于元丰元年(1078)所建草亭,位于徐州云龙山。

②熙宁十年秋,彭城大水:苏轼熙宁十年(1077)至元丰二年(1079)知徐州,刚赴任就遭遇大洪水,形势危急,他亲自带领百姓治洪水,转危为安。彭城,今江苏徐州。

③云龙山人张君:张天骥,字圣途,自号云龙山人,又称张山人。隐居徐州云龙山,与苏轼交游,苏轼多首诗文中均提及他。云龙山,苏北名山,位于今江苏徐州境内,由九节山头组成,蜿蜒如龙,云雾缭绕,故此得名。草堂:茅草盖的堂屋。旧时文人常以"草堂"名其所居,以标风操之高雅。

④异境:奇妙的境界。

⑤十二:十分之二。

⑥际天:接天,与天相交。际,交,接。

⑦俯仰:比喻时间短暂。

**【译文】**

熙宁十年秋天,彭城发生洪水。云龙山人张君的草堂,洪水淹到了大门一半的高度。第二年春天,洪水退去,张君搬到原来住屋的东面,在东山的山脚下。登高眺望,发现了一个奇特的地方,就在上面造了一座亭子。彭城的山,四面围合像个大圆环,只缺正西的十分之二,而云龙山人的亭子刚好对着缺口。春夏之交,草木繁茂曼衍与天空相接;秋冬雪中月下,千里大地一片洁白。在刮风、下雨、阴暗、晴朗的不同条件下,很短时间内景色就变化多端。

　　山人有二鹤，甚驯而善飞。旦则望西山之缺而放焉，纵其所如，或立于陂田<sup>①</sup>，或翔于云表<sup>②</sup>，莫则傃东山而归<sup>③</sup>。故名之曰放鹤亭。

**【注释】**

①陂（bēi）田：山坡上的田地。

②云表：云外，指天空。

③莫：同"暮"，傍晚。傃（sù）：向，向着。

**【译文】**

　　山人有两只鹤，很驯服而且善于飞翔。早晨就望着西山的缺口放飞，任由它们去什么地方，有时站立在山间田地，有时飞翔在天空云外，傍晚就向着东山飞回来。所以把亭子命名为"放鹤亭"。

　　郡守苏轼时从宾客僚吏往见山人，饮酒于斯亭而乐之，揖山人而告之曰<sup>①</sup>："子知隐居之乐乎？虽南面之君未可与易也<sup>②</sup>。《易》曰：'鸣鹤在阴，其子和之<sup>③</sup>。'《诗》曰：'鹤鸣于九皋，声闻于天<sup>④</sup>。'盖其为物，清远闲放，超然于尘垢之外，故《易》《诗》人以比贤人君子、隐德之士。狎而玩之，宜若有益而无损者，然卫懿公好鹤，则亡其国<sup>⑤</sup>。周公作《酒诰》<sup>⑥</sup>，卫武公作《抑戒》<sup>⑦</sup>，以为荒惑败乱无若酒者<sup>⑧</sup>，而刘伶、阮籍之徒<sup>⑨</sup>，以此全其真而名后世<sup>⑩</sup>。嗟夫！南面之君，虽清远闲放如鹤者，犹不得好，好之则亡其国；而山林遁世之士，虽荒惑败乱如酒者，犹不能为害，而况于鹤乎！由此观之，其为乐未可以同日而语也。"山人忻然而笑曰<sup>⑪</sup>："有是哉！"乃作放鹤、招鹤之歌曰：

**【注释】**

①揖:拜揖,作揖。

②南面之君:指帝王。古代帝王临朝坐北朝南,故以此称之。易:交换。

③鸣鹤在阴,其子和之:语出《周易·中孚》九二爻辞。

④鹤鸣于九皋,声闻于天:语出《诗经·小雅·鹤鸣》。九皋,曲折
　深远的沼泽。九,泛指多数。皋,沼泽。

⑤卫懿公好鹤,则亡其国:春秋时卫懿公(姬姓,名赤,前668—前
　660年在位)淫乐奢侈,嗜好养鹤,鹤如人一样有官位和俸禄。前
　660年,狄伐卫,他想发兵抵抗,国人皆说:鹤有禄位,可使鹤战。
　卫懿公追悔莫及,战败被杀,卫国亦被狄人所灭。

⑥《酒诰》:《尚书》篇名。是周公对康叔的诰词。康叔初封时,年龄
　尚幼,周公怕他尽情饮酒作乐,特作《酒诰》告诫他。

⑦卫武公作《抑戒》:《诗经·大雅·抑》诗序:"《抑》,卫武公刺厉
　王,亦以自警也。"卫武公,西周末春秋初卫国国君。姬姓,名和,
　前812—前758年在位。期间整饬内政,能修政安民。前771年,
　犬戎杀周幽王,他出兵保护王室。

⑧荒惑:荒唐糊涂。

⑨刘伶:字伯伦,竹林七贤之一。形貌短陋,平生嗜酒,纵酒放诞,自
　谓醉死便埋。作有《酒德颂》。阮籍:字嗣宗,竹林七贤之一。容
　貌魁伟,任性不羁,而喜怒不形于色。博览群籍,尤好老庄之学。
　嗜酒能啸,善弹琴。

⑩真:本性。

⑪忻然:高兴的样子。

**【译文】**

　　郡守苏轼时常带着宾客属吏前去拜访山人,在放鹤亭上喝酒,感到
很快乐,就向山人作揖对他说:"你知道隐居的快乐吗? 即使是君主也不
能跟他交换。《周易》上说:'鹤在荫凉处鸣叫,它的孩子应和着它。'《诗

经》上说：'鹤在低洼的沼泽鸣叫，声音一直传到天上。'大概鹤这种动物，清高、深沉、安静、自由，超然于尘世之外，所以《周易》和《诗经》的作者把它比作贤人君子和身怀美德之人。与鹤亲近玩赏它，好像有益而无害，然而卫懿公由于过分好鹤导致国家灭亡。周公作《酒诰》、卫武公作《抑戒》，都认为造成各类荒唐糊涂败亡昏乱的事物没有能比得上酒的，可刘伶、阮籍这些人却因酒保全其本性而且留名于后世。唉！君主即使是像鹤那样清高、深沉、安静、自由的事物，也不能过分沉迷，过分沉迷就会导致亡国；而在山林间逃避俗世的隐士，即使是像酒那样荒唐糊涂败亡昏乱的东西，尚且不能成为祸害，更何况鹤呢？从这看来，君主之乐和隐士之乐是不可以同日而语的。"山人欣然笑道："有这样的道理啊！"于是，写下了放鹤、招鹤之歌：

鹤飞去兮，西山之缺。高翔而下览兮，择所适。翻然敛翼①，婉将集兮②，忽何所见，矫然而复击③。独终日于涧谷之间兮，啄苍苔而履白石。

鹤归来兮，东山之阴④。其下有人兮，黄冠草履⑤，葛衣而鼓琴。躬耕而食兮，其余以汝饱。归来归来兮，西山不可以久留！

元丰元年十一月初八日记。

**【注释】**

①翻然：忽然改变的样子。

②婉：和顺。集：落下，降落。

③矫然：形容矫健有力的样子。击：振翅飞翔。

④阴：山的北面为阴。

⑤黄冠：古代指箬竹叶编的斗笠之类。

**【译文】**

鹤飞去呀,向着西山的缺口。在高空中飞翔着向下俯视,选择将飞去的地方。忽然收起翅膀,将要和顺地落下,忽然又看到什么,矫健地重新冲上天空。整天独自徘徊在溪涧、山谷中,啄食青苔脚踩着白色的岩石。

鹤归来呀,飞回东山的北面。下边有个人,头戴斗笠足登草鞋,身穿葛布衣正在弹琴。亲自耕种而获得食物,剩下的粮食喂饱你。归来归来呀,西山不可以长久停留。

元丰元年十一月初八日记。

以南面形隐居,以酒形鹤。其旨多风①,其言放而有据矣。

**【注释】**

①风:讽喻。

**【译文】**

用君主与隐居相对照,用酒与鹤相对照。文章主旨多有讽喻,语言豪放却又有据可依。

# 邵茂诚诗集序①

**【题解】**

这是苏轼为逝去的友人邵茂诚诗集所写的序言。邵茂诚与苏轼是同年的进士,才华过人,却英年早逝。苏轼爱其诗文,悼惜其早亡,将其命运归于天命,充满了无奈之情。全文的风格正如苏轼在结尾处对邵茂诚文章的评价——"哀而不怨",虽然有遗憾,有哀伤,也有对命运不公的不平,但却无愤懑之意。

贵贱寿夭,天也。贤者必贵,仁者必寿,人之所欲也。

人之所欲适与天相值实难②，譬如匠庆之山而得成虡③，岂可常也哉！因其适相值，而责之以常然，此人之所以多怨而不通也。至于文人，其穷也固宜。劳心以耗神，盛气以忤物④，未老而衰病，无恶而得罪，鲜不以文者。天人之相值既难，而人又自贼如此⑤，虽欲不困，得乎？茂诚讳迎，姓邵氏，与余同年登进士第。十有五年，而见之于吴兴孙莘老之座上⑥，出其诗数百篇，余读之弥月不厌⑦。其文清和妙丽，如晋宋间人⑧。而诗尤可爱，咀嚼有味⑨，杂以江左唐人之风⑩。其为人笃学强记⑪，恭俭孝友，而贯穿法律⑫，敏于吏事。其状若不胜衣，语言气息仅属。余固哀其任众难以瘁其身⑬，且疑其将病也。逾年，而茂诚卒。又明年，余过高邮，则其丧在焉。入哭之，败帏瓦灯⑭，尘埃萧然，为之出涕太息。夫原宪之贫⑮，颜回之短命，杨雄之无子，冯衍之不遇⑯，皇甫士安之笃疾⑰，彼遇其一，而人哀之至今。而茂诚兼之，岂非命也哉？余是以录其文，哀而不怨，亦茂诚之意也。

**【注释】**

①邵茂诚：邵迎，字茂诚。嘉祐二年（1057）进士，官县令，精于律令，博闻强记，敏于吏事，旋以病去职。后穷厄而卒。能文善诗，有诗文集流传。

②相值：相遇，相合。

③匠庆之山而得成虡（jù）：典出《庄子·达生》。梓庆通过静心斋戒，心中形成虡的形象，然后进入山林，观察树木，伐取与心中形象相合的制作成虡，工巧如鬼斧神工。匠庆，指梓庆，《庄子·达生》中技艺高超的木匠。之，往，到。虡，古代悬挂钟鼓的架子两

侧的柱子。

④忤物：冒犯众人。物，人，众人。

⑤自贼：摧残自己。贼，伤害。

⑥吴兴：宋吴兴郡，即湖州，治今浙江湖州。孙莘老：孙觉，字莘老。皇祐进士。苏轼、王安石、苏颂、曾巩的好友，黄庭坚的岳父，秦观的老师。曾知湖州、庐州、苏州、福州等州。哲宗时，累迁御史中丞，除龙图阁学士，奉祠归。

⑦弥月：整月。

⑧晋宋间人：这里指两晋南朝名士。此时文风崇尚清新自然而玄远精致。宋，此指南朝的刘宋。

⑨咀嚼：反复体会，玩味。

⑩江左唐人之风：指唐朝吴地风流戏谑、清切婉转的诗风。江东，指长江下游以东的地方。

⑪笃学：专心好学。

⑫贯穿：形容融会贯通。

⑬瘁（cuì）：疾病，劳累。

⑭瓦灯：陶制的油灯，形容简陋。

⑮原宪：孔子弟子。虽家贫，却能不随流俗，汲汲于名利。"原宪贫"常被用以借指文士清贫。

⑯冯衍：字敬通。东汉辞赋家。博通群书，但一生怀才不遇，曾写有《显志赋》，用前代名人的遭际，抒发自己失官的感慨和愤懑。

⑰皇甫士安：皇甫谧，字士安，西晋学者。二十岁后始发愤勤学，后得风痹疾，犹手不辍卷。著《帝王世纪》《高士传》《列女传》等，皆传于世。

## 【译文】

富贵、贫贱、长寿、夭折，都是上天注定的。贤德的人应该得到富贵，仁爱的人应该长寿，这是人们的愿望。人们的愿望恰好与天命相合那就实在难得了,好比匠人梓庆入山伐取到适合做虡的树木,这种事难道是可以经常遇见的吗?因为确有愿望与天命相合的情况,便要求常常如此,这正是人总是怨恨上天而不能通达的原因。至于那些文人,困窘是必然的。他们操劳心思,耗费精神;高傲气盛,忤逆别人;还未年老,就身体衰弱,疾病缠身;没做任何坏事,就获得罪责;所以这些,很少不是因为写文章的缘故。天命与人的愿望互相符合已经很难,而人又如此伤害自己,想要不困顿,做得到吗?茂诚名迎,姓邵,和我同年考中进士。十五年后,又在湖州孙莘老的座席中相遇,他拿出自己的几百篇诗给我看,我读了一个月都不忍释手。他的诗文清纯平和妙丽,像晋宋时期的名士风范。而他的诗尤其可爱,仔细体会很有韵味,其间带有唐朝吴地诗人的风格。他为人专心好学,记忆力强,谦恭俭朴孝顺友爱,又通晓法律,处理政事也十分干练。但他身体瘦弱得像几乎架不住衣服,说话有气无力。我当时担心他承担繁重政务而累坏了身体,并怀疑他会病倒。过了一年,茂诚果然病故。又过了一年,我路过高邮,他的灵堂还在。我进去哭吊他,只见破败的帷幕、简陋的油灯,到处都是尘土,一片萧索景象,不由为他感叹流泪。原宪贫穷,颜回短命,扬雄没有后代,冯衍不为人知,皇甫谧疾病缠身,他们都只遭逢一种厄运,而人们直到今天还在为他们感到悲哀。这么多的厄运茂诚却兼而有之,难道不是天命吗?我因此把他的诗文誊录下来,格调哀伤却没有怨愤,这也正是茂诚的本意。

　　缺陷事情,却说得人畅然无复遗憾。

**【译文】**

　　有缺憾的事情,却说得人感到舒畅,不再感到遗憾。

# 太息<sub>送秦少章</sub>①

**【题解】**

本是苏轼为秦观（即秦少游）之弟秦少章所写的一篇赠序。所谓赠序是唐宋时士人送行时的一种风尚，即在亲朋好友出行之前，写篇文章作为临别赠言，为之送行。其内容多为劝勉之辞，但也常常借此抒发感慨，发表议论。苏东坡的这篇为秦少章所写的临别赠言也是如此。他在文章中勉励秦少章要豁达开朗，不要计较别人的毁誉，更不要因为俗人的议论、毁谤而动摇自己学习的决心。同时，苏轼对当时社会上那种文士互相倾轧，任意讥讪、毁谤别人的不良风气进行了严厉的抨击。从艺术的角度来看，本文条理清晰，结构谨严，循序渐进，层层深入，虽仅四百余字，却写得内涵丰富，层次分明，具有很强的说服力。

孔北海与曹公《论盛孝章》云②："孝章，实丈夫之雄者也③。游谈之士④，依以成声⑤。今之少年，喜谤前辈⑥，或讥评孝章。孝章要为有天下重名，九牧之人⑦，所共称叹。"吾读至此，未尝不废书太息也。曰：嗟乎！英伟奇逸之士，不容于世俗也久矣。虽然，自今观之，孔北海、盛孝章犹在世，而向之讥评者⑧，与草木同腐久矣。吾举进士，试于礼部，欧阳文忠公见吾文，曰："此我辈人也，吾当避之。"方是时，士以剽裂为文⑨，聚而见讪⑩，且讪公者所在成市⑪。曾未数年，忽焉若潦水之归壑⑫，无复见一人者，此岂复待后世哉。今吾衰老废学，自视缺然⑬，而天下士不吾弃，以为可以与于斯文者⑭，犹以文忠公之故也。张文潜、秦少游⑮，此两人者，士之超逸绝尘者也⑯，非独吾云尔，二三子亦自以为莫及也⑰。士骇于所未闻,不能无异同,故纷纷之言,常及吾与二子,吾策之审矣⑱。士如良金美玉,市有定价,岂可以爱憎口舌贵贱之与⑲?少游之弟少章,复从吾游,不及期年⑳,而论议日新,若将施于用者。欲归省其亲,且不忍去。乌乎!子行矣。归而求诸兄,吾何加焉。作《太息》一篇,以钱其行,使藏于家三年,然后出之。

**【注释】**

①太息:叹息。秦少章:秦觏,字少章。秦观之弟。

②孔北海:孔融,曾为北海国相,世称孔北海。曹公:曹操。《论盛孝章》:吴郡太守盛孝章被东吴所囚,孔融写了《论盛孝章书》给曹操希望营救,但曹操书信未发,盛孝章已被杀死。

③丈夫:英武有志节的男子。

④游谈:游说。

⑤成声:成就声名。

⑥谤:诋毁,诽谤。

⑦九牧:九州,指全国。

⑧向:从前。

⑨剽裂:摘抄,窃取。

⑩讪:嘲弄,毁谤。

⑪成市:形容人非常多,像上集市一样。

⑫潦(lǎo)水:雨后的积水。

⑬缺然:废缺无用。

⑭斯文:儒士,文人。

⑮张文潜:张耒,字文潜,号柯山,世称宛丘先生。少以文章受知于苏轼兄弟,为"苏门四学士"之一。诗受白居易、张籍影响,平易

晓畅,也能词赋散文。

⑯超逸绝尘:比喻出类拔萃,不同凡俗。

⑰二三子:犹言诸君,几个人。

⑱策:测度。

⑲"士如良金美玉"几句:苏轼《与谢民师推官书》:"欧阳文忠公言:'文章如精金美玉,市有定价,非人所能以口舌定贵贱也。'纷纷多言,岂能有益于左右?"

⑳期年:一整年。

## 【译文】

孔融写给曹操的文章《论盛孝章》说:"孝章,实在是大丈夫之中的雄杰。好谈论交际的人,依赖孝章的谈论而成就名声。如今的年轻人,喜欢批评前辈名人,有些人就批评孝章。然而孝章总归在全国享有盛名,九州人士,无不称赞。"我读到此处,没有一次不放下书感叹道:啊!英伟奇逸之士,不被世俗之人容纳由来已久了。尽管如此,从今天来看,孔北海、盛孝章的英名仍然流传于世,而过去批评他们的人,已和草木一起腐烂了。早年我中进士的时候,在礼部参加考试,欧阳文忠公见到我的文章,称赞道:"这是我们这一类的人,我应当避让他。"那时候,士子们通行抄袭剽窃前人的思想言词来写文章,他们聚在一起奚落我们,而且奚落欧阳文忠公的人到处都有许多。没过多少年,这种文风忽然好像雨水流进沟壑一样,一下子就不见了,哪里还用等到后世。如今我已衰老学问荒废,自认为已不中用,但天下的士子们并不抛弃我,认为我仍然算文人中的一个,这仍然是欧阳文忠公当年对我提携的缘故。张文潜、秦少游二人,在当今士人中出类拔萃,不仅仅我这样评价,几位名家也认为自己赶不上他们。当今的士子被这种从没听闻的文章吓倒,不能没有不同的意见,所以纷纷扬扬的批评,常常涉及我和张、秦二位,我对此揣度得已经很清楚了。贤士好比良金美玉,市场上自有准确的定价,哪会因为人们的好恶、凭口舌就能随便贬低它的价值呢? 少游的弟弟少章,又与我交游，不到一年，文章议论一天天进步，好像也将要在文坛上发挥作用。他想回家探望亲人，却又舍不得离去。啊！你走吧。回去后可向哥哥们探求学问，我不必再操心了。写下这篇《太息》，为他饯行，让他收藏家中，三年以后再公布于世。

凡为文与立身要一段，自得自信。处世俗疑谤，吾取以为磨练之一助。

**【译文】**

举凡写文章和立身关键那一段，写得自得自信。处于世俗怀疑诽谤之中，我择取作为自我磨炼的助力。

## 明正送于伋失官东归

**【题解】**

这是一篇送给失去官职的朋友的文章。虽然文章中并未表明朋友是何以丢官，但常理而论，此类文章多是以情感上的安慰为主，但苏轼不走寻常路，此文是一篇以议论为主的文章，主要是说理，讨论悲乐之"正"的问题。看似与失官无关，但实际上层层深入，逐步引导到正确认识得失、悲喜的主题，结尾以"子将终身乐而不怒"和"优哉游哉，聊以卒岁"收束，又表达了对朋友的祝福之情。

世俗之患①，患在悲乐不以其正②。非不以其正，其所取以为正者非也。请借子以明其正。子之失官，有为子悲如子之自悲者乎？有如子之父兄妻子之为子悲者乎？子之所以悲者，惑于得也③。父兄妻子之所以悲者，惑于爱也。

惟不与于己者,则不惑亦不悲。夫惑则悲,不惑则不悲,人宜以惑者为正与,抑将以不惑者为正与? 以不惑者为正,则不悲者正也。然子亦有所乐者,曰:"吾之所以为吾者,岂以是哉④? 虽失是,其所以为吾者犹存,则吾犹可乐焉已。"而不乐,又从而悲之,则亦不忍夫天下之凡爱我者之悲,而不释乎天下之凡恶我者之喜也。夫爱我而悲,恶我而喜,是知我之粗也⑤。乐其所以为吾者存,是自知之深也。人不以自知之深为正,而以知我之粗者为正,是得为正也与? 故吾愿为子言其正,子将终身乐而不怒。《诗》云:"优哉游哉,聊以卒岁⑥。"

**【注释】**

①患:忧虑。

②正:正确,中正。

③惑于得:谓在个人得失上产生迷惑。得,这里兼得与失二者而言。

④岂以是哉:难道是因为这个官职吗? 是,这里指官职、官位。

⑤粗:粗浅。

⑥优哉游哉,聊以卒岁:形容一年到头从容自得,悠闲无事。按,今本《诗经》中无此语,引诗见《左传·襄公二十一年》。

**【译文】**

世俗的忧患,是由于产生悲哀和欢乐的原因不正。并不是产生悲哀和欢乐的原因不正确,而是衡量应不应该悲哀和欢乐的标准不正确。请让我以您为例来说明怎样才是正确。您失去了官职,有为您悲伤如同您自己那么悲伤的吗? 有像您的父兄妻子儿女那样为您悲伤的吗? 您之所以悲伤,是因为你被做官的得失迷惑了。您的父兄妻儿为您悲伤,是被对于你的爱迷惑了。只有和自己毫不相关,才会不受迷惑,也不因此而悲伤。那么迷惑就悲伤,不迷惑就不悲伤,人应该以迷惑为正确呢?

还是应该以不迷惑为正确呢？以不迷惑为正确，那么应该不悲伤才正确。然而您也有因失去官职而快乐之处，您会说："我之所以是我，难道是因为有一官半职吗？虽然丢了那一官半职，但使我成为我的那本质仍然存在，那么我仍然可以因此而快乐。"但是您又不快乐，而因此悲伤，那么也是不能忍受天下所有爱我的人的悲伤，而不能原谅天下所有厌恶我的人的喜悦啊。爱我的人因我丢官而悲伤，讨厌我的人因我丢官而喜悦，这是因为他们了解我太粗浅。使我成为我的那本质仍然存在，我为此而高兴，这是因为我对自己的了解很深刻。人们不以深刻的自我了解为正确，却以对自己粗浅的了解为正确，这难道是正确的吗？所以我愿意为您说明究竟什么是正确，这样您就会终身快乐而不会悲伤了。《诗》中说："从容自得，悠闲无事，姑且这样度过一年。"

　　纵送诘难①，极醒极快章法，亦是孟子。

**【注释】**

①纵送：本谓射箭与逐禽，形容奔驰之貌。这里形容文风矫健。

**【译文】**

诘问驳难矫健，极醒目、极畅快的章法，也如同孟子一样。

# 跋欧阳文忠公书

**【题解】**

　　欧阳修对苏轼有知遇之恩，两人相交颇深。苏轼在文中说欧阳修确实想要释位归田，确是实情。欧阳修先后写过数十封表达辞职之意的奏章，一心向往林泉之乐。后来，欧阳修终于得遂所愿，以太子少师的身份辞职，度过了一段惬意的闲适岁月。"君子之欲退，其难如此"，这是苏轼在文中对于欧阳修辞职不易的感叹，事实上，他后来也是如此，虽有隐退之心,但却"人在江湖,身不由己"。

　　贺下不贺上①,此天下通语②。士人历官一任,得外无官谤③,中无所愧于心,释肩而去④,如大热远行,虽未到家,得清凉馆舍,一解衣漱濯⑤,已足乐矣。况于致仕而归,脱冠佩⑥,访林泉⑦,顾平生一无可恨者,其乐岂可胜言哉! 余出入文忠门最久,故见其欲释位归田,可谓切矣⑧。他人或苟以藉口,公发于至情,如饥者之念食也,顾势有未可者耳。观与仲仪书⑨,论可去之节三,至欲以得罪、病而去。君子之欲退,其难如此,可以为进者之戒。

**【注释】**

①贺下不贺上:意谓高官致仕当贺,贺其安养天年;高官再迁则无须致贺,致贺则有阿谀逢迎之嫌。

②通语:通常的说法。

③官谤:因居官不称职而受到的责难和非议。

④释肩:从肩上卸下重担。这里指离任。

⑤漱濯:洗漱。

⑥冠佩:古代官吏的冠和佩饰。

⑦林泉:山林与泉石,通常指文人雅士的隐居之地。

⑧切:紧急。

⑨与仲仪书:欧阳修写给王素的书信。仲仪,王素,字仲仪。名相王旦之子。曾与欧阳修、蔡襄、余靖同为谏官,与欧阳修友情甚笃。以工部尚书致仕,卒谥懿敏。

**【译文】**

祝贺退职而不贺升职,这是天下通行的说法。士人担任一个官职,能够外不因不称职而受别人非议，内里不受良心谴责，离职而去，就像暑天远行，虽然尚未到家，能够走到一个清凉的馆舍，一下子脱下衣服洗漱，就已经心满意足了。更何况致仕归家，脱去冠服，探访林泉，回顾一生没有任何遗憾，那种快乐哪里是说得尽的！我出入文忠公之门时间最长，所以了解他想卸任归田的心情，可说是非常急切的。别人有的仅是借口，文忠公则是出于至诚真心，就像饥饿的人盼望食物一样，只不过情势不许可而已。看他给王仲仪写的信，谈到可卸任的理由有三个，甚至想以得到罪责、身体有病来辞职。君子想退归林下，竟如此之难，可以拿来作为一心进取之人的鉴戒了。

　　"中无所愧"，恨此语未易言。

**【译文】**

　　"内心没有愧疚"，遗憾这句话不容易说出口。

# 书朱象先画后①

**【题解】**

　　阎立本是唐代著名的画家，尤其以人物像出名，但是苏轼在这篇文章中则对其进行了批评，并以王献之和阮千里为例，讽刺了阎立本因为有求于世，又不够通达，所以才会蒙受被称为画师之耻。当然，苏轼写此文的目的并非是为了指摘阎立本，而是要借此突出朱象先"无求于世，虽王公贵人，其何道使之"的潇洒形象。

　　松陵人朱君象先，能文而不求举，善画而不求售。曰："文以达吾心，画以适吾意而已。"昔阎立本始以文学进身②，卒蒙画师之耻③。或者以是为君病，余以谓不然。谢安石欲使王子敬书太极殿榜④，以韦仲将事讽之⑤。子敬曰："仲将，魏之大臣，理必不尔。若然者，有以知魏德之不长也。"使立本如子敬之高，其谁敢以画师使之。阮千里善弹琴⑥，无贵贱长幼皆为弹，神气冲和⑦，不知向人所在。内兄潘岳使弹⑧，终日达夜无忤色⑨，识者知其不可荣辱也。使立本如千里之达，其谁能以画师辱之。今朱君无求于世，虽王公贵人，其何道使之？遇其解衣盘礴⑩，虽余亦得攫攘其旁也⑪。元祐五年九月十八日东坡居士书。

**【注释】**

①朱象先：字景初，号西湖隐士，宋代画家，松陵（今江苏吴江）人。《画继》称他驰名于宋哲宗绍圣、元符年间。

②阎立本：唐高宗显庆（656—661）年间任将作大匠、工部尚书。总章元年（668）升任右相，封为博陵县男。以画见长，画法以写真为主。画有《步辇图》《历代帝王图》《秦府十八学士图》《凌烟阁功臣二十四人图》等。进身：入仕做官。

③卒蒙画师之耻：《新唐书·阎立本传》记载，唐太宗与侍臣泛舟春苑池，见异鸟游于水上，诏坐者赋诗，而召立本摹画其状。于是"阁外传呼画师阎立本"，是时立本已为主爵郎中，为此深以为耻。

④谢安石：谢安，字安石。东晋时期政治家、名士。在孝武帝时任宰相，总揽朝政。王子敬：王献之，字子敬，王羲之的儿子，也是当时有名的书法家，与王羲之并称"二王"。太极殿：魏晋时皇帝举行重大礼仪之场所。规模庞大，一般包括前殿（正殿）和左、右两侧的东堂、西堂等建筑。榜：匾额。

⑤以韦仲将事讽之：据《晋书·王献之传》：魏时陵云殿匾额尚未题写，而工匠者却误将其钉好，不可取下，于是让韦仲将悬吊在凳上

书写。写完后，"须鬓尽白，裁余气息"。韦仲将，韦诞，字仲将。三国时曹魏大臣，官至光禄大夫。有文才，长于书法。讽，暗示。

⑥阮千里：阮瞻，字千里。系"竹林七贤"中阮籍侄孙、阮咸之子，以性情恬淡有名当时。

⑦冲和：淡泊平和。

⑧内兄：妻子的哥哥。潘岳：字安仁。幼称"奇童"。举秀才，后谄事贾谧，为"二十四友"之首。官至给事黄门侍郎。与赵王司马伦亲信孙秀有宿怨。司马伦诛贾氏，他也被杀。

⑨忤色：怨怒之色。

⑩解衣盘礴：脱衣箕坐。指恣意作画。典出《庄子·田子方》："宋元君将画图，众史皆至，受揖而立，舐笔和墨，在外者半。有一史后至者，儃儃然不趋，受揖不立，因之舍。公使人视之，则解衣槃礴，裸。君曰：'可矣，是真画者也。'"

⑪攫攘（jué rǎng）：争夺。这里指与他人争看。

## 【译文】

松陵人朱象先，善于写文章但不求科举得中，善于作画而不求售卖。说："文章是用来表达思想，作画是为了使自己感到舒适罢了。"从前阎立本开始以文学之士入仕做官，最终却蒙受了被人称为画师的耻辱。有人把作画看成是朱君的缺点，我却认为并非如此。谢安石想让王子敬题写太极殿的匾额，就用韦仲将为曹魏宫殿题匾额的事暗示他。王子敬说："韦仲将是曹魏的大臣，按理必然不会这样做。若真的这样做了，由此可以知道曹魏国祚不长久的原因了。"假使阎立本的气节和子敬一样高，那还有谁敢把他当作画师来支使呢？阮千里善于弹琴，不分贵贱长幼，都为他们弹奏，表情恬淡谦和，似乎不知听琴的人在哪里。他的内兄潘岳让他弹琴，他从白天直到夜间始终没有怨怒的表情，认识他的人都知道是不能用荣辱打动他的。假使阎立本像阮千里一样达观，那谁还能把他当作画师来羞辱呢？如今朱君于世无所求，即使是王公贵人又能用什么办法役使他呢？遇到他解衣恣意作画，即使是我也可以在旁边与人争看。元祐五年九月十八日，东坡居士书。

能用我法，亦是处世法中妙诀。

**【译文】**

能采用我的方法，也是处世方法中的妙诀。

# 记刘原父语①

**【题解】**

苏轼与刘原父（敞）、刘贡父（攽）兄弟皆非常投契，这里主要记录的是刘原父之语。从原父对于历史人物的评论中不难看出其内心的桀骜之气，虽然是酒酣耳热之语，但更见真性情。

昔为凤翔幕官，过长安，见刘原父，留吾剧饮数日②。酒酣，谓吾曰："昔陈季弼告陈元龙曰③：'闻远近之论④，谓明府骄而自矜⑤。'元龙曰：'夫闺门雍穆⑥，有德有行，吾敬陈元方兄弟⑦。渊清玉洁，有礼有法，吾敬华子鱼⑧。清修疾恶，有识有义，吾敬赵元达⑨。博闻强记，奇逸卓荦，吾敬孔文举。雄姿杰出，有王伯之略⑩，吾敬刘玄德。所敬如此，何骄之有？余子琐琐⑪，亦安足录哉！'"因仰天太息。此亦原父之雅趣也。吾后在黄州，作诗云："平生我亦轻余子，晚岁谁人念此翁？"盖记原父语也。原父既没久矣，尚有贡父在⑫，每与语强人意。今复死矣，何时复见此俊杰人乎？悲夫！

## 【注释】

①刘原父:刘敞,字原父,世称公是先生。庆历进士,学问渊博,佛、道、天文、地理、方药,皆知大略。长于《春秋》,不拘传注,开宋人批评汉儒先声。

②剧饮:畅饮。

③陈季弼:陈矫,字季弼。汉末三国时人。曹操辟为司空掾属,累迁至魏郡太守。曹操死后,力主曹丕称帝,封高陵亭侯,迁尚书令。明帝即位,进爵东乡侯,迁司徒,位列三公。陈元龙:陈登,字元龙。东汉建安年间向曹操献灭吕布之策,被授广陵太守,又迁东城太守。

④远近:附近。

⑤明府:汉魏以来对郡守牧尹的尊称。自矜:自负,自夸。

⑥闺门:内室的门。借指家庭。雍穆:和睦,融洽。

⑦陈元方兄弟:陈纪,字元方。其弟陈谌,字季方。二人都以德行闻名。

⑧华子鱼:华歆,字子鱼。为政清静不烦,吏民爱之。建安时曹操征孙权,以歆为军师。曹魏建立后,深受文帝、明帝宠信,魏文帝时拜为相国,明帝时位列三公。

⑨赵元达:赵昱,字元达。东汉末名士。曾任广陵郡太守,其为人刚直,耳不斜听,目不妄视。

⑩王伯:即王霸,王业与霸业。

⑪琐琐:形容人品卑微、平庸。

⑫贡父:刘攽,字贡夫,一作贡父、赣父,号公非。刘敞之弟。宋代史学家。助司马光修《资治通鉴》,专任汉史。

## 【译文】

我在凤翔做签判时,路过长安,去见刘敞,他留我一同畅饮了好多天。酒喝到酣畅时,他对我说:“从前陈矫曾经告诉陈登说:‘听附近的人议论,说你骄傲且自负。’陈登说:‘若说家庭和睦,德行出众,我敬重陈纪兄弟;若论洁身自好,遵守礼法,我敬重华歆;若论操行高洁,嫉恶如仇,有见识重义气,我敬重赵昱;若说博览群书,博闻强记,奇特超俗出众,我敬重孔融;若说有英雄的杰出之姿,有称王称霸的谋略,我敬重刘备。我敬重的人这么多,哪来的骄傲自满呢? 其余的人平凡卑微,又哪里值得被提及?'"于是仰天长叹。这也是刘敞的一种雅趣吧。后来我在黄州时,写诗说:"平生我亦轻余子,晚岁谁人念此翁?"这是记录刘敞所说的话。刘敞去世已经很久了,他的弟弟刘敛还在,每次与他谈论都很合心意。现在刘敛也去世了,什么时候才能再见到这样的人中俊杰啊?真是悲哀啊!

意气遒上,不顾世有侧目人①。王圣俞

　　刘敞,字原父,袁州人②。庆历中举进士,廷试第一。自六经百氏,下至传记,无所不通,私谥公是先生③。弟敛,字贡父,谥公非先生,同敞登进士,终中书舍人,有集六十卷。

**【注释】**

①侧目:斜眼旁视。

②袁州:刘敞兄弟是宋临江军新喻(今江西新余)人。此地隋唐时属袁州。

③私谥:古代士人死后由亲属、朋友或门人给予的谥号。

**【译文】**

意气风发,不顾世人侧目而视。王圣俞

　　刘敞,字原父,袁州人。庆历年间举进士,廷试第一。自六经、诸子百家,下至史传,没有不博通的,私谥公是先生。其弟刘敛,字贡父,谥公非先生,和刘敞一起中进士,官至中书舍人,有文集六十卷。

# 记宝山题诗

## 【题解】

此文乃是苏轼在绍圣元年（1094）谪居惠州南行途中所作。苏轼在任杭州通判时尚年轻气盛，曾在宝山僧舍墙壁上题诗，诗中或有讽刺之意，也是很正常的事情。不过时隔多年，又有人拿这首诗来做文章，苏轼此文便针对这种传言而发，借着阐明诗句之意，对搬弄是非的小人们进行了毫不留情的嘲弄。

　　予昔在钱塘①，一日，昼寝于宝山僧舍②。起，题其壁云："七尺顽躯走世尘，十围便腹贮天真③。此中空洞全无物，何止容君数百人。"其后有数小子亦题名壁上，见者乃谓予诮之也④。周伯仁所谓君者⑤，乃王茂弘之流⑥，岂此等辈哉！世子多讳，盖僭者也⑦。吾尝作《李太白真赞》云："生平不识高将军，手污吾足乃敢嗔⑧。"吾今复书此者，欲使后之小人少知自揆也⑨。

## 【注释】

①钱塘：即今浙江杭州。苏轼前后两次在杭州任职，宝山题诗是其第一次在杭州任通判时所作。

②宝山：宝山寺，始建于唐元和年间（806—820），原名宝照院，宋代更名为灵岩宝山院。在今杭州富阳城西。

③十围：十围约等于一米多，形容粗大。围，量词，两臂合拢的长度。

　便腹：肥满的肚腹。天真：不受礼俗拘束的品性。

④诮（qiào）：嘲笑，讥刺。

⑤周伯仁：周顗（yǐ），字伯仁。东晋名士、名臣。少时善谈论，有名

望。东晋时官至尚书左仆射。王敦叛乱，他斥敦"犯顺"而力称
王导（敦堂弟）无罪。王敦攻入建康后，王导不知其曾救己，没有
劝阻王敦，致其被杀。

⑥王茂弘：王导，字茂弘。东晋的名臣。辅司马睿称帝，任丞相，族
人多居要职，时称"王与马，共天下"。历东晋元、明、成三帝，皆
居宰辅。是调节南迁士族与江南士族关系，力求稳定东晋统治的
重要人物。

⑦僭：虚伪。

⑧生平不识高将军，手污吾足乃敢嗔：此为苏轼诗《书丹元子所示
李太白真》中的两句，用李白让高力士为其脱靴的典故。高将
军，高力士，唐朝著名宦官。玄宗开元、天宝年间，先后任右监门
卫将军、知内侍省事，累授骠骑大将军，封渤海郡公。受玄宗宠
信，常宿禁中，参与朝政。

⑨自揆（kuí）：自我掂量。揆，度量，揣度。

**【译文】**

过去我在杭州时，一天，在宝山僧舍午睡。起来后，在墙上题了一首
诗："七尺顽躯走世尘，十围便腹贮天真。此中空洞全无物，何止容君数
百人。"后来有几个小辈也在墙上题名。有看到的人说我的诗有讽刺之
意。周颙所说的"君"，乃是王导这样的杰出人物，哪里是这些人呢！世
人有很多避讳，大概是虚伪吧。我曾经写过一首《李太白真赞》诗，其中
说："生平不识高将军，手污吾足乃敢嗔。"我现在再次书写这首诗，想要
让后世的小人稍微有点自知之明。

　　骂得毒。

**【译文】**

骂得狠毒。

# 书谤<sup>①</sup>

**【题解】**

此文作于元符二年（1099）谪居海南时，一作《东坡升仙》，系从关于东坡死讯的传言引发，并叙述了多则关于苏轼的谣言。从中不难看出苏轼政治失意以后处境的艰难，不仅动辄得咎，而且动辄得谤，特别是他被贬以后，他的死讯不时便会传出，谣言沸沸扬扬，说得有声有色，甚至连皇帝都当成真的，这真是让人啼笑皆非而又无可奈何！对此，苏轼似乎已经无话可说了，他把这一切归之于命。不过，从此文来看，字里行间依然带着不小的怨情，可见，要想真正将此事放下，并不是容易的事。

吾昔谪居黄州，曾子固居忧临川<sup>②</sup>，死焉。人有妄传吾与子固同日化去<sup>③</sup>，如李贺长吉死时事<sup>④</sup>，以上帝召也。时先帝亦闻其语<sup>⑤</sup>，以问蜀人蒲宗孟<sup>⑥</sup>，且有叹息语<sup>⑦</sup>。今谪海南，又有传吾得道，乘小舟入海，不复返者。京师皆云，儿子书言之。今日有从广州来者，云太守何述言吾在儋耳<sup>⑧</sup>，一日忽失去，独道服在耳，盖上宾也<sup>⑨</sup>。吾平生遭口语无数<sup>⑩</sup>，盖生时与韩退之相似，吾命宫在斗、牛间<sup>⑪</sup>，而退之身宫亦在焉<sup>⑫</sup>。故其诗曰："我生之辰，月宿南斗<sup>⑬</sup>。"且曰："无善名以闻，无恶声以扬<sup>⑭</sup>。"今谤吾者，或云死，或云仙。退之之言，良非虚耳。

**【注释】**

①书谤：记录诽谤之语。

②曾子固：曾巩，字子固。嘉祐二年（1057）进士。少以文章见赏于欧阳修。元丰间，入判三班院，加史馆修撰，典修国史。官至中书

　　舍人。散文平易典重，列为"唐宋八大家"之一。有《元丰类稿》存世。居忧：指居父母之丧。临川：今江西抚州。

③化去：谓飞升成仙。

④李贺长吉死时事：《唐才子传》："（李贺）疾笃，恍惚昼见人绯衣驾赤虬腾下，持一板书，若大古雷文，曰：'上帝新作白玉楼成，立召君作记也。'贺叩头辞谓母老病，其人曰：'天上比人间差乐，不苦也。'居顷，窗中勃勃烟气，闻车声甚速，遂绝。死时才二十七，莫不怜之。"李贺，字长吉。唐皇室远支，家世早已没落。早岁即工诗，其诗善于熔铸词采，驰骋想象，见知于韩愈、皇甫湜。

⑤先帝：指宋神宗。苏轼写此文时神宗已死，故曰先帝。

⑥蒲宗孟：字传正。仁宗皇祐五年（1053）进士。神宗熙宁年间同修起居注、直舍人院、知制诰，同修两朝国史。为翰林学士兼侍读，拜尚书左丞。与苏轼交往密切，系亲戚关系。

⑦有叹息语：《春渚纪闻》记载：神宗听到苏轼去世的消息，"将进食，因叹息再三曰：'才难！'遂辍饭而起，意甚不怿"。

⑧何述：一说当作"柯述"。《永乐大典》引《广州府志》："双门……元符间柯经略述建。"儋耳：在今海南儋州西。

⑨上宾：道教谓羽化登仙。

⑩口语：诽谤。

⑪命宫：星命术士以本人生时加太阳宫，顺数遇卯为命宫。主宰人的先天运势。斗、牛：二十八宿中的斗宿和牛宿。

⑫而退之身宫亦在焉：韩愈的身宫也在斗、牛之间。身宫，古代相术家认为身宫代表后天运势。后天努力往往可以改变命运，为辅助命宫之宫垣。底本无"退之"两字，苏轼文集通行本有，据补。

⑬我生之辰，月宿南斗：见韩愈诗《三星行》。南斗，星名。即斗宿。

⑭无善名以闻，无恶声以扬：韩愈《三星行》作"无善名已闻，无恶声已谯"。

**【译文】**

过去我贬官住在黄州，曾子固在江西临川守丧，死在那里。有人妄传我和子固同一天死去，像李长吉死时传说的故事那样，认为是上帝把我们召唤走了。当时先帝也听到这样的传闻，并向蜀地人蒲宗孟询问此事，还有感叹的话。如今我贬官海南，又有人传说我得道成仙，乘着小船进了大海，不再回来。京城纷纷传言如此，这是儿子来信中告诉我的。现在有从广州来的人，说太守何述说我在儋耳，有一天突然消失，只有道服还在，大概是羽化升仙了。我平生遭受非议数也数不清，大概是我降生时辰同韩愈近似，我的命宫在斗宿与牛宿之间，而韩愈的身宫也在这里。所以他的诗中说："我生之辰，月宿南斗。"还说："无善名以闻，无恶声以扬。"现在毁谤我的人，有的说我死了，有的说我成了神仙。韩愈的话，的确不是虚谈。

　　凡世所指目者①，其声影之吠自甚②。曰仙曰死，犹未足云谤也。

**【注释】**

①指目：用手指且用眼睛注视。引申为瞩目。

②声影之吠：比喻跟在别人后面盲目附和。语本《潜夫论·贤难》："谚曰：'一犬吠形，百犬吠声'。"

**【译文】**

凡是被世上人们所瞩目的人，盲目跟着别人诽谤他的人自然更多。说成仙说死去，还谈不上足够的诽谤。

# 跋陈莹中题欧公帖①

## 【题解】

中国人有句古话"盖棺定论"，但实际上，由于各种因素的干扰，即便是盖棺之时，对于一个人的评价也很难做到客观和公正。苏轼文中所提及的孔子、欧阳修都是如此，其实这一点又何尝不适合苏轼呢？

敬其人，爱其字，文忠公之贤，天下皆知。使嘉祐以前见其书者皆如今日②，则朋党之论何自兴③！元祐元年四月延平陈瓘书④。

美哉！莹中之言也。仲尼之存，或削其迹⑤，梦奠之后⑥，履藏千载⑦。文忠公读石守道文集⑧，有云："后世苟不公，至今无圣贤⑨。"公殁之后二十余年，憎爱一衰⑩，议论乃公，亦何待后世乎？绍圣元年五月书⑪。

## 【注释】

①陈莹中：陈瓘，字莹中，号了翁。元丰二年（1079）进士。担任过右司谏、权给事中等。靖康年间赠谏议大夫。

②嘉祐：宋仁宗年号（1056—1063）。

③朋党：集团，派别，多为争夺权利、排斥异己互相勾结而成。

④元祐：宋哲宗年号（1086—1094）。延平：即南剑州，属福建路，治所在今福建南平。

⑤削其迹：孔子周游列国到卫国，卫国人不喜欢他，他离开后消除了他的车迹。削，削除，掩盖。

⑥梦奠：指死亡。典出《礼记·檀弓上》：孔子临终前，说："予畴昔之夜，梦坐奠于两楹之间……予殆将死也。"

⑦履藏千载：谓孔子死后，其衣履等遗物被收藏千载之久。

⑧石守道：石介，字守道，一字公操。北宋初著名学者，开宋明理学之先声，世称徂徕先生。

⑨后世苟不公，至今无圣贤：见欧阳修《重读徂徕集》一诗。

⑩一衰：都消失。

⑪绍圣：宋哲宗年号（1094—1098）。

**【译文】**

尊敬他的为人，喜欢他的书法，天下人都知道文忠公贤明。如果嘉祐以前看到他书法的人也像今天一样的态度，那么朋党的说法又从何说起！元祐元年四月延平陈瓘书。

莹中的话太好了！仲尼活着时，有人要消除他的行迹，但去世之后，鞋子却被永久收藏。文忠公读石守道文集时，说过："后世苟不公，至今无圣贤。"文忠公去世二十多年，对他的憎爱之情都逐渐消退，议论才变得公正，哪里需要等到后世呢？绍圣元年五月书。


司谏延平陈瓘莹中，自号了翁。尝移书责曾布①，又言蔡京及弟卞之奸恶②。章数十上，除名，编隶合浦以死③。汪应辰以为出死力攻权奸者④，天下一人而已。


**【注释】**

①移书：致书，写信。曾布：字子宣。北宋中期宰相，王安石变法中发挥过重要作用。哲宗亲政，为同知枢密院事，赞助"绍述"甚力。后附和太后，拥立徽宗，任尚书右仆射，主张调和新旧两派，被蔡京排斥出朝，死于润州（今江苏镇江）。

②蔡京及弟卞：蔡京、蔡卞，皆北宋奸臣。蔡京，字元长。熙宁进士。徽宗崇宁年间为右仆射，后任太师。剥削无度，排除异己，迫害元祐党，大兴土木，工役繁重，天下指为"六贼"之首。蔡卞，字

元度。与蔡京同年登进士第。哲宗绍圣年间为中书舍人兼国史修撰，极称神宗盛德，窜改《神宗实录》《国史》。为尚书左丞，专主"绍述"之说，诬陷异己。徽宗崇宁初入知枢密院事，时蔡京为相，嫉兄位在己上，议事时有不合。

③合浦：宋廉州又称合浦郡，治今广西合浦。

④汪应辰：初名洋（一说泽），字圣锡。绍兴五年（1135）进士第一，高宗赐改今名。不附秦桧和议，奏请整顿军政。孝宗时，为吏部尚书，旋兼翰林学士并侍读，力除弊政，权贵侧目，被排挤出朝。

## 【译文】

司谏延平人陈瓘字莹中，自号了翁。曾经写信指责曾布，又上书揭露蔡京和其弟蔡卞的奸恶。几十个章奏呈上去，被除名，编隶合浦，最终死在那里。汪应辰认为当时拼死出力攻击权奸的，天下只有他一人而已。

# 唐允从论青苗

## 【题解】

本文作于元符三年（1100）二月，是苏轼晚年被贬官儋州时所写，后来收录于《东坡志林》的"时事"编中，足见所记之事，关乎当时的时政大事。苏轼反对王安石变法由来已久，当然其并不是一味反对，他所抨击的是某些脱离社会实际，特别是容易给贫苦百姓带来危害的措施，因此正好在文中借着儋耳七十余岁的老者之口，对王安石所行青苗法所带来的弊端进行了辛辣的讽刺与抨击。看来苏轼虽然一再被贬，但是直到晚年，其反对王安石新法某些做法的观点始终未变。

儋耳进士黎子云言①："城北十五里许，有唐村，唐氏之老曰允从者②，年七十余，问子云言：'宰相何苦以青苗钱困我③？于官有益乎？'子云答曰：'官患民贫富不均，富者逐什一④，日益富，贫者取倍称⑤，至鬻田质口不能偿⑥，故为是法以均之。'允从笑曰：'贫富之不齐，自古已然，虽天工不能齐也⑦，子欲齐之乎？民之有贫富，犹器用之有厚薄也。子欲磨其厚，等其薄，厚者未动，而薄者先穴矣⑧！'"元符三年二月，子云过余言此。负薪能谈王道⑨，政谓允从辈耶？

**【注释】**

①黎子云：海南当地人，进士。苏轼谪居海南时，黎子云兄弟与苏轼友善，常相来往。

②老：老者。

③宰相：指王安石。神宗年间实行新法，兴农田、水利、青苗、均输、保甲、免役、市易、保马、方田诸法，为旧党所反对。熙宁九年（1076）罢相。青苗钱：是王安石于熙宁二年（1069）创设的"青苗法"所收之利钱。意为每年春夏青黄不接之际，官府借贷现钱或粮谷与民，等收获后连本带息收回。利息以二分计，民间称为"青苗钱"。

④什一：十分之一的利息。

⑤倍称：借一还二，加倍偿还。

⑥鬻（yù）田：变卖田产。质口：典当人口。

⑦天工：天的职任。古代以为王者法天而建官，代天行职事。

⑧穴：出现洞穴。

⑨负薪：背负柴草。指地位低微的人。

**【译文】**

　　儋耳进士黎子云说："城北十五里左右，有个唐村，一位姓唐的老人叫允从，已经七十多岁了，询问我：'宰相何苦硬要用征收青苗钱来困扰我们呢？这种措施对朝廷有好处么？'子云回答："宰相担心民间贫富不均，富人们追求十分之一的利息，变得日益富有，而贫穷者要加倍偿还，以至于变卖田产、典当人口也无法偿还债务，所以用青苗法来平均贫富。'允从笑着说：'贫富悬殊，从古到今早已如此，即便是老天爷也不能使之整齐划一啊，难道你还想使它整齐划一么？老百姓有穷有富，犹如器物用具有厚也有薄一样，你如果想要将厚的磨成薄的，必将是厚的还未动，而薄的却先已出现漏洞了！'"元符三年二月，黎子云到我这里时讲了这件事。地位低微的人能论王道，正是指允从这样的老人吧！

闲闲议论①，最是平心之语。

**【注释】**

①闲闲：从容，随便。

**【译文】**

从容随便的议论，是最公正的话语。

# 书欧阳公《黄牛庙》诗后①

**【题解】**

欧阳修所写《黄牛庙》一诗的背后有段神奇的经历。他的朋友丁宝臣曾做了一个梦，而梦中的景象与后来他前往黄牛庙时候的经历完全吻合。有趣的是，由于在这个梦中，欧阳修作为馆阁学士受到了神明的格外礼遇，这对欧阳修而言无疑是极大的鼓舞。此后，欧阳修对于经史之学尤加留心，留下了许多研究和著述。欧阳修后来将这件事告诉了苏轼，这便是苏轼此文的由来。不过，苏轼此文不仅介绍这件奇事，而且生发了无限感慨，感叹世间万事皆为前定，而仕途之进退也非人力所能决定。

　　右欧阳文忠公为峡州夷陵令日所作《黄牛庙》诗也②。轼尝闻之于公:"予昔以西京留守推官为馆阁较勘,时同年丁宝臣元珍适来京师③,梦与予同舟溯江,入一庙中,拜谒堂下。予班元珍下④,元珍固辞,予不可。方拜时,神像为起,鞠躬堂下,且使人邀予上,耳语久之。元珍私念⑤:'神亦如世俗,待馆阁乃尔异礼耶⑥?'既出门,见一马只耳。觉而语予,固莫识也。不数日,元珍除峡州判官。已而余亦贬夷陵令。日与元珍处,不复记前梦矣。一日,与元珍溯峡谒黄牛庙,入门惘然⑦,皆梦中所见。予为县令,固班元珍下⑧,而门外镌石为马⑨,缺一耳。相视大惊,乃留诗庙中,有'石马系祠门'之句,盖私识其事也。"元丰五年,轼谪居黄州⑩,宜都令朱君嗣先见过⑪,因语峡中山水,偶及之。朱君请书其事与诗:"当刻石于庙,使人知进退出处皆非人力。如石马一耳,何与公事⑫,而亦皆前定,况其大者。公既为神所礼,而犹谓之淫祀⑬,以见其直气不阿如此。"感其言有味,故为录之。

**【注释】**

①黄牛庙:又名黄牛祠,在长江西陵峡中黄牛峡黄牛山麓。俗传夏禹治水到此,有土星化为神牛相助,故后世建庙奉祠。

②欧阳文忠公为峡州夷陵令日所作《黄牛庙》诗:诗作于宋仁宗景祐四年(1037)欧阳修任夷陵县令时。景祐初,欧阳修召试学士院,迁馆阁校勘。三年(1036),范仲淹以言事遭贬,欧阳修为书指责谏官高若讷,坐贬峡州夷陵令。峡州,属荆湖北路,治所在今湖北宜昌。夷陵,峡州州治所在县。

③丁宝臣：字元珍，北宋官员，进士出身。官至秘阁校理、同知太常
　　礼院。尤与欧阳修友善。

④班：排列。

⑤私念：暗暗地想。

⑥馆阁：北宋有昭文馆、史馆、集贤院三馆和秘阁、龙图阁等阁，分掌
　　图书经籍和编修国史等事务，通称"馆阁"。这里指在馆阁任职
　　者。异礼：指特殊礼遇。

⑦惘然：迷惘，恍惚的样子。

⑧固班元珍下：官职确实在元珍以下。班，职位等级。

⑨镌：雕刻，凿。

⑩元丰五年，轼谪居黄州：指苏轼因乌台诗案贬为黄州团练副使。
　　元丰五年，1082年。

⑪宜都：北宋峡州所属县，在今湖北宜都。

⑫何与：有什么关系。公事：公家之事，正事。

⑬犹谓之淫祀：指欧阳修《黄牛峡祠》诗中有"大川虽有神，淫祀亦
　　其俗"之句。淫祀，不合礼制的祭祀。

## 【译文】

右边是欧阳文忠公做峡州夷陵县令时所写的《黄牛庙》诗。我曾
听欧阳文忠公说："先前我以西京留守推官任馆阁校勘，同年进士丁宝臣
元珍正好来到京城。他梦见和我同船逆江而上，进入一座庙中，在庙堂
下朝拜。我站在元珍下位，元珍坚决推辞，我不许。当我朝拜时，神像起
身，在堂上向我鞠躬，并且派人邀请我到堂上，对我耳语了很久。元珍私
下想：'神也像世俗之人一样，对待馆阁臣这样特殊礼遇。'出门后，看到
一匹只有一只耳朵的马。他醒来后告诉了我，我们都弄不清是怎么回事。没
过几天，元珍出任峡州判官。不久我也被贬为夷陵县令。我每天和元珍
在一起，不再记得前梦了。有一天，我和元珍逆峡而上去拜谒黄牛庙，一
入庙门就迷惘了，这里的一切都是元珍先前梦中所见到的。我是夷陵县

令,官位确实在元珍之下,而庙门外有一匹雕刻的石马,正好少一只耳朵。我们彼此相视大惊,于是就在庙中留了一首诗,其中有'石马系祠门'句,私下记录这件事。"元丰五年,我被贬官黄州,宜都县令朱嗣先来拜访,因谈起峡中的山水景色,偶然提及了这件事。朱君请我把此事及诗书写下来,说:"应当在黄牛庙中刻碑,使人们知道一生的进退出处都不是人力可为的。就像那一耳的石马,与正事有什么相关,但也是前世定定的,何况更大的呢? 欧阳公已得到神仙礼遇,还说那是不合礼制的祭祀,从中可见他刚直不阿的正气。"我感到朱君的话有深味,故而记录了下来。

谁不言前定,亦谁不知有前定,然当境时实丝毫未曾看到。

**【译文】**

谁不说命运前定,又有谁不知道有前定,然而在当下的环境里却丝毫也没有察觉。

## 跋《赤溪山主颂》①

**【题解】**

苏轼在文中提到的"达与不达者语"的现象在生活中很普遍,在艺术领域尤其如此,比如绘画、书法,乃至于医学都是如此。许多的技艺到达一定境界后,都是只可意会不可言传,非有大量的实践经验积累,是没有办法去领悟的。

达与不达者语②,譬如与无舌人说味。问蜜何如,可云蜜甜;问甜何如,甜不可说。我说蜜甜,而无舌人终身不晓。为其不可晓,以为达者语应皆如是,问东说西,指空画地③,

如心疾、如睡语④,听者耻不知,从而和之,更相欺谩⑤。昔张鲁以五斗米治病⑥,戒病者相语不得云"未差也"⑦,若云尔者,终身不差也。故当时以张鲁为神。其事类此。然亦不得以此等故疑其真。余得《赤溪山主颂》十一篇于其子昶,问其事于乐全先生张安道⑧,为知其达者无疑,为书其末。熙宁九年正月望日。

【注释】

①赤溪山主:南海人赵棠之号。赵棠,在广东做官,后弃官归隐。从被称为日光佛化身的潘冕学道,死后焚其衣,得舍利数升。

②达:通达。

③指空画地:边说话边用手比划的样子,形容说话不着边际。

④心疾:精神病。睡语:梦话。

⑤欺谩(màn):欺骗。

⑥张鲁以五斗米治病:《三国志·魏书·张鲁传》裴松之注引《典略》:"为鬼吏,主为病者请祷。请祷之法,书病人姓名,说服罪之意。作三通,其一上之天,着山上,其一埋之地,其一沉之水,谓之三官手书。使病者家出米五斗以为常,故号五斗米师也。"张鲁,字公祺。东汉末年时占据汉中,五斗米道的第三代天师,系天师道教祖张陵之孙。

⑦差(chài):病愈。

⑧张安道:张方平,字安道,号乐全居士。北宋大臣,与苏轼系同年进士,关系甚笃。曾为赵棠做《有宋南海大士赵君塔铭》。

【译文】

通达的人与不通达的人说话,如同和没舌头的人解释味道。问蜜怎么样,可以回答蜜是甜的;再问甜味是怎么样的,却没办法说了。我说蜜是甜的，但没有舌头的人一辈子也无法明白。因为不通达的人不明白，还以为通达的人讲话都应该这样，问东说西，比比画画信口妄言，像是得了精神病，又像是在说梦话，听众认为听不懂可耻，于是随声附和，互相欺骗。从前张鲁以五斗米来治病，告诫患者不能说"没治好"，如果说了，那么就一辈子也好不了。所以当时人都认为张鲁是神。这件事跟上面所说的情形很相似。但是也不能因此怀疑它的真实性。我从赤溪山主的儿子赵昶那里得到了十一篇《赤溪山主颂》，并向乐全先生张安道询问了山主的事迹，知道他无疑是通达之人，所以在文章后写下这些文字。熙宁九年正月十五日。

　　将口头禅一辈骂得快甚①。

**【注释】**

①口头禅：指并未真正领会佛教禅理，只会拿一些常用语来作谈资。

**【译文】**

将口头禅一类人骂得非常痛快。

## 跋王氏《华严经解》①

**【题解】**

　　此文作于元丰八年（1085）。苏轼在登州任职五天，便接到进京任礼部员外郎的任命。此行途中，苏轼途经莱州、青州，夜宿于龙山镇，与在这里担任税官的宋宝国有了文中这段有趣的对话。值得一提的是，虽然苏轼在文中对王安石的《华严经解》有微词，但还是为其做跋文，这或许表明，苏轼所反对的并不是王安石的注解，而是对宋宝国过度推崇王安石有保留意见吧。

予过济南，龙山镇监税宋宝国②，出王氏《华严经解》相示，曰："公之于道，可谓至矣。"予问宝国："《华严》有八十卷③，今独以解其一④，何也？"宝国曰："王氏谓我，此佛语深妙，其余皆菩萨语尔。"予曰："予于藏经取佛语数句置菩萨语中，复取菩萨语置佛语中，子能识其是非乎？"曰："不能也。""非独子不能，王氏亦不能。予昔在岐下⑤，闻汧阳猪肉至美⑥，遣人置之。使者醉，猪夜逸，置他猪以偿⑦，吾不知也。而与客皆大诧⑧，以为非他产所及。已而事败⑨，客皆大惭。今王氏之猪未败耳。昔者买肉娼女歌⑩，或因以悟。若一念清净，墙壁瓦砾皆说无上法⑪，而云佛语深妙，菩萨不及，岂非梦中语乎？"宝国曰："唯唯。"

**【注释】**

①王氏《华严经解》：指王安石为佛经《华严经》做的注解。《华严经》，佛教经典，全称《大方广佛华严经》，是华严宗的重要经典。

②宋宝国：北宋著名学者、尚书宋祁之子。很受王安石器重。

③《华严》有八十卷：《华严经》之汉文译本共有三种：一为《六十华严》，凡六十卷，东晋佛驮跋陀罗译，又称"旧华严"或"晋经"。一为《四十华严》，凡四十卷，唐般若译。一为《八十华严》，凡八十卷，唐实叉难陀译，又称"新华严"或"唐经"。我国华严宗之根本经典就是《八十华严》。

④独以解其一：王安石的《华严经解》只选择了一卷进行注解。

⑤予昔在岐下：指苏轼在凤翔府担任签书节度判官厅公事。

⑥汧阳：地名，即今陕西宝鸡千阳。

⑦偿：代替，抵偿。

⑧诧：夸奖。

⑨事败：事情败露。

⑩昔者买肉娟女歌：苏轼文集通行本作"屠者买肉，娟者唱歌"。

⑪无上法：佛教谓最高的佛法。

【译文】

我路过济南，龙山镇的监税宋宝国，拿出王安石所作《华严经解》给我看，说："王公对于佛理的认识，可谓达到极点了。"我问宋宝国："《华严经》有八十卷，现在王氏只注其中的一卷，是为什么呢？"宋宝国回答："王氏告诉我这一卷是高深玄妙的佛语，其他各卷都是菩萨的话。"我又问他："如果我从佛经中取出几句佛语混杂到菩萨语之中，再取出几句菩萨语混杂到佛语之中，你能辨别出哪些是佛语哪些是菩萨语吗？"他回答："我不能。"我说："不但你不能，王氏也不能。我从前在岐下任职时，听说汧阳猪肉味道最好，就派人去购置。受命办此事的人喝醉了酒，猪夜里跑了，他就买了别的猪顶替，而我毫不知情。客人吃完后都大加赞赏，认为别的地方的猪确实没有汧阳猪美味。后来事情败露，客人们都感到很惭愧。如今王氏的'猪'只是还没有败露。从前卖肉的屠夫，歌唱的娟女，或许能从中悟道。如果心无杂念保持清净，墙壁瓦砾都能说无上法，而说佛语高深玄妙，是菩萨语所不能比，难道不是梦话吗？"宋宝国说："是的。"

人情蔽惑，每每如此。王圣俞

【译文】

人情总是这样被蒙蔽迷惑。王圣俞

# 答李端叔书①

## 【题解】

元丰二年（1079），苏轼调任湖州知州，上任后即给皇帝写了一封《湖州谢表》，但由于内容带有感情色彩，出现"愚不适时，难以追陪新进"等字眼，被谏官李定等弹劾是反对新法，而被捕入狱。出狱后，苏轼被贬为黄州团练副使。当时在朝为官的李之仪为苏轼鸣不平，积极在朝中活动，以求让苏轼早日返京，并寄书信表示慰问和思念。《答李端叔书》就是元丰三年（1080）十二月，苏轼写给李之仪的第一封信。作为首次通信的友人，这封书信不但内容丰富，而且包含的情感极为复杂，苏轼陈说了自己对世事的看法，解释了世人对自己的一些误解，记述了谪贬后自己的处境、世态的炎凉，以及对自我的反省。

轼顿首再拜。闻足下名久矣，又于相识处往往见所作诗文，虽不多，亦足以仿佛其为人矣②。寻常不通书问，怠慢之罪，犹可阔略③，及足下斩然在疚④，亦不能以一字奉慰。舍弟子由至⑤，先蒙惠书，又复懒不即答，顽钝废礼⑥，一至于此，而足下终不弃绝，递中再辱手书⑦，待遇益隆⑧，览之面热汗下也。

## 【注释】

①李端叔：李之仪，善诗文，工于尺牍和公牍文字，曾当过苏轼的幕僚。

②仿佛：有近似或大概的印象。

③阔略：宽恕。

④斩然在疚：谓居丧处于忧痛中。斩，即斩衰，粗麻布制的丧服，服三年。在疚，居父母之丧。

⑤舍弟子由：苏轼的弟弟苏辙，字子由。

⑥顽钝：愚笨，愚昧。

⑦递：公家驿递。

⑧待遇益隆：指李端叔第二次来信更显情深意厚。

**【译文】**

轼叩头再拜。知道阁下的大名已经很久了，又常在熟人那里看到您的诗文，虽然为数不多，也足以大体想见您的为人了。平时没有通过书信，怠慢之罪，犹可宽恕，等到阁下有父母之丧，我竟也没有一字表示安慰。我弟弟子由到此，承蒙您写信先通知我，我又因懒惰没有即时回信，愚顽迟钝不顾礼节竟然到这个地步，然而阁下始终没有抛弃我与我断交，又通过驿递再次寄书信来，对我的情意更加深厚，看了以后让我面热汗下羞愧不已。

　　足下才高识明，不应轻许与人①，得非用黄鲁直、秦太虚辈语②，真以为然耶？不肖为人所憎③，而二子独喜见誉，如人嗜昌歜、羊枣④，未易诘其所以然者⑤。以二子为妄则不可，遂欲以移之众口⑥，又大不可也。

**【注释】**

①许与：赞许。

②得非：岂不是，莫非。用：因为。

③不肖：苏轼自称，谦辞。

④昌歜（chù）：将菖蒲切碎似酱。羊枣：紫黑色的、实小而圆的一种枣子。周文王嗜昌歜，孔子的弟子曾皙嗜羊枣，后以此喻人各有所好。

⑤诘：追问，询问。

⑥移之众口：即改变一般人的看法。

**【译文】**

阁下高才卓识，不应该轻易赞许别人，莫非是因为对黄鲁直、秦太虚等人的话竟然信以为真了吗？我为人们所憎恶，而他们两位却偏偏喜欢赞誉我，就像有人喜欢吃昌歜、羊枣一样，恐怕难以问出什么原因来的。如果认为他们二人都是妄加议论，自然不够妥当，如果要让众人都像他们那么说，那就更是不可以的了。

轼少年时，读书作文，专为应举而已。既及进士第，贪得不已，又举制策①，其实何所有。而其科号为"直言极谏"，故每纷然诵说古今②，考论是非，以应其名耳。人苦不自知，既以此得，因以为实能之，故谠谠至今③，坐此得罪几死，所谓齐虏以口舌得官④，真可笑也。然世人遂以轼为欲立异同⑤，则过矣。妄论利害，攙说得失⑥，此正制科人习气。譬之候虫时鸟，自鸣自已，何足为损益。轼每怪时人待轼过重，而足下又复称说如此，愈非其实。

**【注释】**

①举制策：通过了殿试的策论考试。举，考中。制策，宋初考试制度，最重要的是进士、制科，制科即考中进士后再参加皇帝亲自选拔的殿试，以策论为主，所以又叫制策。嘉祐六年（1061），苏轼复试制科，入第三等。

②纷然：众多杂乱的样子。

③谠谠（náo）：争辩，谈论。这里指写文章，在文中争辩。

④齐虏以口舌得官：典出《史记·刘敬列传》。刘敬原名娄敬，齐人，曾向刘邦献建都关中之策，赐姓刘，封关内侯。后汉高祖征匈

奴,刘敬看出匈奴的狡诈,反对汉高祖出兵,汉高祖急于立功,骂敬"'齐虏以口舌得官,今乃妄言沮吾军。'械系敬广武。"结果刘邦击匈奴中计,被困平城。此处苏轼以刘敬自比,自己也因在诗文中说了实话,结果入狱。虏,奴隶,此处为辱骂之语。

⑤欲立异同:想要标新立异。异同,偏义复词,即异。

⑥捴说:插嘴。

**【译文】**

我年轻的时候,读书写文章,不过专门为了应付科举考试而已。中了进士以后,贪图功名不止,又参加制科考试,究其实又有什么实际才能呢。然而所考的科目号称"直言极谏",所以就纷乱地诵说古今,议论是非,来符合这个名目罢了。人苦于没有自知之明,既然由此科目得官,就自以为真能做到这些,所以争论不休直到现在,为这获罪几乎招来杀身之祸,这就是所谓的"齐地奴才凭借一张嘴得到官位",真是可笑啊。然而世人就以为我苏轼是想要标新立异,那就错了。胡乱议论利弊,插嘴乱说得失,这正是科举出身之人的习气,就像是候鸟昆虫,自己鸣叫自己停息,对事情又能有什么影响。我总觉得时下的人们过于抬举我,而阁下又这么称许我,更不合乎事实了。

　　得罪以来,深自闭塞①,扁舟草履②,放浪山水间,与樵渔杂处,往往为醉人所推骂③,辄自喜渐不为人识。平生亲友,无一字见及,有书与之亦不答,自幸庶几免矣④。足下又复创相推与⑤,甚非所望。

**【注释】**

①闭塞:和外界隔绝。

②扁(piān)舟:小船。草履:用草编织的鞋子。

③醉人：酒醉之人。

④幸：庆幸。

⑤创相推与：开始来赞扬我。创，首先。

**【译文】**

　　我自从获罪以来，深深地自我封闭，驾着小船穿着草鞋，在山水间自由游荡，和樵夫渔夫混在一起，往往被喝醉的人推搡辱骂，于是自喜能逐渐不被人所认出。平生的亲友没有一字往来，即使有信来也不回复，自己庆幸差不多能以此免祸。阁下又开始对我如此推许，实在不是我所希望的。

　　木有瘿①，石有晕②，犀有通③，以取妍于人④，皆物之病也。谪居无事，默自观省⑤，回视三十年以来所为，多其病者。足下所见，皆故我，非今我也。无乃闻其声不考其情，取其华而遗其实乎？抑将又有取于此也？此事非相见不能尽。自得罪后，不敢作文字。此书虽非文，然信笔书意，不觉累幅⑥，亦不须示人。必喻此意。岁行尽，寒苦。惟万万节哀强食。不次。

**【注释】**

①木有瘿（yǐng）：树木所生病态的肿块。有人取以为瓢或玩赏。

②石有晕：指石头上有彩色或白色的晕圈。

③犀有通：犀牛角中间一般是不通的，通者是病态。

④取妍于人：用美好取悦于人。妍，美丽。

⑤观省：察看反省。

⑥累幅：不止一张纸。

**【译文】**

树长树瘤,石有花纹,犀角中通,都是用美好取悦于人,其实都是它们的毛病。被贬黜以后闲居无事,我默默自省,回顾三十年以来的所作所为,大多都属于有毛病一类。阁下所看到的,都是以前的我,不是今天的我。岂不是只听到流传的声誉而不查究真实情况,只撷取其花而遗弃其果实吗?或者又是把我的缺陷也当成了优点呢?这事情不见面说不清楚。自从获罪后,不敢再写诗文。这封信虽然不是诗文,然而信笔述意,不觉已经写了好几张了,也不必给别人看。你一定要明白我的意思。一年快过完,天气酷寒。希望万万节哀多吃东西,不再赘言。

看此等书,长公据几随手写出者,却自疏宕而深渺①。茅鹿门

**【注释】**

①疏宕:恬淡隽永。深渺:指文章意义深远。

**【译文】**

看这些书信,是苏长公靠着桌案随手写出的,却自然恬淡隽永而意味深远。茅鹿门

# 答李昭玘①

**【题解】**

苏轼这封《答李昭玘》是理解苏轼交游的重要文献资料。众所周知,苏轼朋友可谓遍天下,而与其最相近者,莫过于"苏门四学士"了。他们与苏轼不仅是文学上的交往,而且命运也紧紧相连,都被视为所谓蜀党中人。苏轼在这封信中,交代了他同苏门四学士等人的交往感受,对四人的才华和人品皆给予了极高的评价。

　　轼启。向得王子中兄弟书②,具道足下每相见,语辄见及,意相与甚厚,即欲作书,以道区区③,又念方以罪垢废放④,平生不相识,而相向如此,此人必有以不肖欺左右者⑤。轼所以得罪,正坐名过实耳⑥。年大以来,平日所好恶忧畏皆衰矣,独畏过实之名,如畏虎也。以此未敢相闻。今复来书累幅,首尾句句皆所畏者,谨再拜辞,避不敢当。然少年好文字,虽自不能工,喜诵他人之工者。今虽老,余习尚在。得所示书,反复不知厌,所称道虽不然,然观其笔势俯仰⑦,亦足以粗得足下为人之一二也。幸甚! 幸甚!

**【注释】**

①李昭玘(qǐ):字成季。少与晁补之齐名,为苏轼所知。与孙觉、李清臣等友好,坐元祐党夺官。徽宗立,召为右司员外郎,迁太常少卿。时为徐州州学教授。

②王子中兄弟:当是徐州州学之学生。

③区区:犹方寸。形容人的心。引申为真挚情意。

④罪垢:罪行。废放:废黜放逐。

⑤不肖:苏轼自称。自谦之语。左右:不直称对方,而称其执事者,表示尊敬。

⑥坐:因为。

⑦笔势:文章的意态和气势。

**【译文】**

　　轼启。前些天收到王子中兄弟的信,详细述说阁下每次和他们相见,总要说起我来,看来对我的情意甚是深厚,我当时就打算给你写信,来述说我的真切情意,可又考虑到我正因有罪而在废黜流放期间,一向并不认识,而您却像这样偏爱我,这一定是有人过分向您夸奖我了。我所获罪的原因，正是因为名过其实。年纪大了以后，对过去的所好所恶所忧所惧都已经淡漠了，唯独害怕超过了实际的名声，像害怕老虎一样。因此我就没敢给您写信。如今又收到您的长信，从头至尾句句都正是我所害怕的话，我向您施礼推辞，实在不敢接受。然而我从小喜欢诗文，虽然自己的文章做得不好，却喜欢诵读别人的好文章。如今虽然老了，旧习气仍在。收到您的信，反复读也读不够，其中赞誉我的话虽然不是那回事儿，然而观察您文章的笔势抑扬上下，也足以多少看出一些阁下的为人了。太幸运了！太幸运了！

比日履兹春和①，起居何似。轼蒙庇粗遣②，每念处世穷困，所向辄值墙谷③，无一遂者。独于文人胜士④，多获所欲，如黄庭坚鲁直、晁补之无咎、秦观太虚、张耒文潜之流，皆世未之知，而轼独先知之。今足下又不见鄙，欲相从游，岂造物者专欲以此乐见厚也耶？然此数子者，挟其有余之资⑤，而骛于无涯之知⑥，必极其所如往而后已，则亦将安所归宿哉？惟明者念有以反之⑦。鲁直既丧妻，绝嗜好，蔬食饮水，此最勇决。舍弟子由，亦云学道三十余年，今始粗闻道。考其言行，则信与昔者有间矣。独轼怅怅焉未有所得也⑧。徐守莘老⑨，每有书来，亦以此见教。想时相从，有以发明。王子中兄弟，得相依，甚幸。子敏虽失解⑩，乃得久处左右，想遂磨琢成其妙质也。徐州城外，有王陵母、刘子政二坟⑪，向欲为作祠堂，竟不暇，此为遗恨。近以告莘老，不知有意作否？若果作，当有记文。莘老若不自作者，足下当为作也。无由面言，临书惘惘⑫。惟顺时自爱。谨奉手启为谢，不宣。轼再拜。

## 【注释】

①比日：近日。春和：春日和暖。

②蒙庇粗遣：这里指得到神宗庇护，得以在黄州任团练副使。

③墙谷：墙壁和山谷，喻指障碍。

④胜士：杰出的士人。

⑤资：天赋，天资。

⑥骜：乱跑，奔驰。

⑦明者：高明的人。

⑧怅怅：失意不快的样子。苏轼文集通行本作"伥伥"，无所适从之意。

⑨徐守莘老：孙觉，字莘老。黄庭坚岳父。时为徐州知州。

⑩失解：指未中举。宋代乡试中举后，由州郡负责将举子解送到京。

⑪王陵母：汉代开国功臣王陵的母亲。项羽为逼王陵弃汉投楚，逮捕了王陵的母亲，王陵母自杀以坚定王陵辅汉的决心。刘子政：刘向，字子政。西汉宗室，经学家、目录学家、文学家。为官正直敢言。博极群书。撰有《新序》《说苑》《列女传》等，又整理宫廷藏书，撰成《别录》，为我国目录学之祖。

⑫惘惘：怅惘的样子。

## 【译文】

　　近日春日和暖，起居情况如何。我得到庇护得以任个小官，每每想到自己在世上处境窘迫，向哪里走都会遇到障碍，没有一处得遂人愿。只有对于文人名士，经常能满足我平生所求，如黄庭坚鲁直、晁补之无咎、秦观太虚、张耒文潜等一类人物，都是世人所不了解的，而我却最先了解了他们。如今阁下又不嫌弃我鄙陋无知，要和我交往，难道是造物主想专门用这种快乐来厚待我吗？然而这几位先生，怀着他们有余的天资，在无边的知识中驰骋，一定要达到他们想达到的目的方才罢休，那么到哪里才是他们的归宿呢？只有高明的人或许能用什么办法让他们回过头来。鲁直丧妻以后，弃绝嗜好，蔬食饮水，这是最为勇毅果决的。我弟弟子由，也说学道三十多年，今天对大道才算粗略懂得一些。考察他的言行，的确和以前有所不同。只有我仍然迷惑郁闷地没有什么长进。徐州知州孙莘老往往有信来，也用这道理来指教我。我想你经常跟从他，应该有所发现和长进。王子中兄弟能得到你们的指点，太幸运了。子敏虽然未能中举，却能长时期在你身边，想必能够造就成高才。徐州城外，有王陵母亲和刘子政的两座坟，我以前曾打算为他们修祠堂，竟一直没有功夫，这是件遗憾事。最近把此事告诉莘老，不知道他是否有意修造？如果真修造，应当有文章记述。莘老如果不自己写，阁下应该来写。没有机会面谈，面对书信心中怅惘。望顺时保重。谨奉此信作为答谢。不多叙。苏轼再拜。

洛蜀之党意自此分矣。然止从文人胜士起见，且思有以反之，不至如后世诟谇暧昧绝不堪闻耳①。

**【注释】**

①诟谇：辱骂。暧昧：模糊，见不得人。

**【译文】**

洛、蜀之党想来从此开始分离。但是文章只从文人胜士着眼，并且思考回转的方法，不至于如后世的辱骂、暧昧那样完全不能听。

# 答陈传道书①

**【题解】**

苏轼得罪之后，不少与其曾经来往频繁的人吓得再也不敢登门，可谓人情冷暖自现。但同时，也有不少人，如本文中的陈传道，却能不顾有可能遭受的牵连，冒着风险与苏轼往来，请教学问。后者对于正处于困厄之中的苏轼而言,自然可算是莫大的安慰了。这封《答陈传道书》正是苏轼这种心情最好的写照。

　　轼顿首再拜钱塘主簿陈君足下。曩在徐州②,得一再见颜长道③,皆言足下文词卓玮④,忠节高亮⑤,固欲朝夕相从。适会讼诉,偶有相关及者,遂不复往来⑥。此自足下门中不幸,亦岂为吏者所乐哉⑦!想彼此有以相照⑧。已而,轼又负罪远窜,流离契阔⑨,益不复相闻。今者蒙书教累幅,相属之厚,又甚于昔者。知足下释然,果不以前事介意。幸甚!幸甚!

### 【注释】

①陈传道:字师仲。"苏门六君子"之一的陈师道之兄。

②曩在徐州:指熙宁十年(1077)至元丰二年(1079)苏轼任徐州知州时。曩,从前。

③一再见:多次见到。颜长道:颜复,字长道。嘉祐六年(1061)为欧阳修取为进士第一。喜为诗,陈师道序其诗以为"仁不至于不怨,义不至于多怨,岂惟才焉,又天下之有德者"。

④卓玮:卓越美好。

⑤高亮:高尚忠正。亮,忠诚,坚贞。

⑥"适会诉讼"几句:指东坡任徐州知州时,陈传道有私家诉讼,涉及徐州,苏轼作为长官,为避嫌遂不能再与之往来。适,正好。

⑦此自足下门中不幸,亦岂为吏者所乐哉:陈传道案子败诉,苏轼可能为此不好意思再见陈传道。为吏者,指苏轼,时为徐州太守。

⑧相照:互相理解。照,察知,明白。

⑨契阔:分离,相隔。

## 【译文】

苏轼叩首再拜钱塘主簿陈君足下。过去在徐州,得以多次见到颜长道,都说阁下的文词卓越美好,志节高尚忠正,我本打算与您朝夕相伴,恰好遇到诉讼案,涉及和您有关的事,所以就没有再跟您来往。这事当然是阁下家中的不幸,又哪里是为官者所乐意的啊!想来我们彼此心中明白。后来,我又因罪被贬往远方,离散久别,越发没有听到彼此的消息。如今承蒙您寄来长信,关怀的深切,比往日又有过之。由此知道阁下消除疑虑,果然不介意以前的事。太幸运了!太幸运了!

自得罪后,虽平生厚善,有不敢通问者①,足下独犯众人之所忌,何哉?及读所惠诗文,不数篇,辄拊掌太息,此自世间奇男子者,岂可以世俗趣舍量其心乎②?诗文皆奇丽,所寄不齐,而皆归合于大道,轼又何言者?其间十常有四五见及,或及舍弟,何相爱之深也。处世龃龉③,每深自嫌恶,不论他人。及见足下辈犹如此,辄亦少自赦④。诗能穷人⑤,所从来尚矣,而于轼特甚。今足下独不信,建言诗不能穷人,为之益力。其诗日已工,其穷殆未可量,然亦在所用而已。不龟手之药,或以封⑥,安知足下不以此达乎⑦?人生如朝露,意所乐则为之,何暇计议穷达。云能穷人者固谬,云不能穷人者,亦未免有意于畏穷也。江淮间人,好食河豚,每与人争河豚本不杀人。尝戏之:"性命自子有,美则食之,何与我事。"今复以此戏足下,想复千里为我一笑也。

## 【注释】

①通问:相互来往。

②趣舍:取舍。趣,通"取"。

③龃龉:不相投合,不协调。

④自赦:自己原谅自己。

⑤诗能穷人:作诗能使人困厄。此说始于晚唐孙樵,见其《与贾希
　逸书》。

⑥不龟(jūn)手之药,或以封:典出《庄子·逍遥游》。宋人有不皲
　手之药,世世以漂洗棉絮为业。有人用数金买下献与吴王,"吴王
　使之将,冬与越人水战,大败越人,裂地而封之"。龟手,冻裂手
　上皮肤。龟,通"皲"。封,封赏。

⑦达:发达。

## 【译文】

　　我自从获罪后,即使是平生关系很好的人,也有不敢和我来往的,阁下偏偏触犯别人的忌讳,这是为什么呢?及至读到您所赠的诗文,没读几篇,就拍手叹息道,这本是世间的奇男子,怎么可以用世俗的取舍去衡量他的心呢?您的诗文都异常美好,所寄托虽不一样,但都合乎大道,我还有什么可说的?诗文中十篇中就有四五篇涉及我,或我弟弟,可见您的情谊是何等深厚啊。我与世不合,每每自己深切嫌恶自己,更不必说他人了。及至看到阁下这样的人还是如此待我,我也就稍稍自己原谅自己了。作诗能使人处境困窘,这样的事由来已久,对于我来说更是如此。现在唯有阁下您不以为然,还倡言作诗不能使人困窘,并且更加尽力地钻研它。您的诗日见精美,您将所遭受的困窘恐怕会难以估量,但是也要看如何来运用它们。防止手皲裂的药,有人靠它得到了封赏,怎么知道您不会因诗文而得以显达呢?人生就像早上的露水一样短暂,高兴什么就去做好了,哪还有功夫顾及困窘和显达。说作诗能使人困窘固然荒谬,说它不能让人困窘,未免也是因为有害怕遭遇困窘的心思吧。江淮一带,有人好吃河豚,每每与人争辩说河豚本来不会杀人。我曾取笑他们:"生命是你自己的,你认为河豚味道好就吃,与我何干。"现在又以此

和您开玩笑,想来您在千里之外也会因此发笑吧。

　　先吏部诗①,幸得一观,辄题数字②,继诸公之末。见为编述《超然》《黄楼》二集,为赐尤重。从来不曾编次,纵有一二在者,得罪日③,皆为家人妇女辈焚毁尽矣。不知今乃在足下处。当为删去其不合道理者,乃可存耳。轼于钱塘人有何恩意,而其人至今见念,轼亦一岁率常四五梦至西湖上,此殆世俗所谓前缘者。在杭州尝游寿星院,入门便悟曾到,能言其院后堂殿山石处,故诗中尝有"前生已到"之语④。足下主簿,于法得出入⑤,当复纵游如轼在彼时也⑥。山水穷绝处,往往有轼题字,想复题其后。足下所至,诗但不择古律⑦,以日月次之,异日观之,便是行记。有便以一二见寄,慰此惘惘。

**【注释】**

①先吏部:指陈师仲的祖父陈洎,字亚之。喜为诗,颜复评其诗"辞格秀古,造句愈工,则入淡泊愈深"(《题故三司副使陈公诗轴后》)。

②辄题数字:苏轼有《题陈吏部诗后》:"故三司副使吏部陈公,轼不及见其人。然少时所识一时名卿胜士,多推尊之。迩来前辈凋丧略尽,能称诵公者,渐不复见,得其绪言遗事,皆当记录宝藏,况其文章乎?公之孙师仲,录公之诗二十五篇以示轼。三复太息,以想见公之大略云。元丰四年十一月廿二日,眉阳苏轼书。"

③得罪日:指苏轼因乌台诗案获罪下狱的时候。

④诗中尝有"前生已到"之语:苏轼《和张子野见寄三绝句·过旧游》:"前生我已到杭州,到处长如到旧游。更欲洞霄为隐吏,一庵闲地且相留。"

⑤于法：按照规定。

⑥纵游：尽情游赏。

⑦古律：古体诗或律诗。古体诗相对近体诗而言。形式有四言、五言、七言、杂言等，不要求对仗，平仄与用韵比较自由。律诗，近体诗的一种。格律要求严格。分五言、七言两种，简称五律、七律。以八句为定格。每句有一定的平仄格式，中间四句除特殊情况外必须对偶。其句数在八句以上者称排律。

**【译文】**

先吏部大人的诗，我有幸读到，就题了几个字，附在诸先生之末。您为我编述的《超然》《黄楼》两集，恩赐尤其重。这些诗文我从来不曾编排过，即使有少数还保存着，获罪以后，都被家里的女人们烧毁了，没想到现在竟在阁下那里。您最好把其中不合道理的删去，这样才可以留存。我对钱塘人有什么恩德，而那里的人至今还想着我，我也是一年之中常有四五次在睡梦中回到西湖，这大概就是世俗所说的有前缘吧。我在杭州时曾经游览过寿星院，一进门就觉得曾经到过那里，能够说出它院后殿堂山石的位置，所以诗中曾有"前生已到"的话。阁下作为主簿，按规定可以进去，应当会像我在那里时一样纵情游览。山水穷尽的地方，往往有我题的字，想必您会在后面接着题。阁下所到的地方，题诗不论是古体还是律诗，都可以按日月先后加以编排，待以后再看时，便是游记了。方便时就请寄来一二篇，以慰我怅惘之心。

# 答毛滂氏①

**【题解】**

唐宋时期，投考的年轻士人在试前将自己的诗文送给朝中显贵、主考官或在文坛上有地位的人，希望通过他们的揄扬来抬高身价，获取名声。这种行为，当时叫作"行卷"。这封书札是宋哲宗元祐四年（1089）

苏轼被调离汴京，出知杭州前写给毛滂的短信。信开头便说"顷承示长笺及诗文一轴"，可见毛滂确是"行卷"。苏轼在信中对毛滂既表现出热情，肯定毛滂的诗文"闲暇自得，清美可口者，实少也"，并告诉他"不敢独飨，当出之知者"，就是说，愿意替他公开传发这些作品；同时苏轼又很有分寸，明确指出"世间唯名实不可欺。文章如金玉，各有定价"，指出一个人名实相符特别重要，文章的价值是有客观标准的，不会因某个人的抑扬而定高下。但不论如何，能得到苏轼这样文坛大家的褒扬之辞，已经属于不易。值得一提的是，毛滂后来在苏轼知杭州时曾当过杭州法曹，苏轼对其大为称赏，称其"文词雅健，有超世之韵；气节端丽，无徇人之意"（《荐毛滂状》），大力向朝廷举荐。

　　轼启。比日酷暑，不审起居何如？顷承示长笺及诗文一轴，日欲裁谢②，因循至今，悚息③。今时为文者至多，可喜者亦众，然求如足下闲暇自得，清美可口者④，实少也。敬佩厚赐，不敢独飨⑤，当出之知者。世间唯名实不可欺。文章如金玉，各有定价。先后进相汲引⑥，因其言以信于世，则有之矣。至其品目高下，盖付之众口⑦，决非一夫所能抑扬。轼于黄鲁直、张文潜辈数子，特先识之耳⑧。始诵其文，盖疑信者相半，久乃自定，翕然称之⑨，轼岂能为之轻重哉！非独轼如此，虽向之前辈，亦不过如此也。而况外物之进退，此在造物者⑩，非轼事。辱见贶之重⑪，不敢不尽。承不久出都，尚得一见否？

**【注释】**

①毛滂：字泽民，号东堂。以词受苏轼赏识。后依附蔡京兄弟，人品为世所轻。

②裁谢：指回信。

③悚息：恐惧惭愧的样子。

④清美可口：形容对方文章自然清新。

⑤餮：享用酒食。这里比喻欣赏美文。

⑥汲引：推荐。

⑦众口：指众人的评价。

⑧特：只不过。

⑨翕然：聚合在一起的样子。此处表示一致。

⑩造物者：特指创造万物的神。

⑪贶：赐予。

## 【译文】

　　苏轼启。近日天气炎热，不知道你身体如何？前几天接到了你送来的诗文，当天就想着要回信答谢，不想拖延到今日，深感惭愧！如今作诗文的人很多，写得好的也不少，不过像你的文章这样从容自得、自然清新的，真是太少了。我很是敬佩，感谢你的赠文，不敢自己独自欣赏，应当推荐给通晓诗文的人。世上只有名实不能假冒。文章也如同黄金玉石，有着不同的价值。后辈借前辈提携，因前辈之言而获得声名，确实有这样的事。至于诗文的价值，要让大家共同来评价，决不是一个人能够褒扬或是贬低的。我对于黄鲁直、张文潜等数人只不过是了解得比较早。人们刚开始诵读他们的诗文，有的人认为好，有的人认为不好，时间久了就自有定论，大家一致表示认可，我一个人又怎么能掌控对他们的褒贬呢！并不是只有我这样，即使过去的前辈，也不过是这样。何况外界事物的进退，这都由造物者决定的，并不是我所能左右的。承蒙你的厚爱赠送诗文，不敢不坦诚相告。不久后就要离开汴京了，不知还能不能见上一面呢？

　　先生守杭时，泽民为法曹，及秩满辞去①。先生偶宴客,妓歌一《分飞词》<sup>②</sup>。问谁所作,妓以泽民对。乃语坐客曰:"郡僚有词人而不及知,轼之罪也。"因折简追回<sup>③</sup>,留连数日<sup>④</sup>。

**【注释】**

①秩满:官吏任期届满。

②《分飞词》:即毛滂词《惜分飞》:"泪湿阑干花着露,愁到眉峰碧聚。 此恨平分取,更无言语空相觑。　细雨残云无意绪,寂寞朝朝暮暮。 今夜山深处,断魂分付潮回去。"清婉秀丽,酷似秦观之作。

③折简:写信。

④留连:挽留。

**【译文】**

先生任杭州太守时,毛泽民担任法曹,任期届满后告辞而去。先生偶然宴客时,歌女唱了一首《分飞词》。苏轼问是谁所作,歌女回答是毛泽民。苏轼于是对坐客说:"郡里的同僚中有词人而我不知道,是我的罪过。"于是写信将毛泽民追回,挽留了好几天。


# 与黄鲁直

**【题解】**

这封与黄鲁直的书信中,体现了苏轼的爱才之心,一见有英才,便想"收为吾党"。


有侄婿王郎,名庠,荣州人<sup>①</sup>。文行皆超然<sup>②</sup>,笔力有余,出语不凡,可收为吾党也<sup>③</sup>。自蜀遣人来惠,云鲁直在黔,决当往见,求书为先容<sup>④</sup>。嘉其有奇操,故为作书。然旧闻太夫人多病，未易远去，谩为一言。眉山有程遵诲者⑤，亦奇士，文益老⑥，王郎盖师之。此两人者，有致穷之具⑦，而与不肖为亲，又欲往求鲁直，其穷殆未易瘳也⑧。

**【注释】**

①荣州：属梓州路，治所在今四川荣县。

②文行：文章和品行。

③吾党：犹吾辈，吾侪，意为志同道合之人。

④先容：事先为人介绍、推荐。

⑤程遵诲：苏轼母族姓程，遵诲盖其舅家一支亲戚。底本作"程道晦"。苏轼文集通行本及碑帖拓本均作"程遵诲"，据改。

⑥老：老练。

⑦此两人者，有致穷之具：这里指王庠与程遵诲二人善作诗。致穷之具，前《答陈传道书》中有所谓"诗能穷人"之说。具，才能，才干。

⑧瘳：病愈。

**【译文】**

我有侄婿王郎，名庠，是荣州人。他的文章品行都很出众，笔力强劲，措词不平凡，可吸收为我们志同道合的人。他从蜀地派人来惠州找我，说鲁直在黔州，一定要去拜访他，请求我事先为他写封推荐信。我赞赏他有出众的操行，故而为他写了这封信。但过去听说他家老母亲多病，不便远走，随便说一下。眉山有个程遵诲，也是位奇士，文笔更加老练，王郎曾以他为师。这两个人都善作诗，有"致穷"的才能，而与我是亲戚，又想去求见鲁直，他们的穷病不容易治愈啊。

末段理真趣极。陈眉公

**【译文】**

末一段道理真切,风趣极了。陈眉公

# 与沈睿达①

**【题解】**

在这封写给朋友的短信中,苏轼披露了自己得罪后战战兢兢的心情,不仅不敢写文章,而且更重要的是心有余悸,生怕"开口得罪",动辄得咎。

某启。公所须拙文记云巢,向书中具道矣,恐不达,故再云云。某自得罪,不复作诗文,公所知也。不惟笔砚荒废,实以多难畏人,虽知无所寄意,然好事者不肯见置,开口得罪,不如且已。不惟自守如此,亦愿公已之。百种巧辩,均是绮语②,如去尘垢③,勿复措意为佳也④。令子今在何许?渐就迁擢⑤,足慰迟暮。小儿亦授德兴尉,且令分房减口而已⑥。孙运判行⑦,病起乏力,未能详尽。

**【注释】**

①沈睿达:沈辽,字睿达。是沈括的同族兄弟。曾与王安石交好,后因政见不和罢去。后徙池州,筑室齐山之上,名曰云巢,杜门隐居。博学能文,曾巩、苏轼、黄庭坚常与之唱和。

②绮语:美妙的词语。

③尘垢:佛教谓烦恼。

④措意:用心,在意。

⑤迁擢:提升官职。

⑥分房减口：指大家庭分成小家庭。

⑦孙运判：苏轼《与孙运勾》一文中有"孙运判"，为孙永之子孙愭（qí）。或即此人。

## 【译文】

某启。您要我写文章记云巢一事，我已在以前的信中详细说过，怕您不明白我的心意，因此重新赘述一番。我自获罪以来，不再写诗作文，这是您知道的。不仅因为长久不近笔墨，实在是祸不单行令人生畏，虽然明知其中并无寄托"深意"，但好事之人就是不肯轻易放过，与其开口惹祸，不如姑且作罢。我不仅自己要坚持这一点，还想让您也辍笔沉默。各种花言巧语，都是华而不实的辞令，若要除尽种种烦恼，最好别再在意写诗作文。您儿子现在何处？他能逐渐升迁，已足以慰藉您的晚年。我儿子也被授予德兴尉一职，已经让他分房单过了。孙运判要动身了，我因病乏力，不详细叙说了。

# 与杨元素①

## 【题解】

本文是苏轼于元祐二年（1087）任翰林学士、知制诰时所作。从这封信中可以看出，苏轼求外放之心非常迫切，京城虽然是天子脚下，然而环境复杂，不知道有多少双眼睛在盯着苏轼的一举一动。在这种情形下，苏轼希望能远离是非之地，以保全自身的愿望自然越来越强烈。

某近数章请郡②，未允。数日来，杜门待命，期于必得耳。公必闻其略，盖为台谏所不容也③。昔之君子，唯荆是师④；今之君子，唯温是随⑤。所随不同，其为随一也。劣弟与温相知至深⑥，始终无间，然多不随耳。致此烦言⑦，盖始于此。然进退得丧，齐之久矣，皆不足道。老兄相知之深，恐愿闻之，不须为人言也。令子必得信，计安。

**【注释】**

①杨元素：杨绘，字元素。神宗即位，召修起居注，知制诰、知谏院。王安石当政，因不支持新法被贬官。元祐初徙知徐州，再知杭州。

②章：奏章。请郡：指古代京官请求外放，任州郡长官。

③台谏：又称台谏官。唐宋为御史台与谏官的合称。

④昔之君子，唯荆是师：指熙宁、元丰时之众臣，只知追随王安石。荆，指荆公王安石。

⑤今之君子，唯温是随：指今元祐之众臣，只知道追随司马光。温，指温公司马光。

⑥劣弟：此苏轼自称。

⑦烦言：不满的话。

**【译文】**

我近来上了几道奏章要求外放到州郡任职，还没有得到朝廷批准。几天以来，我在家关起房门等待命令，希望一定要得到。你一定也听说概情况了，是因为御史台和谏院容不得我啊。以前的大臣们，只知道追随王荆公；现在的君子们，只知道追随司马温公。他们追随的人虽不同，其一味追随的行为是一样的。老弟我和温公交情可算很深了，始终没有隔阂，但一般并不追随他。招致这些不满的话，大概就是从这开始的。然而对于进退得失，我早就把它看作一回事儿了，都不值得一提。老兄和我交情深，恐怕愿意听一听，不必对外人说了。你的公子一定有消息，想必一切安好吧。

千古门户，议论数语道尽。锺伯敬

## 【译文】

自古的门户之见,几句议论的话就彻底讲清楚了。 锺伯敬

# 与王定国

## 【题解】

苏轼与王定国关系密切,故此书信中也是极尽调笑之能事,"清虚阴森""冰玉相对"云云,虽然貌似夸张,但细一琢磨,则又十分贴切。

数日病卧在告①。不审起居佳否?知今日会两婿,清虚阴森②,正好剧饮③,坐无狂客④,冰玉相对⑤,得无少澹否⑥?扶病暂起,见与子由简大骂,书尺往还,正是扰人可憎之物,公乃以此为喜怒乎?仙人王远云⑦:"得此书,当复剧口大骂之。"固应尔。然而不可以徒骂也。知公澹甚,往发一笑。张十七必在坐⑧,幸仰意。

## 【注释】

①在告:官吏在休假期中。告,古时官吏休假。

②清虚:清虚堂。苏辙《王氏清虚堂记》:"王君定国为堂于其居室之西,前有山石瑰奇琬琰之观,后有竹林阴森冰雪之植,中置图史百物,而名之曰'清虚'。"阴森:指阴冷。

③剧饮:豪饮,痛饮。

④狂客:放荡不羁的人。

⑤冰玉:《晋书·卫玠传》:"妇公冰清,女婿玉润。"后遂以"冰清玉润"为翁婿的美称,简称"冰玉"。

⑥澹(dàn):平淡,安静。

⑦王远：字方平。官至中散大夫。后来辞官职进山修道，传说飞升
　　成仙。

⑧张十七：张方平之子张恕，字厚之，又字忠甫。

**【译文】**

　　最近几天我卧病告假在家。不知您起居好吗？知道您今天和两个女婿相会，清虚堂里阴冷，正好开怀畅饮，座中没有放荡不羁的人，翁婿相对，不会觉得有点冷清吗？我抱病勉强起身，看到了给子由的书信大骂，书信来往，正是扰人的可憎之物，您也为此而喜怒吗？仙人王远说："得到此信，应当破口大骂。"这本来就是应当的。但不可以仅仅是骂而已。知道您太冷清了，说这些供您一笑。张十七想必也在一起饮酒，请代我致意。

　　以奇破澹。王圣俞

**【译文】**

以奇谲破平淡。王圣俞

# 答王定国

**【题解】**

　　此信写于元祐六年（1091）苏轼出知颍州时，是给王定国的回信。信文虽短，却推心置腹，委婉恳挚，足见二人肝胆相照的深情厚谊。按，王定国因苏轼乌台诗案的牵连，被贬谪宾州（治今广西宾阳）。据苏轼《王定国诗集序》所说，王"贬海上五年，一子死贬所，一子死于家，定国亦病几死"，所以在返回江西后，十分灰心。此信是劝勉他的。书信开头说明当时对他们的毁谤已经停息，肯定了王定国采取"端居委命"的态度，而不赞成他"百念灰灭，万事懒作"的消极行为，并以"丈夫功名

在晚节者甚多,定国岂愧古人哉"来勉励。信中接着现身说法,讲自己对待世事的态度:"某未尝求事,但事来,即不以大小为之。"谈到他知杭州时的政绩,像赈济灾民、疏浚西湖、灌溉农田、修治河闸、筑造苏堤等,虽十分谦逊,但功绩确实是无法抹煞的。而他在信中则说:"若使定国居此,所为当更惊人,岂特止此而已!"对王定国又一次予以鼓励。信末又进一步肯定王定国的政绩,并希望他"静以待之",只要中途没有梗阻,一定会取得成功,并以国手下棋为喻,以坚定他必然会成功的信心。

　　久不奉状①,辱书,感慰之至②。比日起居何如?谤焰已熄③,端居委命④,甚善。然所云"百念灰灭,万事懒作",则亦过矣!丈夫功名在晚节者甚多⑤,定国岂愧古人哉!某未尝求事,但事来,即不以大小为之。在杭所施⑥,亦何足道,但无所愧怍而已⑦。过蒙示谕,惭汗。若使定国居此,所为当更惊人,亦岂特止此而已。本州职官董华⑧,密人也⑨,能具道公政事,叹服不已,但恨公命未通尔⑩。静以待之,勿令中涂龃龉⑪,自然获济。如国手棋⑫,不须大段用意⑬,终局便须赢也。未由会见,千万保重,不宣。

**【注释】**

①奉状:指去信。

②感慰:感动欣慰。

③谤焰:熊熊火焰一样逼人的毁谤。

④端居:闲居。委命:委身于命运,即任凭命运支配之意。

⑤晚节:此处指晚年。

⑥在杭所施:指在杭州任职时的政绩。

⑦愧怍:惭愧。

⑧本州职官：谓颍州之幕僚。职官，指各级官员。宋代则多称州郡
　　幕僚为职官。

⑨密人：密州（治今山东诸城）人。

⑩通：通达。

⑪龃龉：本义是牙齿高低不合。此处指事情不顺利。

⑫国手棋：一国之中顶尖的围棋能手下棋。

⑬大段：十分。

【译文】

久未写信问候，反承蒙您来信，感激欣慰之至。近日起居如何？攻击毁谤已经终止，您用平常心居处一切听凭命运，很好。然而您说"百念俱灰，样样事都消沉不想做"，这就不对了！大丈夫稍晚时候成就功名的很多，定国您与古人比哪里差呢！我从未强找事做，但遇到事情，不论大小都去做。我在杭州做的事，又有什么值得说的，只是没有惭愧罢了。承蒙过奖，令我惭愧汗颜。如果您在这里，应该有更为惊人的作为，岂止是我做的那点事。本州的官员董华，是密州人，能详说您做官时的措施，佩服不止，只是遗憾您的命运尚未通达。只要静待时机，不要在中途节外生枝，自然能够成功。如同国手下棋，不须十分用意，终局定会赢棋。未能与您见面，您千万保重。不详叙。


　　先生见事敏快，故绝无棘手之事。


【译文】

先生见事敏捷明快，所以没有一点棘手的事。

# 与李公择

## 【题解】

这封书信写于东坡刚到黄州贬谪之所不久,好友李公择来信安慰他,东坡便回了这封书信。在信中苏轼自陈心迹,虽然遭遇了命运的不公,处境艰难,但面对逆境,东坡能随遇而安,始终保持着乐观旷达的处世态度,这是因为其内心有坚定的信念,正如苏轼自己所云"道理贯心肝,忠义填骨髓"。

示及新诗,皆有远别悯然之意①,虽兄之爱我厚,然仆本以铁心石肠待公②,何乃尔耶?吾侪虽老且穷,而道理贯心肝③,忠义填骨髓,直须谈笑死生之际,若见仆困穷便相怜,则与不学道者大不相远矣。兄造道深④,中必不尔,出于相好之笃而已。然朋友之义,专务规谏,辄以狂言广兄之意尔。虽怀坎壈于时⑤,遇事有可尊主泽民者,便忘躯为之,祸福得丧,付与造物。非兄,仆岂发此!看讫,便火之,不知者以为诟病也⑥。

## 【注释】

①悯然:失意、忧愁的样子。

②铁心石肠:形容意志坚定,坚定不移。

③道理:道义,道德。

④造道:品德修养。

⑤坎壈(lǎn):困顿不得志。

⑥诟病:非议。

## 【译文】

你寄来的新诗，都有远别怅惘之意，虽然兄长非常关爱我，但我向来用铁石心肠对待您，何至于这样感伤呢？我们这些人虽衰老而且穷困，但道义铭刻内心，忠义信念深入骨髓，应当在生死关头谈笑风生，倘若见我困穷便可怜我，则和没学过道义的世俗之辈没什么差别了。您的品德修养很深，心中实际上一定不是这样的，只是出于感情深厚的缘故罢了。然而朋友之义，是专门致力于规劝，所以我就用放肆之言来宽慰兄长的心。目下虽然遭遇困难，但遇到尊君惠民之事，便舍身去做，祸福得丧，都交付给造物主。如果不是您，我怎么会说这些话！看罢书信，便烧掉，不了解的人会以为我是有所非议。

子瞻风流潇洒，殁谥文忠，政缘胸中有此一本帐耳。锺伯敬

## 【译文】

子瞻风流潇洒，去世后谥号文忠，正因为胸中有这样的信念啊。锺伯敬

# 答范景山①

## 【题解】

此信作于熙宁十年（1077）十月，是苏轼写给朋友范景山的回信。从心中来看，苏轼将范景山引为同道中人，除了感叹仕途的不易之外，还和范景山谈起了养生之道，提到了自己正在练习内观的养生之术，可见苏轼对于养生之路的探索从未中断过。

自离东武②，不复拜书，疏怠之罪，宜获谴于左右矣③。

两辱手教,存抚愈厚④,感愧不可言。即日起居佳胜。知局事劳冗殊甚⑤。景山虽去轩冕⑥,避津要⑦,所欲闲耳,而不可得。乃知吾道艰难之际,仁人君子舍众人所弃,犹不可得。然忧喜劳逸,无非命者,出办此身,与之浮沉,则亦安往而不适也。轼始到彭城,幸甚无事,而河水一至,遂有为鱼之忧⑧。近日虽已减耗,而来岁之患,方未可知,法令周密,公私匮乏,举动尤难,直俟逐去耳。久不闻余论,顽鄙无所镌发⑨,恐遂汨没于流俗矣。子由在南都⑩,亦多苦事。近诗一轴拜呈,冗迫无佳意思⑪,但堪供笑耳。近斋居内观⑫,于养生术似有所得。子由尤为造入⑬。景山有异书秘诀,倘可见教乎?余非面莫尽,惟乞万万自重。

**【注释】**

①范景山:生平不详。从信中来看,当是一个本在京师为官,淡泊名利之人。

②东武:密州州治所在地。这里指代密州。

③获谴:受到责备。写信的客套语。

④存抚:安抚,慰抚。

⑤局事:公务。劳冗殊甚:非常忙碌烦琐。

⑥轩冕:古时士大夫以上官员的车乘和冕服。这里代指高官。

⑦津要:要职。

⑧为鱼之忧:担忧被大水淹没。

⑨顽鄙:顽劣粗鄙。这是苏轼自谦。镌发:开导,启发。

⑩南都:宋之南都为应天府,治今河南商丘。

⑪冗迫:杂务所迫,琐事缠身。

⑫内观:即内视。道家的修养方法之一。谓不观外物,绝念无想。

⑬造入：深入，即领悟得更深。

【译文】

自从离开东武，没再给您写信，疏懒怠慢之罪，应该受到责备。蒙您两次来信，关怀备至，感愧之情无以言表。近来生活安好吧？知道您公务极为繁多。景山您虽想舍弃高官，避开要职，只求安宁闲暇，却不能如愿。由此可知我辈坚守道义的艰难时刻，仁人君子想要舍弃世俗所弃之物也不可能。不过忧喜劳逸，无非命中使然，超脱此身，随事浮沉，那又怎有不适之处？我初到彭城，幸好无事，但洪水一到，便有葬身鱼腹的危险。近日洪水虽已稍退，但明年的水患，仍无法预料，加上新法严苛，公私匮乏，行事艰难，只有等着再次被贬了。久不听闻高论，愚顽的我无人教导启发，怕是早已陷于流俗不能自拔了。子由在南都，也有很多苦恼之事。送您一卷新诗，我因杂务所迫没有好的思想情趣，只能惹您笑话。最近我斋戒安居学习内观的养生之术，若有所得。子由对此领悟得更为精深。景山如果有奇书秘诀，能指教我吗？其余不是面谈难以尽言，但愿千万保重。

# 与郑靖老

【题解】

郑靖老，名嘉会，曾参加过西园雅集，是苏轼的老朋友。在这封写给郑靖老的书信中，苏轼介绍了自己"发须皆白，然体力元不减旧"，表达了自己对田园归隐生活的向往之情。他对于自己退隐生活的去处也做了打算，首选是回到故乡，如果不可以，则希望能够去杭州居住。不过愿望虽好，但造化弄人，苏轼的归隐之梦最终也未曾实现。

某见张君俞，乃始知公中间亦为小人所捃摭①。令史以下，固不知退之《讳辨》也②，而卿贰等亦尔耶③！进退有命，岂此辈所能制。如公奇伟，必不经怀也。某发须皆白，然体力元不减旧，或不即死。圣恩汪洋④，更一赦，或许归农，则带月之锄⑤，可以对秉也⑥。本意专欲归蜀，不知能遂此计否。蜀若不归，即以杭州为佳。朱邑有言⑦："子孙奉祀我，不如桐乡之民。"不肖亦云。然外物不可必，当更临时随宜，但不即死，归田可必也。公欲相从于溪山间，想是真诚之愿，水到渠成，亦不须预虑也。此生真同露电⑧，岂通把玩耶！

**【注释】**

①捃摭（jùn zhí）：指搜罗材料以打击别人。

②《讳辨》：韩愈所作的文章。针对唐代诗人李贺因避父亲名讳而不能参加进士科考的事，韩愈在文中表达了反对将"避讳"搞得太泛滥的观点。

③卿贰：次于卿相的朝中大官。

④汪洋：水势浩大。形容恩情深厚。

⑤带月之锄：陶渊明《归园田居五首》之三："种豆南山下，草盛豆苗稀。晨兴理荒秽，带月荷锄归。"这里指归隐田园。

⑥对秉：相对秉持。

⑦朱邑：字仲卿。西汉官吏。少时为桐乡啬夫，廉平不苛，遇之有恩，所部吏民爱敬焉。临终嘱其子葬于桐乡。

⑧露电：朝露和闪电，比喻迅速逝去。《金刚般若波罗蜜经》："一切有为法，如梦幻泡影，如露亦如电，应作如是观。"

**【译文】**

我见到张君俞，才知道您中间也曾被小人所算计。令史以下，本来就不知道韩愈的《讳辨》，而朝廷大官也是这样吗？进退由命，哪里是这些人所能控制的。像先生您这样卓异不凡，一定不会放在心上。我须发皆白，然而体力仍不减当年，大概不会马上就死。皇恩浩荡，如果再获赦免，或许能让我归耕田园，那么我们届时可以一齐月下扛锄耕作了。我的本意是一心一意回归蜀地，不知能否实现。如果不能归蜀，则杭州为最好的去处。朱邑曾说："子孙奉祀我，不如桐乡的百姓。"我也这样认为。但是外物不可强求，更应该顺应其变化，只要不马上死去，回归田园是必然的。您打算和我结伴于山水之间，我想这个真诚的愿望，到时自然会实现，也不必预先担心。这一生真如朝露和闪电一样短暂，怎能够细细把玩呢！

　　脱尽物累，乃有此安排。陈眉公

**【译文】**

完全卸下外物的负担，才有这样的安排。陈眉公

# 与王庆源

**【题解】**

　　王庆源是苏轼的叔丈，不但是苏轼的熟人，还是苏轼与王弗相识的"媒人"，二人关系密切。面对熟悉的亲朋，苏轼言无不尽，在信中表达了对王庆源退居在家的羡慕，以及自己也想要回乡退隐的热切愿望。不过正如他文中所云，自己"此身漂然"，哪里能做得了主呢？

　　穷僻少便①，久不上状。窃惟退居以来，尊体胜常。黑头谢事②，古今所共贤。二疏师傅③，渊明县令，均为高退，昔人初不为优劣也，谨以此为贺。二子学术成就，瑞草桥果木成阴④，卧想数年出仕，无一可愧者，此又有余味矣。除却

虚名外物,不知文太师何以加此⑤,想当一笑也。某蒙恩量移汝州⑥,回念坟墓⑦,心目断绝。方作舟行,何时得到汝?到后又须营办生事⑧。此身漂然⑨,奉羡何及。乍热,惟万万顺候自重。

**【注释】**

①穷僻:贫穷偏僻。

②黑头:指头发乌黑,借指年纪尚轻。谢事:辞职。

③二疏师傅:汉疏广与其侄疏受的合称。疏广为太傅,疏受为少傅,同时主动辞官,受到人们尊重。

④瑞草桥:在眉州青神县西。《蜀中广记》:"(青神)县西瑞草桥。桥崩,得残碑,乃苏东坡与丈人、丈母书也。东坡外家在是。……后洪雅主簿王宣义(即王庆源)谢事,家居于此。"

⑤文太师:这里指文彦博,字宽夫。宋仁宗时拜相。元祐初,司马光拜相,起彦博为平章军国重事,欲辞官,不许。至四年后才以太师、河东节度使、开府仪同三司致仕。

⑥量移:泛指迁职。汝州:治今河南汝州。

⑦坟墓:这里指祖先坟茔,代指故乡。

⑧生事:生计。

⑨漂然:漂泊、飘零之意。

**【译文】**

我身处荒僻之地凡事不便,很久没给您写信了。想您隐退以来,身体更加康健。年轻时便退职归隐,从古到今都视此为高洁之举。担任太傅、少傅的疏广、疏受,做过县令的陶渊明,均为高退的隐士,古人从不分优劣,我因此向您致贺。两个儿子学术上均有所成,瑞草桥边果木成荫,躺在床上想为官数年,没有一件亏心事,这便更为惬意了。如果摈弃虚名外物,文太师怕也难以达到这样的境界,想必会有一笑吧。我蒙皇恩调任汝州,怀想故土时,伤心欲绝。现在正乘舟赴任,何时才能抵达汝州呢?到后又得重新操持生计。我漂泊无定,对您大为羡慕。天气忽然转热,望您顺应天时多加保重。

每于退闲一边说得有兴。

**【译文】**

每说到退休闲居之事,便非常有兴致。

# 与参寥

**【题解】**

此文为苏轼绍圣元年(1094)谪惠州途中所作。虽然是垂老之年一贬再贬,但苏轼的书信中全无惧意,交代各种琐事都历历分明,如同普通的出行一样,其达观的心态一览无余。

某垂老再被严谴①,皆愚自取,无足言者。事皆已往,譬之坠甑②,无可追。计从来奉养陋薄,廪入虽微③,亦可供粗粝④。又子由分俸七千,迈将家大半就食宜兴,既不失所外,何复挂心,实翛然此行⑤。已达江上,耳目清快,幸不深念。知识中有忧我者,以是语之。纱裹肚、鞋各一⑥,致区区而已。英州南北物皆有⑦,某一饱之外,亦无所须。承问所干,感惧而已。

**【注释】**

①垂老:将近老年。

②坠甑（zèng）：掉下去的甑，指大错已经铸成，后悔无益。

③廪：官府供给的俸米和俸钱。

④粗粝：糙米。泛指粗劣的食物。

⑤翛（xiāo）然：毫无牵挂、自由自在的样子。《庄子·大宗师》："翛然而往，翛然而来而已矣。"

⑥裹肚：宋元时男子长衣外包裹腰肚的绣袍肚。

⑦英州：属广南东路，治所在今广东英德。

**【译文】**

将近老年又遭受严惩，都是我的愚昧咎由自取，没什么值得说的。事情已经过去了，如同甑坠地，不可追回。想到从来都是生活清贫，官禄虽然微薄，也能吃得上粗粮。另外子由分给我七千俸禄，苏迈带着大半家人到宜兴生活，既然没有流离失所，还有什么可牵挂，此行实在是超然自得。我已行至江上，耳目清快，不要挂念。友人中有为我担忧的，请将这些话转告他们。奉上纱裹肚、鞋各一，聊表寸心。英州这里南北物产都有，我除了饱腹之外，也没有什么需要。承您问我所需，只有惶恐感激而已。

# 答参寥

**【题解】**

苏轼虽然深处困穷之境，但为了让远方的友人不担忧，便以各种玩笑话来描述自己在贬所的生活。既是让朋友放心，同时又何尝不是自我宽解？

专人来，辱手书，并示近诗，如获一笑之乐，数日喜慰忘味也①。某到贬所半年，凡百粗遣，更不能细说。大略只似灵隐、天竺和尚退院后②，却住一个小村院子，折足铛中罨糙米饭吃③,便过一生也得。其余瘴疠病人,北方何尝不病。是病皆死得人,何必瘴气。但苦无医药。京师国医手里死汉尤多。参寥闻此一笑,当不复忧我也。故人相知者,即以此语之,余人不足与道也。

### 【注释】

①忘味:忘记肉味。语本《论语·述而》:"子在齐闻《韶》,三月不知肉味。"

②灵隐:杭州名刹,在飞来峰。天竺:亦杭州名寺,在灵山南麓。退院:离院,指僧人脱离寺院。

③折足铛(chēng):折断了足的锅。谓生活拮据,连口像样的锅都买不起。罨(yǎn):覆盖。

### 【译文】

专人捎来了书信和新诗,如同获得大笑的快乐,好几天都欢喜得忘记了肉味。我到贬谪的地方已经半年,诸事勉强打发,也没办法细说。大概就像灵隐寺、天竺寺的和尚退出寺院后,住在一个小村院子里,在断了腿的锅中弄些糙米饭吃,这样度过一生也可以。另外,瘴疠确实会导致疾病,但北方何尝没有疾病呢?各种病都能致人死,何必一定是瘴气。只是苦恼这里没有医药。京城名医手里的死人特别多。参寥听到这些一乐,应当不再为我担忧了。熟悉的故人,就把这些话告诉他们,其余的人就不值得说了。

# 答参寥

### 【题解】

参寥想要不远万里前来探视时在贬所的苏轼,而苏轼则担忧山高水长、海上风浪太大,参寥身体吃不消,两人的深厚友情在这封信中表现得淋漓尽致。

　　颖沙弥书迹①，巉耸可爱②，他日真妙总门下龙象也③，老夫不复止以诗句字画期之矣。老师年纪不小，尚留情诗句画间④，为儿戏事耶？然此回示诗超然，真游戏三昧也⑤。居闲，不免时时弄笔。见索书字要楷法，辄往数篇，终不甚楷也。只一读了，付颖师收，勿示余人也。雪浪斋诗尤奇伟⑥，感激！感激！转海相访，一段奇事。但闻海船遇风，如在高山上坠深谷中，非愚无知与至人⑦，皆不可处。胥靡遗生⑧，恐吾辈不可学。若是至人无一事，冒此险做什么？千万勿萌此意。颖师喜于得预乘桴之游耳⑨，所谓"无所取裁"者⑩，其言切不可听。相知之深，不可不尽道其实耳。自揣余生，必须相见，公但记此言，非妄语也。

**【注释】**

①颖沙弥：法颖，参寥弟子。书迹：书法。

②巉（chán）耸：形容书法刚劲挺拔。

③妙总：即参寥子。龙象：龙是空中最有力的动物，象是陆行最有力的走兽，比喻能担负重责大任的栋梁之材。

④留情：用情。

⑤三昧：奥妙，诀窍。

⑥雪浪斋诗：参寥有和苏轼《雪浪石》诗。雪浪斋，苏轼室名。

⑦至人：指超凡脱俗、达到无我境界的人。

⑧胥靡：古代服劳役的囚犯。遗生：捐躯，献身。

⑨颖师喜于得预乘桴之游耳：意谓一定是因为法颖想乘船越海游玩，才撺掇参寥成惠州之行。此东坡善意地替参寥解说，万不可

如此辛苦长途颠簸。

⑩无所取裁：语出《论语·公冶长》："子曰：'道不行，乘桴浮于海。从我者，其由与？'子路闻之喜。子曰：'由也好勇过我，无所取材。'"裁，通"材"。

**【译文】**

颖沙弥的书法，刚劲挺拔，将来会成为妙总门下的龙象之才，我也就不能再只在诗词字画上的成就期望他了。老法师年事已高，还有心思作诗画，作为游乐之事吗？但是您这次给我看的诗，真的是超然忘世，已得到游戏世间的诀窍了。闲居的时候，我也免不了不时地把弄笔墨。您要我写些正楷字，我就草草写了这几幅，终究是法度不严。看过之后，就交给颖师收起来，不要传给他人。雪浪斋诗特别高妙不凡，甚为感激！您想要渡海相访，这真可称得上是世间一桩奇事。不过我听说海中行船如果遇到大风，就像从高山上坠落到深谷之中，非愚昧无知的人或得道的至人，都不能承受。像刑徒一样轻率涉险，非我辈值得效仿。如果您没有重要的事，冒这个危险干什么呢？千万不要有这个想法。这应该是颖师因能一同乘船渡海而兴奋罢了，这就是孔子所谓的"无所取裁"，这话一定不能听从。我与您非常知心，不能不详细说清楚其中的实情。我自己想着有生之年，一定要和您相见，您记住这些话，这不是我的空言。


胸地明爽自是言，言老成毫无粘带。


**【译文】**

心胸明爽自然如此说，语言老成毫无拖泥带水。

# 与南华辨老<sup>①</sup>

## 【题解】

绍圣元年（1094）八月的韶关之行，苏轼与南华寺的住持重辩禅师结成了好友，此后双方书信不断。从这封书信中可以看到苏轼虽然在惠州处于困境中，但依然不改好管闲事的"毛病"，又是收葬无主的枯骨，又是赞助修桥，还施药造屋……。苏轼随遇而安、好善乐施的本色可谓展露无遗。

近日营一居止<sup>②</sup>，苟完而已<sup>③</sup>。盖不欲久留，占行衙<sup>④</sup>，法不得久居，民间又无可僦赁，故须至作此。久忝侍从<sup>⑤</sup>，囊中薄有余赀<sup>⑥</sup>，深恐书生薄福，难蓄此物。到此已来，收葬暴骨<sup>⑦</sup>，助修两桥，施药造屋，务散此物，以消尘障<sup>⑧</sup>。今则索然<sup>⑨</sup>，仅存朝暮，渐觉此身轻安矣。示谕，恐传者之过，材料工钱，皆分外供给，无毫发干挠官私者<sup>⑩</sup>。知之，免忧。此言非道友相爱，谁肯出此？感服之至。临纸怅惘。

## 【注释】

①南华辨老：指南华寺的住持重辩禅师。

②近日营一居止：指苏轼在惠州的白鹤观新居。

③苟完：草草完成。

④行衙：古代官员出行在外的办公处所。

⑤侍从：意为仕途多年。

⑥余赀：富余的资财。

⑦暴骨：指暴露在外的尸骨。

⑧尘障：尘世的烦恼。

⑨索然：空乏的样子。

⑩干挠：牵涉。

**【译文】**

近日建造了一所居室，草草完成罢了。我本来也不想在这里长期居住，如果住在官署，法令规定不能久住，民间又没有房子可以租赁，因此只得盖了这所房子。我做官多年，钱囊里也稍许有一点儿钱，但恐怕我这读书人的福气太薄，很难攒住这东西。到了这里以来，我就收葬暴露在外的遗骨，帮助修建了两座桥，施散草药，建造房屋，以求能散尽钱财，消除尘世的烦恼。现在已剩余不多，只够苟且度日，慢慢也觉得身心轻爽。您所说的话，恐怕是传话人的疏忽，我所用的材料和支付的工钱，都是分别给的，一丝一毫也没有牵涉官家。知道这些，您不要再为我担忧了。这样的话，不是道友关怀爱护，谁肯说出来呢？心中感激不已。临纸惆怅迷茫。

# 与徐得之①

**【题解】**

苏轼的有趣在朋友相交的琐事上体现的格外明显。比如本文中，苏轼祝贺朋友晚年得子，送的礼物是一方自己所用砚台，既符合身份，又体现了对孩子的祝福之情，而且文字极为幽默，读来令人忍俊不禁。

得之晚得子，闻之，喜慰可知。不敢以俗物为贺②，所用石砚一枚送上。须是学书时与之，似太早计。然俯仰间，便自见其成立，但催迫吾侪，日益潦倒尔。恐得之惜别，又复前去，家中阙人抱孩儿③，深为不皇④。呵呵。

【注释】

①徐得之:字思叔。历仕州县,安贫乐分,不贪不躁。有诗名。

②俗物:平常的东西。

③阙:缺乏。

④不皇:同"不遑",手足无措。

【译文】

得之晚来得子,我听到这件事,喜悦欣慰之情可想而知。我不敢用平常的物品表示祝贺,奉呈我用的一块石砚。需要到孩子学习书法时给他,似乎打算得太早了。然而俯仰之间,便自会看见他长大,只是催逼得我们这辈人,日益潦倒罢了。恐怕得之你不忍分别,又再前来送行,家中缺人照料孩儿,深感不安。呵呵。

妙处只在尺幅短而转换。王圣俞

【译文】

妙处在于篇幅很短而转换自如。王圣俞

# 答蔡景繁①

【题解】

生死离别皆是苦,苏轼劝慰丧女的蔡景繁,情谊十分真挚剀切。所言的解脱之道是"一付维摩、庄周",也就是说在佛、道思想中寻求安慰,或是苏轼自己的经验所得。

辱书,伏承尊体佳胜。惊闻爱女遽弃左右②,切惟悲悼之切,痛割难堪③,奈何!奈何!情爱着人如黐胶油腻④,急手解雪⑤,尚为沾染,若又反覆寻绎⑥,便缠绕人矣。区区愿公深照，一付维摩、庄周⑦，令处置为佳也。劣弟久病，终未甚清快。或传已物故⑧，故人皆有书惊问，真尔犹不恤⑨，况谩传耶⑩？无由面谈，为耿耿耳⑪。何时当复迎谒？未间⑫，惟万万为国自重。

**【注释】**

①蔡景繁：蔡承禧，字景繁。为官以"决事明敏"见称，刚直不阿，颇有政声。笃学善为文，苏轼称其文"秀整明润，工于造语"（《祭蔡景繁文》），诗尤所长。

②弃左右：这里指去世。

③难堪：难以承受。

④黐（chī）胶：木胶。

⑤解雪：擦拭，除去。

⑥寻绎：反复推求。

⑦维摩：维摩诘的省称。佛经中人名。《维摩诘经》中说他和释迦牟尼同时，是毗耶离城中的一位大乘居士。尝以称病为由，向释迦遣来问讯的舍利弗和文殊师利等宣扬教义。为佛典中现身说法、辩才无碍的代表人物。

⑧物故：亡故，去世。

⑨恤：顾及，顾念。

⑩谩传：谣传。

⑪耿耿：心中挂怀。

⑫未间：书信中的习用语。指未相见期间。

**【译文】**

承蒙来信，得知贵体安康。惊闻你的爱女突然去世，想你一定悲痛哀伤之极，难以忍受这失去亲人的打击，奈何！奈何！情爱一旦沾惹到人就像木胶油腻，快速擦洗，尚且被沾染，如果又反复追思，便把人缠绕上难以解脱了。我这点儿心意希望你能深切理解，一切本着佛家、道家的精神处置此事为好。我得病很久了，一直没有好利索。有人传说我已经去世，朋友们都来信惊讶地询问此事，真的还不能去顾及，何况是谣传呢？没有机会当面交谈，内心十分挂怀。什么时候才能再见面？未见面期间，望万万为国保重。

# 与蔡景繁

**【题解】**

苏轼在文中所说的"卫生之经"（养生之道），内容非常简单，"平日妄念杂好，扫地尽矣"，也就是说，去除内心的杂念，保持内心的平和宁静，这便是最好的养生经。

近来颇佳健。一病半年，无所不有①，今又一时失去，无分毫在者。足明忧喜浮幻，举非真实，因此颇知卫生之经②，平日妄念杂好，扫地尽矣。公比来诸况何如？刬刷之来③，不少劳乎？思渴之至，非笔墨所能尽也。

**【注释】**

①无所不有：意为诸病缠身。

②卫生之经：即养生之道。

③刬（chǎn）刷：搜集，引申为征调。

**【译文】**

我近来身体很健康。一病半年，什么毛病都来了，现在又很快全没了，一点儿也没有留下。可见造成人忧愁欢喜的东西都是虚幻的，全都不真实，所以很让我体会到了养生之道，平日的非分念头、乱七八糟的嗜好,全被扫除干净。您近来各种情况怎样? 这一向忙于应付征调,够劳累了吧? 思念之极,不是笔墨所能写完的。

　　凡仙佛多从患难或大恶病中来,人亦何必无病之为幸。

**【译文】**

　　大凡仙佛多从患难或者严重恶病中悟道成就,人又何必以无病为幸运。

# 与滕达道①

**【题解】**

　　这是以"至理"安慰朋友丧妻之痛的一封书信。苏轼所说的"至理"实为佛理,重点在于"审察本心",不要被尘世的种种烦恼所缠绕。

　　惊闻郡封倾逝②,悲怆无量,恨不躬往慰问③,但以至理宽譬左右也④。平日学道,熟观真妄,正为今日。但当审察本心,无为客尘幻垢所污⑤。况公望重中外,今者人物雕丧⑥,耆老殆尽,切须自爱。若复缠绵留恋,不即一刀两段,乃是世俗常态,非所望于豪杰也。愿三复此语而已。余非面能尽。

**【注释】**

　　①滕达道:滕元发,原名甫,字达道。是范仲淹之父范墉的外甥,性豪爽,不拘小节,自幼能文,与范仲淹次子范纯仁一同学习,考中探花,三次担任开封府尹。镇守边关,号称名帅。长于诗文,苏轼

称其文"英发妙丽"(《故龙图阁学士滕公墓志铭》)。

②郡封：指滕达道的夫人。倾逝：逝世。

③躬往：亲自前往。

④宽譬：宽慰劝解。

⑤客尘：佛教语。指尘世的种种烦恼。

⑥雕丧：丧亡。雕，同"凋"，凋零，凋谢。

**【译文】**

惊闻尊夫人去世，我悲痛万分，恨不能亲自去慰问，只能以至理来宽慰您。我辈平日习学立身之道，熟观真理与谬误，正是为了今日能用它。应当审察本心，不要被尘俗烦恼和幻象蒙蔽。况且您德高望重，现在人物丧亡，长辈差不多都去世了，您务必自爱。如果陷入缠绵留恋，不立刻一刀两段，这是世俗常态，不是对豪杰之士的期望啊。请再三考虑这些话。其余非当面不能说清楚。

# 与王敏仲①

**【题解】**

从这封写给王敏仲的书信中可知，苏轼在被贬谪到海南前，实已做好了最坏的打算，完全将个人生死之置于度外。

某垂老投荒②，无复生还之望，昨与长子迈诀，已处置后事矣。今到海南，首当作棺，次便作墓，仍留手疏与诸子，死即葬于海外，庶几延陵季子嬴博之义③。父既可施之子，子独不可施之父乎？生不挈家死不扶柩④，此亦东坡之家风也。此外燕坐寂照而已⑤。所云途中邂逅，意谓不如其已，所欲言者，岂有过此者乎？故觊缕此纸⑥，以代面别尔。

## 【注释】

①王敏仲:王古,字敏仲。元祐末,为秘书少监兼国子祭酒。绍圣
　初,迁户部侍郎,主张复用差役法。崇宁间,入元祐党籍,贬温州
　安置。喜佛学。

②投荒:流放至荒远之地。

③延陵季子:春秋时吴国的季札。赢博:赢与博,春秋时齐国地名,
　季札葬子于其间。

④挈家:携带家眷。

⑤寂照:指坐禅。

⑥俛(luó)缕:详细叙述。

## 【译文】

　　我在垂暮之年被流放到蛮荒的地方,没有生还的希望,昨天和长子
苏迈诀别,已经安排好后事了。现在到了海南,先准备棺材,然后就寻找
墓地,写下遗书留给儿子们,死后就地安葬,效仿延陵季子在赢博间异
乡葬子的高义。做父亲的既然可以这样对待儿子,儿子为什么不能这样
对待父亲呢?活着的时候没有携带家眷,死后也不需扶灵柩回乡安葬,
这也是我东坡的家风。此外,也只能像佛家的禅坐那样以求内心明净罢
了。所说的途中相见,我认为不如不见,所想要说的话,还有比这更多的
吗?所以详细叙述,以代当面告别。

# 答廖明略①

## 【题解】

　　苏轼在这封与朋友的信中,除了对世事荣辱的看淡之外,又一次提
到了归隐田园的愿望,令人叹息不已。

　　远去左右,俯仰十年,相与更此百罹②,非复人事,置之

勿污笔墨可也。所幸平安,复见天日③。彼数子者,何辜独
先朝露④,吾侪皆可庆,宁复戚戚于既往哉！公议皎然⑤,荣
辱竟安在？其余梦幻去来,何啻蚊虻之过目前也。矧公才
学过人远甚⑥,虽欲忘世而世不我忘,晚节功名,直恐不免
尔。老朽欲屏归田里⑦,犹或得见,蜂蚁之微,寻以变灭,终
不足道。区区爱仰,念有以广公之意者。切欲作启事上答,
冗迫不能就,唯深亮之⑧。

**【注释】**

①廖明略:廖正一,字明略,号竹林居士。元祐初,召试馆职,苏轼得
　其对策,大奇之。后入元祐党籍。正一学识渊深,擅长为文,黄庭
　坚称之为国士。

②百罹:许多磨难。罹,苦难。

③所幸平安,复见天日:这里指从海南北归。

④先朝露:死的婉称,喻生命比朝露消逝得还快。

⑤皎然:清晰、分明的样子。

⑥矧(shěn):况且。

⑦屏归:归隐。

⑧亮:原谅,谅解。

**【译文】**

　　自从远别阁下,一晃就是十年,共同经历了百般磨难,人事纷扰不
值再提,不要玷污了笔墨。值得庆幸的是平安无事,又能重见天日。那
几位有什么罪过却早早去世,我们这些人万幸活了下来,怎能总为以往
的事忧戚呢！您的话把道理说得非常明白,荣辱到底又在哪里呢？其
余的事都像梦幻一样来来去去,与蚊虻从眼前飞过有什么区别？何况
您的才学远远超过常人,即使想忘掉这个社会而社会也忘不掉您,晚年

的功名,只怕是免不了的。我打算退隐家乡,也许能和你相见,人生如蜂蚁般短暂,转瞬即逝,到底不值得一提。我这一点爱慕敬仰之情,希望能够宽一宽您的心。早就想给您去信,一直忙着未能写成,希望多多包涵。

先生贬岭外时,鲁直贬涪,秦少游贬郴,张文潜贬黄。及谪儋耳,子由又从筠谪雷,少游亦自郴阳移海康。先生偶与少游相遇海上①,籍草而坐②。少游自出挽词相示。及先生北归至廉③,得少游凶问④,哀之甚,曰:"世岂复有斯人乎!"

### 【注释】

①海上:指岭南,古代称两广地区为"岭海"。

②籍草:以草铺地。籍,通"藉",垫着。

③廉:廉州,治今广西合浦。

④凶问:死讯。

### 【译文】

先生被贬岭外时,黄鲁直被贬涪州,秦少游被贬郴州,张文潜被贬黄州。等先生贬到儋耳,子由又从筠州被贬谪到雷州,少游也从郴阳移到海康。先生偶然和少游在岭海相遇,在地上铺草而坐。少游拿出自写的挽词让先生看。等到先生北归到了廉州,得到少游的死讯,非常哀伤,说:"世上哪里还会有这个人?"

# 答钱济明①

### 【题解】

这封信写于建中靖国元年(1101),苏轼得到了不少老朋友的新喜讯,在信中高兴地与钱济明进行分享。但同时也因为参寥再次落发之事,而伤感地想到了已经坐化的老友——定慧寺的钦长老。虽然一些受到牵连的朋友的厄运已经结束,但是也有一些老友已经故去,此时的苏轼一定有无限的感慨。

　　某得来书,乃知廖明略复官,参寥落发②,张嘉父《春秋》博士③,皆一时庆幸,独吾济明尚未,何也?想必在旦夕④。因见参寥复服,恨定慧钦老早化⑤,然彼视世梦幻,安以复服为?儿子追道其化于寿州时,甚奇特,想必闻其详。乃知小人能害其衣服尔,至于其不可坏者,乃当缘厄而愈胜耳⑥。旧有诗八首寄之,已写付卓契顺⑦,临发,乃取而焚之,盖亦知其必厄于此等也。今录呈济明,可为写放旧居,挂剑徐君之墓也⑧。钦诗乃极佳,寻本未获。有法嗣否⑨?当为载之其语录中。契顺又不知安在矣,吾济明刻舟求剑,皆可笑者也。

**【注释】**

①钱济明:钱世雄,字济明,号冰华先生。通判平江府,遭废罢,卒以穷死。钱世雄早年尝从苏轼学,与释道潜、范祖禹、陈师道、邹浩等交往。工诗,尝造苏轼之门,苏轼谓其晚年“诗语明练,无衰愈气”(《与钱济明》)。

②参廖落发:当时参寥由于和苏轼的关系密切,也受牵连而被逼还俗。在建中靖国初年(1101),方受诏复还,仍削发为僧。落发,指出家。

③张嘉父:张大亨,字嘉父。建中靖国元年,为太学博士。官至直秘阁。尝从苏轼学《春秋》,著有《春秋通训》、《春秋五礼例宗》。

④旦夕:早晨和晚上,比喻很短的时间。

⑤定慧钦老：即定慧寺的钦长老，与苏轼友善。早化：过早地死去。

⑥缘厄：磨难。

⑦卓契顺：居士，钦长老曾派其前往惠州传书探望苏轼。

⑧挂剑：表示对亡友的追怀及信义。据《史记·吴太伯世家》记载：吴国季札出使路过徐国，徐国国君很爱他的剑。季札已心许，准备回来时再送给他。但等到回来时，徐君已死，季札就把剑挂在徐君墓上。

⑨法嗣：指继承其衣钵的僧人。

## 【译文】

收到来信，才知道廖明略官复原职，参寥落发为僧，张嘉父任《春秋》博士，都是一时的好事，只有济明还没有好消息，为什么呢？想必只是早晚的事吧。因为看到参寥再次落发为僧，不由遗憾定慧寺的钦长老去世太早，然而他视人世如梦幻，又怎么会在乎是不是再次为僧呢？听儿子苏迨说他在寿州坐化时的异象，想必您知道具体情况。由此可知小人只能毁其衣冠，而其不可磨灭的精神，反因磨难更显出光辉。以前曾有八首诗想寄给钦长老，已经写好交给卓契顺了，临到他走时，我又要回来烧了，就是知道会被小人从中使坏。如今抄录下来寄给你，可为我写好放在钦长老的旧居，这也是取季札挂剑徐君之墓，不忘旧友之意吧。钦长老的诗极好，原稿却没找到。他是否有了衣钵传人呢？应当记在他的语录中。契顺也不知道去向，济明这样刻舟求剑，都实属可笑。

# 与子明兄①

## 【题解】

苏轼在这封信中提出了一个很展现气度的词语——"自娱"。他的自娱与常人的理解大为不同，并非世俗所说的乐趣，而是天地之内，山川草木虫鱼之类的一切，都可以给自己提供乐趣。这份坦荡的胸怀，值得钦佩,从养生的角度来看,值得大力提倡。

　　吾兄弟俱老矣,当以时自娱<sup>②</sup>。世事万端,皆不足介意。所谓自娱者,亦非世俗之乐,但胸中廓然无一物,即天壤之内,山川草木虫鱼之类,皆是供吾家乐事也。如何! 如何! 记得应举时,见兄能讴歌<sup>③</sup>,甚妙。弟虽不会,然常令人唱,为作词。近作得《归去来引》一首,寄呈,请歌之。送长安君一盏<sup>④</sup>。呵呵。醉中,不罪。

**【注释】**

①子明兄:苏轼堂兄苏不疑,字子明。

②以时:顺时。

③讴歌:唱歌。

④长安君:苏不疑夫人之封号。

**【译文】**

　　我们兄弟都老了,应该顺时自娱。世间的各种事情,都不足挂念。所谓自娱,也不是世俗之乐,只要襟怀阔大了无一物,那么天地之间,山川草木鸟兽虫鱼之类,都能让我们从中获得乐趣。怎样! 怎样! 记得当年应举时,我见兄长能够唱歌,十分动听。兄弟虽然不会,但也常常写词,让人来唱。近日我作了一首《归去来引》,现寄呈给您,请咏唱。敬长安君一杯。哈哈! 喝醉了,不要见怪。

　　一语揽胜<sup>①</sup>。

**【注释】**

①揽胜:将胜景收揽于眼底。

【译文】

一句话尽收胜景。

# 答陈季常

【题解】

一般提起苏东坡,都会将其归为宋代诗人中"豪放派"的代表,但苏轼在这封信中则表达了"豪放"也要适度的观点,从文学批评的角度来看,值得重视。

别后凡四辱书①,一一领厚意。具审起居佳胜为慰。又惠新诗,句句儆拔②。诗人之雄,非小词也。但豪放太过③,恐造物者不容人如此快活。一枕无碍睡,辄亦得之耳,公无多奈我何,呵呵。所要谢章寄去④。闻车马早晚北来,恐此书到日,已在道矣。故不傶缕⑤。

【注释】

①凡:总共。

②儆拔:警策拔俗。

③过:过分,过头。

④谢章:即谢表。

⑤傶(luó)缕:详尽叙述。

【译文】

分别以后承蒙四次来信,一一拜领厚意。知道起居安好心里很是宽慰。又惠赠我新词,句句警策拔俗。你的词有诗的雄奇,不是纤巧的小词。只是豪放太过,恐造物主不容许人如此快活。一晚上好的睡眠,便写出来了,你也不能拿我怎么样,呵呵。所要的谢章寄去。听说你很快要往北来,恐怕这封信到时,你已经在路上了。所以就不啰嗦了。

先生于季常,每有规切<sup>①</sup>,然寔是至论。

**【注释】**

①规切:劝诫谏正。

**【译文】**

先生对于陈季常,常有劝诫,但确实是极好的观点。

# 与蹇授之<sup>①</sup>

**【题解】**

苏轼本约好与蹇授之相会,谁知就在要上马赴约时,突然出现了意外,由此失信。苏轼由此感叹"人事真不可必也",这也正应了俗话所说的"天有不测风云"。

某启。前日已奉书。昨日食后,垂欲上马赴约<sup>②</sup>,忽儿妇眩倒<sup>③</sup>,不省人者久之,救疗至今。虽稍愈,尚昏昏也。小儿辈未更事<sup>④</sup>,义难舍之远去,遂成失言。想仁心必恕其不得已也,然愧负深矣。乍暖,起居何如?闲废之人,径往一见,谓必得之,乃尔龃龉<sup>⑤</sup>,人事真不可必也。后会何可复期,惟万万为国自重。谨奉手启,不宣。

**【注释】**

①蹇授之:蹇序辰,字授之。进士出身,曾任监察御史、右司谏,知汝

州、苏州等。有文名,然善傅会,执法严苛深细。

②垂:接近,快要。

③眩倒:晕倒。

④更事:经历世事。

⑤龃龉:这里指事情不顺利。

**【译文】**

某启。前日已接到来信。昨天吃过饭后,将要上马赴约,忽然儿媳昏倒了,很久不省人事,救治到现在。虽说稍有好转,还是昏昏沉沉的。孩子们没有经历过这样的事,不好丢下他们远去,所以没能兑现自己的诺言。想必您心怀仁爱,一定能宽恕我这不得已的行为,然而我自己却深感惭愧负疚。天气突然转暖,您身体怎样?我这废弃闲着没事儿的人,只是到您那里去见一面,心想这一定能办到,却居然这么不顺利,可见世上的事儿真不敢保险啊。后会不知道何时,请千万为国保重。谨奉上此信,不多叙。

# 答胡道师①

**【题解】**

苏轼二过庐山,距离第一次已经十九年了,可谓物是人非!

再过庐阜②,俯仰十九年,陵谷草木,皆失故态。栖贤、开先之胜③,殆亡其半。幻景虚妄,理固当尔。独山中道友契好如昔④,道在世外,良非虚语。道师又不远数百里负笈相从⑤,秉烛相对,恍若梦寐。秋声宿云,了然在吾目中矣。幸甚!幸甚!

**【注释】**

①胡道师：胡洞微，字明之。九江道士。有医术。

②庐阜：庐山。

③栖贤、开先：都是庐山上的寺庙。

④契好：交好。

⑤负笈：背着书箱。指游学外地。

**【译文】**

第二次路过庐山，转眼已十九年了，山陵溪谷和草木，都不再是当年的样子。栖贤寺、开先寺的胜景，几乎一半都没有了。幻景虚妄，理应如此。只有山中的道友和当初一样友好，道在世外，确实不是空言。道师您又不远几百里背着书箱跟随着我，秉烛而对，恍然如梦。秋天的各种声响和夜晚的云，都历历在我眼中。幸运啊！幸运啊！

# 与陈辅之①

**【题解】**

这是苏轼生命最后岁月中写给朋友的书信，语调平缓，如道日常，但读来令人伤感无限。

某启。昨日承访及，病重不及起见，愧仰深矣。热甚，起居何如？万里海表不死②，归宿田里，得疾遂有不起之忧③，岂非命耶？若得少驻，复与故人一笑，此又出望外也。力疾④，书此数字。

**【注释】**

①陈辅之：陈辅，字辅之。少负俊才，不屑事科举。文辞雄伟，不蹈故常。尤工于诗。自号南郭子，人因称南郭先生。苏轼与之交好。

②海表：海上，指自己谪居海南。

③不起之忧：死亡的委婉说法。

④力疾：勉强支撑病体。

**【译文】**

某启。承蒙您昨天来看我，因病重没来得及迎接，非常惭愧与仰慕。天气炎热，饮食起居可好？我流落万里之外的海边没有死去，现在归居田里，竟得病可能不起，难道不是命吗？如果能够略留一时，再和老朋友开怀一笑，又是令我喜出望外的事了。勉强支撑病体，只写了这几个字。

时先生卧疾，径山惟琳来候①。先生曰："生死亦细故耳②。"数日闻根先离③，临叩耳，大呼曰："端明莫忘西方④。"先生曰："此处着力不得。"语毕而终。

**【注释】**

①径山惟琳：隆教院高僧。俗姓沈，与苏轼同岁。少为僧，好学能诗。熙宁中，苏轼为杭州通判，惟琳请住径山。宣和元年（1119），崇尚道教，诏僧为道士，惟琳聚徒说偈而逝。

②细故：琐事，小事。

③闻根先离：指听觉丧失。

④端明：这里指苏轼。苏轼曾为端明殿学士。

**【译文】**

当时先生卧病，径山寺惟琳大师来问候。先生说："生死也都是小事。"几天后先生听力先丧失，惟琳对着他的耳朵大喊："端明你不要忘了往生西方世界。"先生说："此处不能强求。"说完就去世了。

# 伯伦非达

## 【题解】

酒仙刘伶带锸自随是有名的典故,时常被当作旷达的名士风度来解释,但苏轼则别出心裁地指出,其实刘伶这样做还没有忘记生死,并非是真正的旷达。苏轼之言确实值得深思。

刘伯伦常以插自随①,曰:"死即埋我。"苏子曰:伯伦非达者也②。棺椁衣衾,不害为达。苟为不然③,死则已矣,何必更埋!

## 【注释】

①刘伯伦:刘伶,字伯伦。魏晋时竹林七贤之一,纵酒放诞,蔑视礼法。插:同"锸(chā)",锹,一种掘土工具。

②达:旷达,洒脱。

③苟为不然:如果不以为然。苟,如果。

## 【译文】

刘伶经常命人带着锹跟着自己,说:"我死了就马上把我埋了。"苏子说:刘伶并非达观之人。棺椁衣衾,并不妨碍真旷达。如果不讲究这些,那死就死了,又何必埋呢?

似调谑,却是庄语。

## 【译文】

看似调谑之言,却是严正的议论。

# 王梵志诗①

## 【题解】

王梵志是唐代初年的诗僧,他的诗大多语言浅近,近乎白话,但却寓哲理于戏谑之间,虽不够雅致,但饶有趣味。

王梵志诗云:"城外土馒头②,馅草在城里③。每人吃一个,莫嫌无滋味。"已且为馅草,当使谁食之?为易其后两句,云:"预先着酒浇,图教有滋味。"

## 【注释】

①王梵志:原名梵天,唐代初年的诗僧。其诗语言浅近俚俗,时有诙谐之趣。以说理劝世为主,多宣扬佛教教义,常寓哲理于对世态人情之揶揄讥讽中。

②土馒头:指坟墓。

③馅草:菜馅。

## 【译文】

王梵志诗说:"城外土馒头,馅草在城里。每人吃一个,莫嫌无滋味。"已经是菜馅了,应当让谁吃呢?我将后两句诗修改为:"预先着酒浇,图教有滋味。"

改得有理亦有致。

## 【译文】

改得有道理也有情致。

# 记徐陵语

## 【题解】

徐陵虽然"多忘"，但言辞却足够便给，对方瞠目结舌之状不难想象。

徐陵多忘①，每不识人，人以此咎之②。曰："公自难记。若刘、曹、沈、谢辈③，暗中摸索，亦合认得。"诚哉是言！

## 【注释】

①徐陵：字孝穆。南朝陈诗人，骈文家。博涉史籍，纵横有口辩。其诗多咏物及艳歌，以流丽为特色，与庾信齐名，世号"徐庾体"。《陈书》本传称其为"一代文宗"。多忘：健忘。

②咎：责怪。

③刘、曹、沈、谢：指刘备、曹操、沈约、谢灵运。沈约，字休文。历仕南朝宋、齐、梁三朝。博物洽闻，官高望重，俨然文坛领袖。谢灵运，南朝宋诗人。聪明好学，文章为江左第一。工诗文，能书画，通史学，又精玄学佛理。所作大量山水诗，鲜丽清新，开一代风气，历来视为山水诗派之祖。与颜延之、鲍照并称"元嘉三大家"。

## 【译文】

徐陵健忘，总是认不出人，有人因此责怪他。他回答说："您本来就难记。如果是像刘备、曹操、沈约、谢灵运这些人，就算是黑暗中摸索，也会认得。"这话说得很有道理啊！

要知此语固非走名场者。

## 【译文】

应知道说这样话的人本来就不是混迹名利场的。

# 石塔别语<sup>①</sup>

## 【题解】

本文作于元丰八年（1085），系苏轼路过扬州时所作。文章一名《记石塔长老答问》，是一篇颇有禅机妙趣的小品文。《冷斋夜话》中有一则"东坡留戒公长老住石塔"，记述的是石塔长老想要离开扬州石塔寺"归西湖旧庐"，东坡进行挽留的轶事。本文中所云石塔长老与东坡告别不知是否与此相关。文章虽短，两人对话也不长，但却风趣而富有兴味。石塔长老所说"若无缝，何以容世间蝼蚁"极有哲理，表面上是在说塔，但又不仅仅是指塔，很容易令人联想到人世间的种种情事，可谓回味无穷。所以素以机巧善辩著称的苏轼一听此语，也立刻表示赞同。

石塔别东坡。予云："经过草草<sup>②</sup>，恨不一见石塔<sup>③</sup>。"塔起立云："遮著是砖浮图耶<sup>④</sup>？"予云："有缝塔。"塔云："若无缝，何以容世间蝼蚁？"予首肯之<sup>⑤</sup>。

## 【注释】

①石塔：这里指石塔长老。他是慧林若冲禅师的弟子，因居于扬州石塔寺而得名，又称择老、择公、无择、戒公。苏轼有《石塔戒衣铭》《余将赴文登过广陵而择老移住石塔相送竹西亭下留诗为别》等诗文提及二人的交往。

②草草：匆匆忙忙。

③恨：遗憾。

④遮：代词。相当于"这"。著：《东坡志林》作"个"。浮图：佛塔。

⑤首肯：点头同意。

## 【译文】

石塔长老前来告别。我说："匆匆忙忙经过，遗憾没来得及看一下石塔。"石塔长老起身说:"这个难道是砖塔吗?"我说:"这是有缝隙的塔。"石塔长老说:"如果没有缝隙,怎么能容纳人世间的蝼蚁呢?"我点头同意。

石塔不腐。

**【译文】**

石塔不会腐败。

# 爱富贵好名

**【题解】**

人没有不怕死的,但是面对富贵、名声的诱惑,甘愿舍弃生命的人也为数不少。

刘聪闻当为须遮国王,则不复惧死①。人之爱富贵,有甚于生者。月犯少微,吴中高士,求死不得②。人之好名,有甚于生者。

**【注释】**

①刘聪闻当为须遮国王,则不复惧死:事见《晋书·刘聪载记》。刘聪之子刘约死而复生,说有人告诉他:"东北有遮须夷国,无主久,待汝父为之。"刘聪听后说:"若审如此,吾不惧死也。"刘聪,一名刘载,字玄明,十六国时期汉国国君,谥号昭武皇帝,庙号烈宗。须遮国,传说中的国名。

②"月犯少微"几句:《晋书·谢敷传》:"谢敷字庆绪,会稽人也。性澄靖寡欲,入太平山十余年。镇军郗愔召为主簿,台征博士,皆不

就。初，月犯少微，少微一名处士星，占者以隐士当之。谯国戴逵有美才，人或忧之。俄而敷死，故会稽人士以嘲吴人云：'吴中高士，便是求死不得死。'"少微，星座名。共四星，在太微垣西南。《史记·天官书》："廷藩西有隋星五，曰少微，士大夫。"张守节正义："少微四星，……月、五星犯守，处士忧，宰相易也。"吴中高士，这里指戴逵。

**【译文】**

刘聪听说自己会当上须遮国的国王，便不再惧怕死亡。有人爱富贵，竟然超过了生命。月亮犯少微星，吴中的高士求死不得。有人喜欢名声，竟然超过了生命。

说人情已极透尽。

**【译文】**

说人情已经极为通透。

# 苦乐

**【题解】**

苏轼写这篇文章是元祐三年（1088），时任翰林学士、知制诰，正是一生中仕途最得意，官高权重之时，但官场倾轧，实为是非之地，常使他感到苦闷。此文或正是此时期心情的真实写照。在苏轼看来，每个人都有向往的东西，或名或利，或色或食，不一而足，没有的时候拼死拼活，但一旦真正拥有了，或者说经历过了，还剩下什么呢？同理，那些原先认为是痛苦、不幸的事情，经历过后，也都如同"寻声、捕影、系风、趁梦"一样，是虚幻的。苏轼这样的烦恼，每个人在生活中都会遇到。我们常常发现，最大的快乐来自孜孜不倦的追求过程，而一旦真的经历了，或者实现了,反而会有某种失落感。这其中的关键在于要调整好自己的心态,寻找自己真正需要的东西,同时还要学会不断为自己树立新的目标。事实上,也就在此文之后的第二年,苏轼就接连上奏,请求外任,最终得到批准,离开朝廷,去杭州担任知州了。

乐事可慕,苦事可畏,此是未至时心耳。及苦乐既至,以身履之①,求畏慕者初不可得,况既过之后复有何物? 比之寻声、捕影、系风、趁梦②,此等犹有仿佛也③。如此推究,不免是病,且以此病对治彼病,彼此相磨,安得乐处? 当以至理语君,今则不可。元祐三年八月五日书。

**【注释】**

①履:经历,实践。

②寻声、捕影、系风、趁梦:都是难以实现的,用来比喻虚幻之事。趁梦,追梦。

③仿佛:差不多。

**【译文】**

快乐的事情值得美慕,辛苦的事情令人畏惧,这都是没发生时的想法。等苦事、乐事到了,亲身去经历,寻求当初畏惧、美慕的东西并没有得到,况且发生过之后又还剩下什么? 其虚幻和寻声、捕影、系风、追梦这些行为差不多。这样推究,大概是一种病,而且用这种病相对着治疗那种病,彼此折磨,怎么能够得到快乐? 本该把精妙的道理告诉您,现在则不能了。元祐三年八月五日书。

留一煞着不下①。

**【注释】**

①煞着：杀着。最厉害的招数或本领。

**【译文】**

留下一手杀着不下。

# 记游松风亭①

**【题解】**

苏轼游松风亭是宋哲宗绍圣元年（1094）十月间的事，此时苏轼被贬官到惠州，为建昌军司马惠州安置。

文章重点不在于记游景物，而在于记游中得到的感悟。正当作者"足力疲乏"，为难上松风亭去领略涛声之美而发愁时，忽然感悟到一个真理，即越是身入困境、险境，越要临难不惧，临危不惊，镇定如常，随遇而安。只有这样，才能得以解脱，自由轻松，"虽两阵相接，鼓声如雷霆，进则死敌，退则死法"，也"不妨熟歇"，这需要多么大的定力才能做到啊！结合当时苏轼的处境来看，这些感悟是有感而发：苏轼年轻时意气风发，有过兼济天下的大志，但乌台诗案差一点将他置于死地，之后仕途屡遭挫折。现在以五十九岁之身，被安置在了远离中原的惠州，不知是否有回去的一天。但是尽管政治打击接踵而来，而作者决心以平常心对待贬谪，其旷达态度令人心仪。

因此，看似是一篇短小的游记，实际则是寄寓身世感慨和人生哲理的小品文，内涵极深刻，写得也极有情趣，所用挂钩之鱼等比喻都极为生动形象。

余尝寓居惠州嘉祐寺②，纵步松风亭下③，足力疲乏，思欲就床止息。仰望亭宇尚在木末④，意谓是如何得到？良久忽曰："此间有甚么歇不得处！"由是心如挂钩之鱼忽得解脱⑤。若人悟此，虽两阵相接，鼓声如雷霆，进则死敌⑥，退则死法⑦，当恁么时⑧，也不妨熟歇⑨。

**【注释】**

①松风亭：位于今广东惠州嘉祐寺附近。据《舆地纪胜》记载，松风亭上植松二十多种，每当清风徐来，松声像大海的波涛那样咆哮。

②寓居：借住。嘉祐寺：位于今广东惠州惠城区。

③纵步：迈开脚步。

④宇：屋檐。木末：树枝的枝梢。

⑤挂钩之鱼：鱼钩上的鱼。

⑥死敌：死在敌人手里。

⑦死法：死于军法。

⑧恁么：这样，如此。

⑨熟歇：熟睡，好好休息。

**【译文】**

我曾经在惠州的嘉祐寺里寄住，迈步前往松风亭，腿脚酸软疲惫，想要上床去休息。抬头望见松风亭的屋檐还在树梢之上，想着怎么可能走到？片刻之后忽然自言说："在这里歇息有什么不可以的呢！"于是心情就像被鱼钩挂住的鱼突然得到了解脱。如果人能够悟出这个道理，即便是在两军对垒的战场上，战鼓如雷，进攻就被敌人杀死，后退会被军法处死，在这种时候，照样能熟睡休息。

　想禅家参悟光景，亦不过如此。

**【译文】**

想来禅家参悟的情形，也不过如此。

# 儋耳试笔

## 【题解】

本文一名《试笔自书》，作于元符元年（1098）九月十二日，正是苏轼谪居海南的第二年，在精神上显然已然摆脱了刚到这里时的迷茫与不安，对于人生有了更深的感悟，虽然身处孤岛，但心境旷达而坦然，这些在这篇文章中有着较为集中的展现。这篇文章显然会让人联想到《庄子·秋水》，不止是苏轼化用了相关典故，还在于两者同样都有至大至微的眼界，能够跳出一时的得失，在天地之外窥探到了宇宙人生的真谛。

东坡在儋耳，因试笔①，自书云："吾始至南海，环视天水无际，凄然伤之，曰：'何时得出此岛耶？'已而思之，天地在积水中②，九州在大瀛海中③，中国在少海中④，有生孰不在岛者？覆盆水于地，芥浮于水⑤，蚁附于芥，茫然不知所济。少焉，水涸，蚁即径去。见其类，出涕曰：'几不复与子相见。'岂知俯仰之间⑥，有方轨八达之路乎⑦？念此可以一笑。戊寅九月十二，与客饮薄酒小醉，信笔书此纸。"

## 【注释】

①试笔：练习写文章。

②积水：大海。王维《送秘书晁监还日本国》："积水不可极，安知沧海东。"

③大瀛海：战国邹衍有所谓大九州说，认为通常所说的九州叫"赤县神州"，赤县神州之外更有八州，此为大九州。九州之外有大瀛海环之，古人认为大瀛海即为天地的边界。

④少海：即邹衍所说的裨海，是大九州之间的海。

⑤芥：小草。

⑥俯仰之间：一低头，一抬头的工夫，谓时间极短。

⑦方轨：两车并行。平坦的大道。

**【译文】**

东坡在儋耳，试笔写文章，自己写到："我刚到南海时，环顾四周大海无边无际，不禁凄然悲伤，说：'何时才能离开这个岛啊？'转念又想，天地都在大海中，九州在大瀛海中，中国在小海中，哪里有不在岛上的人呢？把一盆水倒在地上，小草浮在水面，蚂蚁趴在草上，迷茫不知去哪里。一会儿，水干了，蚂蚁立刻径直离开。见到同类，哭着说：'我差点再也见不到你了。'哪里知道不过俯仰之间，就出现四通八达的平坦大路呢？想到此处不禁笑了。戊寅年九月十二日，和客人饮酒微醉，随笔写下这篇文章。"

放眼江湖之上，入横溪小港，便无可观。海南虽险远，知不足以当长公一觑①。

**【注释】**

①觑：看。

**【译文】**

放眼看江湖之上，进入横路溪流和小小港口，便没有什么可看之处。海南虽然位置险远，知道尚不足以值得东坡一看。

# 寿禅师放生

**【题解】**

文章寥以数笔，描述了一位钱塘奇僧寿禅师。该僧人奇特在于本有官俸，为了买鱼虾放生而导致家财散尽，甚至不得不盗官钱以为放生之用,后来被赦免。苏轼从寿禅师的境遇不仅想到了自己以垂暮之年窜逐海上,穷极南荒,历尽流离,九死而一生,其境遇正与寿禅师于市曹得度差不多,所以文末说自己当于此证阿罗汉果。或许正是这样的佛法和奇迹抚慰了苏轼内心的不平与愤懑,其晚年沉湎于此,不正宜乎?

　　钱塘寿禅师[①],本北郭税务专知官[②]。每见鱼虾,辄买放生,以是破家[③]。后遂盗官钱为放生之用,事发坐死,领赴市矣。吴越钱王使人视之[④],若悲惧如常人,即杀之;否则舍之。禅师淡然无异色,乃舍之。遂出家,得法眼净[⑤]。禅师应以市曹得度[⑥],故菩萨乃现市曹以度。学出生死法[⑦],得向死地上走一遭,抵三十年修行。吾窜逐海上[⑧],去此地稍近,当于此证阿罗汉果[⑨]。

## 【注释】

①寿禅师:释延寿,俗姓王,字冲立,号抱一子。曾弃官出家,住永明禅寺(即净慈寺),赐号智觉禅师。著有《宗镜录》。

②北郭税务专知官:指杭州北城专管税务的主官。《咸淳临安志》:“北郭税务,在余杭门外。”

③破家:指家财耗尽。

④吴越钱王:指五代吴越文穆王钱元瓘。

⑤法眼净:指能认识到事物真相的眼力。佛家有五眼之说,包括肉眼、天眼、慧眼、法眼、佛眼,法眼谓菩萨为度脱众生而照见一切法门之眼。

⑥市曹:市内商业集中之处。古代常于此处决人犯。度:佛教语。使人出家。意谓引其离俗出生死。

⑦出生死法:等生死入涅槃之法。

⑧窜逐：放逐。

⑨证：佛教语。参悟，修行得道。阿罗汉果：佛教语。小乘佛教四果
　位之最高果位。谓断一切嗜欲和烦恼并出三界生死者，称为得到
　阿罗汉果。

## 【译文】

　　钱塘寿禅师，本来是北郭税务专知官。每次见到鱼虾，就买来放生，因此耗尽家财。后来盗用官钱来放生，事情败露，判了死刑，已经押赴法场了。吴越钱王派人来察看他，如果和普通人一样悲哀恐惧，就杀了他；否则就放了他。禅师神色平静没有异常，就赦免了他。他便出家，修得了法眼净。禅师应该在市曹得道，所以菩萨便现出法场来度他。要学出生死法，得向死地上经历一次，可以抵三十年修行。我被放逐到海上，离死地较近，应当在这里修行悟得阿罗汉果。

# 书遗蔡允元

## 【题解】

　　虽然淮上大风，数日不能渡河，但是却也成就了故人的相聚，又何尝不是乐事。

　　仆闲居六年①，复出从仕。自六月被命②，今始至淮上，大风三日不得渡。故人蔡允元，来船中相别。允元眷眷不忍归③，而仆迟回不发④，意甚愿来日复风。坐客皆云："东坡赴官之意，殆似小儿迁延避学⑤。"爱其语切类⑥，故书之，以遗允元，为他日归休一笑⑦。

**【注释】**

①仆闲居六年：此文作于元丰八年（1085），苏轼自黄州团练副使量
移汝州途中，得登州知州之命。

②被命：奉命，受命。

③眷眷：恋恋不舍。

④迟回：犹徘徊。

⑤迁延：拖延。

⑥切类：贴切，形象。

⑦归休：辞官退休，归隐。

**【译文】**

我闲居六年，又出来做官。自从六月接到任命，今天才来到淮河边，
大风三天不能渡河。老朋友蔡允元，来到船上与我告别。允元恋恋不忍
归去，而我也徘徊不肯出发，很希望第二天再起大风。座中宾客都说：
"东坡赴任的样子，真像小孩子拖延时间逃避上学。"因喜欢这话说得贴
切，所以记载下来，赠给允元，作为将来归隐时的笑谈。

# 不发宿藏

**【题解】**

好奇之心，人皆有之，但是对于未知事物保持敬畏之心也非常重要。
苏轼之所以能够成为一代英才，与母亲的品格和教子之道都有莫大的关
系。这篇文章从一个侧面反映了苏轼母亲的智慧与明断。

昔吾先君先夫人，僦宅于眉山之纱縠行①。一日，二婢
子熨帛，足陷于地。视之，深数尺，见大瓮，覆以乌木板。先
夫人急命以土塞之。瓮中有物如人咳声，凡一年乃已，人以

为此有宿藏物欲出也。夫人之侄程之问者,闻之欲发其地。会吾家迁居<sup>②</sup>,之问遂僦此宅,掘地丈余,终不见瓮所在。其后某官于岐下,所居大柳下,雪方尺不积。雪晴,地坟起数寸<sup>③</sup>。某疑有古人藏丹药处,欲发之。亡妻崇德君曰<sup>④</sup>:"使吾先夫人,必不发也。"某愧而止。

**【注释】**

①僦宅:租住。

②会:正好。

③坟起:鼓起来。

④亡妻崇德君:东坡原配夫人王弗。

**【译文】**

从前我父亲和母亲,在眉山的纱縠行租房居住。一天,两个婢女熨帛,脚陷入地中。往下探看,洞深数尺,里面一个大瓮,用乌木板盖着。夫人赶紧命人用土填上洞穴。瓮中有东西发出像人的咳嗽声,大概一年才停止,人们认为是前人埋藏的东西将要出现。母亲的侄子程之问,听说后想把它挖出来。正好我家搬走了,程之问就租下了这个房子,挖了一丈多深,始终没有见到瓮。后来我到凤翔就职,住所的大柳树下,下雪时有一尺见方的地方不积雪。天晴后,那块地鼓起了几寸。我猜想这是古人埋葬丹药的地方,想挖开。亡妻崇德君说:"如果是婆婆,肯定不会挖开。"我惭愧地打消了这个念头。

是大识见。

**【译文】**

这是大见识。

# 说鬼①

## 【题解】

东坡一生历经多地，最不缺的就是朋友，他的朋友三教九流皆有。本文道出了其中的重要缘由，那便是苏轼不为交友设限，不论遇到什么人，他都能找到感兴趣的话题，"各随其人高下"，这就是他的交友之道。

子瞻在黄州及岭表②，每旦起，不招客相与语，则必出而访客。所与游，亦不尽择，各随其人高下，谈谐放荡，不复为畛畦③。有不能谈者，则强之使说鬼。或辞无有，则曰："姑妄言之。"于是，闻者无不绝倒④。

## 【注释】

①说鬼：此文见叶梦得《避暑录话》。

②岭表：岭南。

③畛畦：田间小路。引申为界限、隔阂。

④绝倒：大笑不能自持。

## 【译文】

子瞻在黄州和岭南的时候，每天早上起来，如果不请客人来交谈的话，则一定出门访客。一起交游的朋友，也不选择，根据每个交游者的水平，毫无拘束地说笑，没有什么隔阂。如果有人没有可说的，就硬要他讲鬼故事。有人推辞说没有，他就说："姑且说说看。"于是，听到的人没有不大笑的。

姑以消除磊块耳①。

**【注释】**

①磊块：即块垒，指内心的不快。

**【译文】**

姑且以此消除胸中的不快。

# 杨州梦

**【题解】**

本文记述的是一则关于苏轼的轶事，出自宋人张邦基的《墨庄漫录》。故事充满了传奇色彩，其真实性其实并不重要，重要的是借此所反映的苏轼明察秋毫、刚直不阿的品性。

东坡知杨州，一夕梦在山林间，忽见一虎来噬①。公方惊怖②，有一紫袍黄冠人以袖障公③，叱虎使去。及旦，有道士投谒④，曰："昨夜不惊畏否？"公叱曰："鼠子敢尔，本欲杖汝脊。吾岂不知子夜来术也？"道士惭惧而退。

**【注释】**

①噬：咬。

②惊怖：震惊恐怖。

③障：遮蔽，挡住。

④投谒：拜访。

**【译文】**

苏轼任扬州知府时，一天晚上梦见在山林中，忽然有一只老虎来咬他。他正惊慌害怕之时，有一个紫袍黄冠的道人用袖子护住苏轼，叱骂让老虎离开。等到了天明，有道士来拜访，询问："昨天晚上没有惊慌畏惧吧?"苏轼怒斥道:"鼠辈居然敢这样,本来要对你使用杖刑。我难道不知道是你昨晚在施行法术吗?"道士惭愧恐惧地离开了。

欺不得。

**【译文】**

不能欺骗。

# 遇祟①

**【题解】**

所谓"遇祟",便是遇到鬼祟之事。这两则鬼祟之事出自宋人李廌所撰《师友谈记》,虽然都说是东坡遇到的事,但其真实性则无法考证,只可当小说家言视之可也。

东坡居阊阖门外白家巷中②。一夕,次子迨之妇欧阳,产后因病,为祟所凭。曰:"吾姓王氏,名静奴,滞魄在此,居久矣。"公为言佛氏破妄解脱之理以喻之曰:"汝善去,明日昏时,当用佛氏功德之法与汝。"妇辄合爪曰③:"感尚书去也④。"妇良愈。明日昏时,为自书功德疏一通,仍为置酒肉香火遣送之。顷,迨之幼乳媪忽云有贼,貌瘦而黑,衣以青。使人索之,无有也。乳媪俄而发狂,声色俱怒,如卒伍辈⑤,唱喏甚大⑥。公往视之,辄厉声曰:"某即黑瘦而衣青者也,非贼也,鬼也,欲此媪出为我作巫。"公曰:"宁使其死,出不可得。"曰:"学士不令渠出,奈何,只求少功德可乎?"公曰:

"不可。"又曰:"求少酒食可乎?"公曰:"不可。"又曰:"求少纸可乎?"公曰:"不可。"又曰:"只求一杯水可乎?"公曰:"与之。"媪饮毕,仆地而苏。然媪之乳,因此遂枯。

**【注释】**

①祟:鬼,邪。

②阊阖门:今河南洛阳东北,汉晋洛阳故城西城北门名阊阖门。

③合爪:两手相合。

④尚书:苏轼曾为兵部尚书,后转礼部尚书。

⑤卒伍:军队中士卒。

⑥唱喏:出声答应。

**【译文】**

东坡居住在阊阖门外白家巷中。一天晚上,他的次子苏迨的妻子欧阳氏,生产后患病,被鬼祟附身,说:"我姓王,名叫静奴,魂魄停留在这里,停留了很久了。"苏轼向她讲解佛教破妄解脱的道理,告诉她说:"你好好离开,明天黄昏的时候,我会为你施行佛教功德之法。"妇人双手合十说:"感谢尚书,我离开了。"媳妇的疾病便好多了。第二天黄昏时,苏轼亲自书写了一封功德疏,而且置办了酒肉香火遣送。不久,苏迨小时候的乳母忽然说有贼,并说贼貌貌瘦而黑,穿着青衣。派人寻找,并没有发现。乳母突然间发狂,声色俱怒,如同士卒之类的人,说话声音非常大。苏轼前往看视,乳母便厉声说:"我就是瘦黑而穿青衣的人,不是贼,是鬼,想要这个老太太前去做我的巫师。"苏轼说:"宁可让她死,也不让她前去。"鬼说:"学士不令她前去,那怎么办,只求一点功德可以吗?"苏轼说:"不行。"鬼又说:"请求给点酒食可以吗?"苏轼曰:"不行。"鬼又说:"求烧一些香纸可以吗?"苏轼说:"不行。"鬼又说:"只求一杯水可以吗?"苏轼说:"给她水。"乳母喝完水,倒在地上苏醒了。但是乳母的乳汁从此便枯竭了。

公曰：顷在凤翔，罢官来京师，道由华岳，忽随行一兵，遇祟甚狂，自褫其衣巾不已①。公使人束缚之，而衣巾自坠。人皆曰："此岳神之怒也②。"公因谒祠曰："某之去无祈，今之回无祷，特以道出祠下，不敢不谒而已。随行一兵，狂发遇祟，而居人曰神之怒也，未知其果然否？此一小人如蚁虮耳，何足以烦神之威灵。纵此人有隐恶则不可知③，不然以其懈怠失礼，或盗服御饮食等，小罪何足责也？窃谓岳镇之重所隶甚广④，其间强有力富贵者，盖有公为奸慝⑤，神不敢于彼示其威灵，而乃加怒于一卒，可乎？某小官，一人病则一事阙，愿神恕之。非某愚直⑥，谅神亦不闻此语也。"出庙，马前一旋风突而出，震鼓天地，沙石惊飞。公曰："神愈怒乎？吾弗畏也。"冒风即行，风愈大，人马辟易不可移足⑦。或劝公曰："祷谢之⑧。"公曰："祸福，天也。神怒即怒，吾行不止。"已而风止，竟无别事。

**【注释】**

①褫（chǐ）：扯，拽。

②岳神：山神。这里指华山山神。

③隐恶：隐藏的恶行。

④岳镇：指四岳等名山。

⑤奸慝（tè）：奸恶的心术或行为。

⑥愚直：迂阔而耿直。愚，迂阔刚直。

⑦辟（bì）易：退避。

⑧祷谢：谓祷请鬼神等免去灾难。

## 【译文】

苏轼说：从前我任职凤翔，罢官后前往京师，途中经过华山，忽然一个随行的士兵，遇鬼祟发狂，不断自扯衣巾。苏轼让人将他绑起来，但是衣巾却自动坠落。人们都说："这是山神发怒。"苏轼因此到山神庙拜谒说："我去的时候没有祈祷，现在返回也没有祷告，只是因为道路经过祠堂，不敢不拜罢了。随行的一个士卒，遇祟发狂，而当地人说是山神发怒的缘故，不知真的是这样吗？这只是一个如蚁虱般的小人物，哪里值得劳烦山神发威显灵。也许此人有隐藏不为人知的恶行，否则的话仅因为他懈怠失礼，或者偷了一些衣服用具饮食等小罪，哪里值得责怪呢？我私下以为华山山神责任重大管理的地界很广，居住在其中的大富大贵之人很多，大概有公然犯奸作恶的，山神不敢向他们显示威灵，而加怒于一个小卒，可以这样吗？我只是个小官，一个人患病就有一件事缺人没法办，请山神宽恕。不是我迂阔耿直，估计山神也没有听到过这样的话吧。"出了庙以后，马前方突然刮起了一阵旋风，天地间风声如鼓声大作，沙石惊飞。苏轼说："山神更愤怒了吗，我不畏惧。"冒着大风前行，风越来越大，人和马都退避没办法移动。有人劝苏轼说："应该向山神祈祷谢罪免灾。"苏轼说："祸福都是天命。山神发怒就发怒吧，我不会停止继续前行。"没多久大风停止，竟然没有其他事发生。

只肝肠可以对鬼神①，胆识自尔明决。不然方寸之间，其为祟也多矣。

## 【注释】

①肝肠：比喻内心。

## 【译文】

只要面对鬼神内心无愧，胆识自然明断。不然的话内心之中，鬼祟就非常多了。

# 第八卷　妙理

## 众妙堂记

**【题解】**

苏轼晚年被贬于海南岛，谪居昌化城南。此时期他和旧交广州道士何德顺来往颇密，有家书和其他物件，曾多次托过往船只载到何德顺处，再由他转寄给惠州家人。因此，当何德顺修建众妙堂，请他作记的时候，苏轼欣然应允，写了这篇《众妙堂记》。此文的写作手法很巧妙，寓实于虚，主要借由一场梦，通过梦中人物的对话来揭示"众妙"二字的抽象含义。文章虚实相映，层层推进，虽然讲述的是道家"玄之又玄，众妙之门"的玄理，但借由苏轼的诸多形象比喻，因此读来并无晦涩之感。明代学者茅坤曾评价此文："公非由南海后，亦不能为此文。"

　　眉山道士张易简教小学①，常百人，予幼时亦与焉。居天庆观北极院②，予盖从之三年。

**【注释】**

①张易简：道士，苏轼少年时的启蒙老师。

②天庆观：张易简所在的道观名，位于眉山。

## 【译文】

蜀中眉山道士张易简教授小学,学生常常达到近百人,我小时也曾参加。张道士住在天庆观北极院,我跟从他学习了三年。

谪居海南,一日梦至其处,见张道士如平昔,汛治庭宇①,若有所待者,曰:"老先生且至。"其徒有诵《老子》者曰:"玄之又玄,众妙之门②。"予曰:"妙一而已,容有众乎?"道士笑曰:"一已陋矣,何妙之有。若审妙也,虽众可也。"因指洒水、薙草者曰③:"是各一妙也。"予复视之,则二人者手若风雨④,而步中规矩⑤,盖焕然雾除⑥,霍然云消⑦。予惊叹曰:"妙盖至此乎!庖丁之理解⑧,郢人之鼻斫⑨,信矣。"二人者释用而上⑩,曰:"子未睹真妙,庖、郢非其人也。是技与道相半,习与空相会⑪,非无挟而竟造者也⑫。子亦见夫蜩与鸡乎⑬?夫蜩登木而号,不知止也。夫鸡俯首而啄,不知仰也。其固也如此。然至蜕与伏也⑭,则无视无听,无饥无渴,默化于荒忽之中⑮,候伺于毫发之间⑯,虽圣知不及也⑰。是岂技与习之助乎?"二人者出。道士曰:"子少安,须老先生至而问焉。"二人者顾曰:"老先生未必知也。子往见蜩与鸡而问之,可以养生,可以长年。"

## 【注释】

①汛治:洒水打扫房子。

②玄之又玄,众妙之门:语出《老子》第一章。意为道家的道理非常深奥玄妙。

③薙(tì)草:除掉庭院中的杂草。薙,除草。

④手若风雨：谓动作敏捷，快如飘风急雨。

⑤步中规矩：迈步符合一定法则。

⑥焕然：鲜明、光彩的样子。

⑦霍然：消散的样子。

⑧庖丁之理解：即庖丁解牛。典出《庄子·养生主》："庖丁为文惠君解牛，手之所触，肩之所倚，足之所履，膝之所踦，砉然向然，奏刀騞然，莫不中音，合于《桑林》之舞，乃中《经首》之会。"理解，顺着脉理或条理剖开。

⑨郢（yǐng）人之鼻斫：典出《庄子·徐无鬼》："郢人垩漫其鼻端若蝇翼，使匠石斫之。匠石运斤成风，听而斫之，尽垩而鼻不伤，郢人立不失容。"

⑩释用：停下手里的活。用，苏轼文集通行本作"技"。

⑪习与空相会：练习与玄妙相互融合。

⑫无挟而竟造：无所倚恃而直接到达。挟，携带，倚仗。竟，直接。

⑬蜩（tiáo）：蝉的别称。

⑭蜕：蝉脱壳。伏：鸡孵卵。

⑮默化：为人所不知不觉的变更。荒忽：幽昧不明的样子。

⑯候伺：等候。毫发：毫毛及头发。比喻极少的数量。

⑰圣知：指具有非凡的道德智慧者。知，同"智"，智者。

## 【译文】

我贬谪居于海南，有一天夜里梦见又回到了儿时的学堂，见到张道士和以前一样，有人正在洒扫庭院屋宇，好像在等待着什么人到来，说："老先生要来了。"那些学生中有人诵读《老子》："玄而又玄，众妙之门。"我说："玄妙只能有一个，哪里能有众妙？"张道士笑着说："所谓一妙也是浅陋的，世上哪有什么妙。如果确实有妙，那么说众妙也不为过。"于是指着面前洒水、锄草的人说："他们就各得其妙。"我重新观察那两个人，他们手上动作快得像风来雨落，脚步合乎规矩，尘埃像云雾消散一样一下子被扫得干干净净。我惊叹说："妙能达到如此地步吗？我现在终于相信庖丁解牛、郢人斫鼻是真的了。"这两个人丢开手中的活儿走上前来，说："你还没有看见什么是真妙，庖丁、郢人并不能算是真得其妙的人。他们是技术与妙道各得一半，练习与玄妙相互融合，并不是不凭借技艺而直接进入妙境的。你见过蝉和鸡吗？蝉爬上树木而鸣叫，从不知停止；鸡低下头去啄食，而不知抬起头来。它们的习性就是这样。然而在蝉蜕皮、鸡抱窝时，它们不看不听，不饥不渴，在幽昧之中悄然变化，等待着突变的那一瞬间，即使是圣明睿智的人也很难做到。这难道有技术与练习的帮助吗？"这两个人说完就出去了。张道士说："你稍稍等候，待老先生来到之后再向他询问。"那两个人又回过头来说："老先生也未必知道其中的奥妙。你还是去找蝉和鸡询问，这样既可以保养生命，又可以延年益寿。"

　　广州道士崇道大师何德顺[①]，作堂榜曰"众妙"[②]。以书来海南，求文以记之，予不暇作也，独书梦中语以示之。绍圣六年三月十五日[③]，蜀人苏某书。

**【注释】**

①崇道大师何德顺：广州道士，赐号崇道大师，与苏轼友善。

②榜：原指写在宫阙门额上的大字，这里指题名。

③绍圣六年：绍圣，宋哲宗年号，无六年，此处记载有误。当是宋哲宗元符元年，1098年。

**【译文】**

　　广州道士崇道大师何德顺，建造了堂室题名叫"众妙堂"。他写信到海南，请我写篇文章为记。我没有闲暇另写，只把梦中的这些话写下来给他。元符元年三月十五日，蜀人苏轼书。

本不欲作,适有此梦①。梦中语皆有妙理,皆实云尔②,仆不更一字也,不欲隐没之,又皆养生事,无可酝酿者③,故出之。先生尺牍。

**【注释】**

①适:正好。

②实:真实。

③酝酿:构思。

**【译文】**

本来不想作这篇记,正好有这个梦。梦中的话都有奥妙哲理,都非常真实,我不改一个字,不想隐匿,又都是养生的事,不用构思,所以写出来。东坡先生尺牍。

# 思堂记

**【题解】**

元丰元年(1078),苏轼在徐州任上,应朋友章楶之邀,为其思堂作记。名叫思堂,意为提醒自己临事必思而后行。不过苏轼的这篇文章立意奇特,别开生面,他并没有围绕"思"的好处进行分析,而是介绍完取名思堂之后,开始大讲"无思"的好处,和主人的用意大相径庭,最后才说明作者自己的"无思"和主人的"思"殊途同归,两者并不矛盾,这样文章就将"思"和"无思"两个看似矛盾的概念巧妙地统一起来,这既是一种写作的技巧,同时也表明苏轼对于这一问题掌握得十分透彻,而且善于从客观的角度辩证地看待两者的关系。南宋理学家黄震在《黄氏日钞》中评论说:"《思堂记》,特主无思之说。愚谓心之官则思,自古未闻无思之说。……东坡才高识敏,事既立就,而又习用道家之说,以爱惜精神为心,故创言无思,非孔孟教人之意也。自得之趣,不可以训者也。"

可以看出，苏轼的"无思"之说，是受到道家思想影响的结果。

　　建安章质夫<sup>①</sup>，筑室于公堂之西<sup>②</sup>，名之曰"思"。曰："吾将朝夕于是<sup>③</sup>。凡吾之所为，必思而后行，子为我记之。"

**【注释】**

①建安：宋建宁府，又称建安郡。治今福建建瓯。章质夫：章楶（jié），字质夫。试礼部为第一。曾知渭州，屡有边功。徽宗即位，拜同知枢密院事。章楶以诗词见称于世，明宋濂则称其"非惟立功边徼，为国家保障，至于辞章，亦非人所易及"（《跋东坡寄章质夫诗后》）。时任华亭（今属上海松江）盐监官。

②公堂：官署的厅堂。

③朝夕：天天，时时。

**【译文】**

　　建安郡章质夫，在公堂西边建了一座厅堂，取名叫"思堂"。说："我要天天在这里。凡是我想要做的事，一定要先思而后行，请为我写篇记文。"

　　嗟夫！余，天下之无思虑者也。遇事则发，不暇思也。未发而思之，则未至；已发而思之，则无及。以此终身不知所思。言发于心而冲于口，吐之则逆人<sup>①</sup>，茹之则逆余<sup>②</sup>。以为宁逆人也，故卒吐之。君子之于善也，如好好色<sup>③</sup>；其于不善也，如恶恶臭<sup>④</sup>。岂复临事而后思，计议其美恶<sup>⑤</sup>，而避就之哉<sup>⑥</sup>？是故临义而思利，则义必不果<sup>⑦</sup>；临战而思生，则战必不力。若夫穷达得丧，死生祸福，则吾有命矣<sup>⑧</sup>。

**【注释】**

①逆人：指话语得罪人。逆，违背。

②茹（rú）：吃。这里指不说出来。

③好色：美好的容颜，美色。

④恶臭：污秽发臭之物，令人难耐的臭气。

⑤计议：考虑，商议。

⑥避就：避开与趋就。

⑦不果：没有成为事实，终于没有实行。

⑧有命：由命运主宰。《论语·颜渊》：“死生有命，富贵在天。”

**【译文】**

唉！我是天下最不会思虑的人。遇事就做，不假思索。如果事情还没发生就思考它，那原本就没有事；如果事情已经发生再去思考它，就已经来不及了。我这一生从不知应该思考什么。心里有话就冲口而出，说出来就得罪人，不说出来则委屈自己。我认为宁可得罪人，也一定要说出来。君子对于善的行为，就如同喜好美色；对于不善的行为，就如同厌恶腐臭。难道还要事到临头再去思考，判断事情的好坏，决定是躲避还是参与吗？所以临到行义想要获利，那么所行的义肯定不会有结果；战斗来临之时想要偷生，那么打起仗来一定不会拼命。至于人生的穷困显达，获取丧失，死生与祸福，都是命中注定的。

少时遇隐者曰：“孺子近道①，少思寡欲②。”曰：“思与欲，若是均乎③？”曰：“甚于欲。”庭有二盎以蓄水④，隐者指之曰：“是有蚁漏⑤，是日取一升而弃之，孰先竭？”曰：“必蚁漏者。”思虑之贼人也⑥，微而无间⑦。隐者之言，有会于余心⑧，余行之。且夫不思之乐，不可名也⑨。虚而明⑩，一而通⑪，安而不懈，不处而静，不饮酒而醉，不闭目而睡。将以是记思堂,不亦谬乎?虽然,言各有当也。万物并育而不相害,道并行而不相悖⑫。以质夫之贤,其所谓思者,岂世俗之营营于思虑者乎⑬?《易》曰:"无思也,无为也⑭。"我愿学焉。《诗》曰:"思无邪⑮。"质夫以之⑯。元丰元年正月二十四日记。

**【注释】**

①孺子:幼儿,儿童。道:大道,指人世间最高的规律原则。

②少思寡欲:减少思虑,节制欲望。

③均:等同。

④盎(àng):盆类容器。

⑤蚁漏:蚁穴。漏,孔穴。

⑥贼人:对人的残害。贼,害,伤害。

⑦无间:不断。

⑧会:领悟。

⑨名:形容,称说。

⑩虚而明:空虚而澄明。

⑪一而通:纯一而畅达。

⑫万物并育而不相害,道并行而不相悖:语出《礼记·中庸》:"万物并育而不相害,道并行而不相悖。小德川流,大德敦化。此天地之所以为大也。"并育,一齐生长发育。

⑬营营:纷乱忙碌。

⑭无思也,无为也:语出《周易·系辞上》。

⑮思无邪:语出《论语·为政》。思,助词,无实意。这里意为思想纯正。

⑯以:通"似"。

**【译文】**

我年轻时曾遇见一位隐士,他对我说:"年轻人如果想得道,就应该减少思虑和欲望。"我说:"思虑和欲望,是一样的吗?"隐士说:"思虑比欲望还厉害。"庭院中有两个储水的盆,隐士指着它们说:"这个盆下有个蚁洞,这个盆每天舀取一升水泼掉,哪个盆先干?"我说:"肯定是有蚁洞的。"思虑对人的残害,是细微而从不间断的。隐士的话,我心中有所领悟,我一直照此行事。况且不假思索的乐趣,真是不可名状。空虚而澄明,纯一而畅达,心中安定从不懈怠,从不止息却心静如水,没有饮酒而陶然大醉,没有闭眼而酣然沉睡。如果用这些话来为思堂作记,不是很荒谬吗?尽管如此,思与不思各有各的道理。世间万物一齐发育生长互不妨害,大道并行互不悖逆。凭着章质夫的贤能,他所说的思,难道是世俗之辈纷乱忙碌的思虑吗?《周易》说:"没有思虑,没有作为。"我愿意效仿学习。《诗经》说:"思想没有邪念。"章质夫与此相似吧。元丰元年正月二十四日记。

思甚于欲,独造之论,顾不知思便是欲。郑孔肩

**【译文】**

思虑比欲望还厉害,这是独创的观点,只是不知道思虑便是欲望。
郑孔肩

# 睡乡记

**【题解】**

《睡乡记》是一篇立意独特、文字有趣的妙文,读之忍俊不禁。文中营造了一个类似于老子笔下"小国寡民"式的理想世界,同时又将历史上一些实有的人物和典故融入进去,营造了一种真假难辨、虚虚实实的

效果,体现了老庄返璞归真、安贫乐道思想的影响。

　　睡乡之境,盖与齐州接①,而齐州之民无知者。其政甚淳,其俗甚均②,其土平夷广大③,无东西南北。其人安恬舒适,无疾痛札疠④。昏然不生七情⑤,茫然不交万事⑥,荡然不知天地日月⑦。不丝不谷⑧,佚卧而自足。不舟不车,极意而远游。冬而绤⑨,夏而纩⑩,不知其有寒暑。得而悲,失而喜,不知其有利害。以谓凡其所目见者皆妄也。

**【注释】**

①齐州:犹中州。古时指中国。

②均:公平,平等。

③平夷:平坦。

④札疠:因瘟疫而死亡。

⑤昏然:迷糊不清的样子。七情:人的七种感情或情绪,喜、怒、哀、惧、爱、恶、欲。

⑥茫然:无所知的样子。交:接触,接近。

⑦荡然:坦荡、无拘束的样子。

⑧不丝:不纺织。不谷:不耕种。

⑨绤(chī):细葛布做的衣服。

⑩纩(kuàng):棉絮。这里指棉衣。

**【译文】**

　　睡乡的边境,大概与齐州接壤,而齐州的老百姓却没有人知道。那里的政治非常淳朴,风俗非常公平,土地平坦广大,没有东西南北之分。百姓安恬舒适,没有疾痛瘟疫。人们迷迷糊糊没有七情六欲,无知无识不受万事烦扰,无拘无束不知有天地日月。不织布也不耕田,安逸高卧而满足。不乘船不坐车,却可以任意远游。冬天穿细麻布的衣服,夏天穿棉衣,不知道有寒暑之分。得到却悲伤,失去却喜悦,不知道有利害区别。认为凡是眼睛看到的都是虚妄的。

　　昔黄帝闻而乐之,闲居,斋心服形①,三月弗获其治②。疲而睡,盖至其乡。既寝③,厌其国之多事也,召二臣而告之④。凡二十有八年,而天下大治,似睡乡焉⑤。降及尧、舜无为,世以为睡乡之俗也。禹、汤股无胈⑥,胫无毛,剪爪为牲⑦,以救天灾,不暇与睡乡往来。武王克商还周,日夜不寝,曰:"吾未定大业。"周公夜以继日,坐以待旦,为王作礼乐,伐鼓扣钟⑧,鸡人号于右⑨,则睡乡之边徼屡警矣⑩。其孙穆王慕黄帝之事,因西方化人而神游焉⑪。腾虚空,乘云雾,卒莫睹所谓睡乡也。至孔子时,有宰予者⑫,亦弃其学而游焉,不得其途,大迷谬而返。战国秦汉之君,悲愁伤生,内穷于长夜之饮,外累于攻战之具,于是睡乡始丘墟矣。而蒙漆园吏庄周者,知过之化为蝴蝶,翩翩其间,蒙人弗觉也。其后山人处士之慕道者,犹往往而至,至则嚣然乐而忘归⑬,从以为之徒云。嗟夫,予也幼而勤行,长而竞时⑭,卒不能至,岂不迂哉?因夫斯人之问津也,故记。

**【注释】**

①斋心:清除心中杂念。服形:即服气吐纳。道家养生延年之术。

②弗获:没有收获。

③既寝:睡醒后。

④二臣:谓天老、力牧,黄帝的两个辅臣。

⑤似睡乡焉：按，以上本《列子·黄帝》记黄帝梦游华胥国之事。

⑥胈（bá）：腿上的毛。

⑦剪爪为牲：剪掉指甲以自己作牺牲祭神。《尚书大传》："汤伐桀之
　后，大旱七年，史卜曰：'当以人为祷。'汤乃剪发断爪，自以为牲，
　而祷于桑林之社。"

⑧伐鼓：敲鼓。伐，敲击。

⑨鸡人：周代官职名。掌供办鸡牲。凡举行大典，则报时以警夜。

⑩边徼：边境。

⑪其孙穆王慕黄帝之事，因西方化人而神游焉：典出《列子·周穆
　王》。西方化人带领周穆王游于化人之宫，"化人之宫构以金银，
　络以珠玉；出云雨之上而不知下之据，望之若屯云焉。耳目所观
　听，鼻口所纳尝，皆非人间之有"。化人，有幻术的人。

⑫宰予：字子我，春秋末期鲁国人。"孔门十哲"之一，能言善辩，曾
　从孔子周游列国。《论语·公冶长》："宰予昼寝。子曰：'朽木不
　可雕也，粪土之墙不可杇也，于予与何诛？'"

⑬嚣然：悠闲舒适的样子。

⑭竞时：争竞于时世。

**【译文】**

当年黄帝闻听后非常高兴，避人独居，清除杂念，吐纳服气，但三个
月也没有收获。他疲惫地睡着了，好像到了睡乡。醒了以后，厌恶自己
国家事务繁多，便叫来天老、力牧两位大臣把睡乡的事告诉他们。此后
二十八年，天下大治，就如同睡乡一样。到唐尧、虞舜当政，以无为治理
天下，人们认为也很像睡乡的习俗。大禹、商汤辛苦工作，腿上的汗毛被
磨掉，剪掉指爪以自己作为祭品，来拯救水旱之灾，没有时间去睡乡。周
武王灭商还周，没日没夜地操劳不休息，他说："我的大业还没有安定。"
周公夜以继日地操劳，坐着等待天亮，为天子制定礼乐，敲鼓击钟，报晓
的官在身边高叫，此时睡乡的边境已多次发出警报。后代周穆王仰慕黄

帝的事迹,依靠来自西方会幻术的人神游天宫。他腾上虚空,乘着云雾,但最终也没有看见睡乡。到了孔子之时,其弟子宰予抛弃儒学而游于睡乡,但不认得路径,深陷迷惑谬误而返。战国、秦、汉的君主,大多悲戚愁苦,损伤精神,对内忙于彻夜饮酒作乐,对外不断攻战征伐,睡乡几乎变成了废墟。而蒙人漆园吏庄周,知道前往睡乡把自己变成蝴蝶,在睡乡中翩翩飞舞,蒙人毫无觉察。此后山人隐士中那些仰慕此道的人,也不断有人前往睡乡,一到其地,就陶然自乐忘却返回,做了庄周的门徒。唉! 我年少时努力学习,长大后于时世中竞逐功名,最终没能到达睡乡,岂不是太迂拙了? 因为有人询问睡乡,所以写了这篇文章。

全拟王无功《醉乡记》<sup>①</sup>,集中二记并载者,俱非善本。

**【注释】**

①王无功《醉乡记》:唐人王绩所作散文,以比刘伶《酒德颂》。文章塑造了"醉乡"这样一个"无爱憎喜怒","刑措不用",无为而治,常人难达的理想之国,只有陶渊明、阮籍等十数个"酒仙"有幸一游。王无功,王绩,字无功,号东皋子。举孝悌廉洁科,授秘书省正字。清高自持,放诞纵酒,不肯与世俗同流合污。

**【译文】**

完全模拟王无功的《醉乡记》,东坡文集中两篇记文一齐收载的,都不是善本。

# 大悲阁记

**【题解】**

苏轼有两篇《大悲阁记》,一为《盐官大悲阁记》,一为此篇为成都大悲阁所写的《成都大悲阁记》。但本文并非是其在成都时所作。据文中

"余游于四方二十余年"推断,应当作于在外宦游时,有人认为,若以东坡嘉祐元年(1056)出川游京师始计,二十年后为熙宁九年(1076);再放宽些,则当在元丰四五年(1081—1082)间。记文为应建大悲阁的僧人敏行派其徒法震专请而写。关于此文的作者,亦有苏辙代苏轼所作之说,但尚无定论。

　　大悲者①,观世音之变也②。观世音由闻而觉③,始于闻,而能无所闻,始于无所闻,而能无所不闻。能无所闻,虽无身可也,能无所不闻,虽千万亿身可也,而况于手与目乎! 虽然,非无身无以举千万亿身之众,非千万亿身无以示无身之至。故散而为千万亿身,聚而为八万四千母陀罗臂、八万四千清净宝目④,其道一耳。

**【注释】**

①大悲:这里指大悲菩萨。佛教中救人苦难之心,谓之悲;佛菩萨悲心广大,故称大悲。

②变:变相。

③由闻而觉:从闻道到真正觉悟。《楞严经》中记载,观音菩萨有"彼佛教我,从闻思修,入三摩地"之语。

④八万四千:佛教表示事物众多的数字,用以形容极多。母陀罗:意为印契,指以手结成的各种印形。清净:佛教语。指远离恶行与烦恼。

**【译文】**

　　大悲菩萨,是观世音菩萨的变相。观世音由闻道而至真正觉悟,最初能有所听闻,后至于没有听闻,又由没有听闻,达到能无所不闻。能做到没有任何听闻,没有身体就行;能做到不闻,那就要有千万上亿的身体,何况是手和眼呢? 即便是这样,如果没有身体就没有办法举起千万亿个身体,没有千万亿个身体就没有办法显示没有身体的极致。因此散开就化为千万亿个身体,聚拢就成为八万四千结成印记的手臂、八万四千清净宝目,道理是一样的。

　　昔吾尝观于此,吾头发不可胜数,而身毛孔亦不可胜数。牵一发而头为之动,拔一毛而身为之变。然则发皆吾头,而毛孔皆吾身也。彼皆吾头,而不能为头之用,彼皆吾身,而不能具身之智,则物有以乱之矣。吾将使世人左手运斤,而右手执削①,目数飞雁而耳节鸣鼓②,首肯旁人而足识梯级③,虽有智者,有所不暇矣,而况千手异执而千目各视乎? 及吾燕坐寂然④,心念凝默⑤,湛然如大明镜,人鬼鸟兽,杂陈乎吾前,色声香味,交遘乎吾体⑥。心虽不起,而物无不接,接必有道。即千手之出,千目之运,虽未可得见,而理则具矣。彼佛菩萨亦然。虽一身不成二佛,而一佛能遍河沙诸国⑦。非有他也,触而不乱,至而能应,理有必至。而何独疑于大悲乎?

**【注释】**

①削:削刀,古代用来除去书写在木牍或竹简上的错字。

②节:节奏。这里指数鼓声节奏。

③首肯:本义是点头答应,这里指用点头的动作数数。识:标记。这里指记数。梯级:台阶。

④燕坐:安坐。

⑤凝默:庄重而静默。

⑥交遘（gòu）：交相作用。遘，遇。

⑦河沙：恒河沙数。佛教以为佛世界如恒河沙数，多至不可胜数。

## 【译文】

过去我曾经观察过，我的头发数不胜数，身上的毛孔也数不胜数。拉扯一根头发头就跟着动，拔下一根汗毛身体就会有反应。如此那么头发就都是我的头，毛孔就都是我的自身。那头发都是我的头，却没有头的作用，毛孔都是我自身，却没有我自身的智慧，那么事物就有似是而非的淆乱。试想让世上的人左手抡斧子，右手拿削刀，眼睛数高飞大雁的数目，耳朵默数鼓点的节奏，用头点数旁边人的数目，用脚计数台阶，即使是智者也顾不过来，更何况一千只手拿着不同的东西、一千只眼各看着不同的事物呢？等到我安然坐定，神思俱寂，就像是一面明亮的大镜子，人鬼鸟兽，纷繁错杂地显现在我的眼前，五光十色声音气味，交相进入我的体内。我的心虽然并没有萌动，然而眼前的万物没有一样没交接，交接必然有规律。即便伸出了一千只手，睁开了一千双眼睛，虽然并没有实实在在地见到这些手臂和眼睛，但依照情理，手臂和眼睛肯定是在动作了。佛菩萨也是同样。虽然一个肉身不能成为两个佛，但一佛就能遍布所有国家。没有其他原因，遇事不慌乱，事至都能应对，理无所不至。为什么偏偏对大悲观世音有怀疑呢？

成都，西南大都会也，佛事最盛。而大悲之像，未睹其杰①。有法师敏行者，能读内外教②，博通其义，欲以如幻三昧为一方首③，乃以大栴檀作菩萨像④，端严妙丽，具慈愍性⑤。手臂错出，开合捧执，指弹摩拊⑥，千态具备。手各有目，无妄举者。复作大阁以覆菩萨，雄伟壮峙⑦，工与像称⑧。都人作礼，因敬生悟。

**【注释】**

①杰：特异，超众。

②内外教：佛教自称为内教，将儒道等视为外教。

③如幻三昧：指通达一切诸法如幻之理的奥妙。《圆觉经》："修习菩萨如幻三昧方便，渐次令众生得离诸幻。"

④栴（zhān）檀：又名檀香、白檀，名贵树木，能散发醇和香味，历久弥香。

⑤慈愍：仁慈怜悯。

⑥摩：抚摸。拊：拍击。

⑦峙：耸立。

⑧工：工巧精美。

**【译文】**

　　成都，是西南的大都会，佛事最盛。而大悲菩萨的塑像，却没看到有超众的。有位法号叫敏行的高僧，能诵读内教外教经典，并深通其奥义，想以"如幻三昧"禅法来建造这里第一座大悲菩萨像。于是用檀香木塑菩萨像，形象庄严美妙，具有所有慈悲的佛性。菩萨的手臂交错而出，有的伸开有的合起，有的捧物有的拿物，手指或弹或抚或拍，具有所有的姿态。每只手上都塑着眼睛，没有一只手是空的。敏行又建了一座大楼阁遮盖菩萨像，楼阁宏伟壮观高高耸立，其精美与塑像不分上下。成都人前来礼佛，由于崇敬而有所觉悟。

　　余游于四方二十余年矣，虽未得归，而想见其处。敏行使其徒法震乞文，为道其所以然者。且颂之曰：

　　吾观世间人，两目两手臂。物至不能应，狂惑失所措。其有欲应者，颠倒作思虑。思虑非真实，无异无手目。菩萨千手目，与一手目同。物至心亦至，曾不作思虑①。随其所当应,无不得其当。引弓挟白羽,剑盾诸械器;经卷及香花②,盂水青杨枝;珊瑚大宝炬③,白拂朱藤杖。所遇无不执,所执无有疑。缘何得无疑,以我无心故④。若犹有心者,千手当千心。一人而千心,内自相攫攘⑤,何暇能应物。千手无一心,手手得其处。稽首大悲尊,愿度一切众。皆证无心法⑥,皆具千手目。

**【注释】**

①曾:则。表示相承。

②香花:香烛与鲜花。

③宝炬:蜡烛的美称。

④无心:佛教语。指解脱邪念的真心。

⑤攫(jué)攘:争夺。

⑥证:佛教语。参悟,修行得道。

**【译文】**

我游宦四方已经二十多年了,虽然没有机会回去,但可以想象出此阁此像的壮美。敏行派他的弟子法震来请我写篇文章,记下这件事的缘起。又作此颂:

我看世上的众人,都有两只眼睛两条手臂。遇事不能应对,狂妄糊涂举止失误。有些想应对的人,想法又本末倒置。想法如果并不切实,和无手无眼没有区别。菩萨有千手和千眼,却如同一手一目一样。如果外物临近心也随之而至,丝毫不假思索。该怎么应对就怎么应对,没有一事处理不当。菩萨手里拿着强弓羽箭,拿着剑盾种种兵器;拿着经卷和香烛鲜花,拿着钵盂和青青的杨柳枝;拿着珊瑚和巨大的宝烛,拿着白色的拂尘和红色的藤杖。但凡所遇到的物品,没有不拿在手里,凡是拿在手中的物品,都无所疑虑。为什么无所疑虑呢? 因为无心的缘故。如果存有分别心，必然是一千只手对一千颗心。一个人有一千颗心，内心就会充满争抢，哪里还能应对万物。有一千只手而无心，才能每只手各得其便。向大悲菩萨叩头礼敬，盼望度脱一切众生。让众生都能参悟无心妙法，让人们都具有千手千慧眼。

　　从世人身上说出大悲来，便亲切可据。至才颖所运[①]，儒与释，唯我指挥[②]。

**【注释】**

①才颖：才能出众。

②指挥：安排调遣。

**【译文】**

从世人身上反衬大悲菩萨，就很亲切可信。至于运用出众才能，儒教与释教义理，都会圆融无碍。


# 胜相院经藏记

**【题解】**

元丰三年（1080），苏轼被贬谪到黄州，亲友多害怕被牵连而避之不及，而成都大圣慈寺的老友惟简和尚却在苏轼到黄州不久，就派徒孙悟清前来探望，并希望苏轼为大圣慈寺新建成的胜相院经藏，即专供收藏佛经的处所"大宝藏"作记。苏轼慨然应允并写了这篇《胜相院经藏记》。

　　元丰三年，岁在庚申。有大比丘惟简[①]，号曰宝月。修行如幻[②]，三摩钵提[③]。在蜀成都，大圣慈寺，故中和院，赐名胜相。以无量宝[④]，黄金丹砂、琉璃真珠、旃檀众香，庄严佛语,及菩萨语,作大宝藏⑤。涌起于海,有大天龙,背负而出,及诸小龙,纠结环绕。诸化菩萨⑥,及护法神,镇守其门。天魔鬼神⑦,各执其物,以御不祥。是诸众宝,及诸佛子⑧,光色声香,自相磨激,璀璨芳郁,玲珑宛转,生出诸相,变化无穷。不假言语,自然显见,苦空无我⑨,无量妙义。凡见闻者,随其根性⑩,各有所得。如众饥人,入于大仓,虽未得食,已有饱意。又如病人,游于药市,闻众药香,便自衰减。更能取米,作无碍饭,恣食取饱,自然不饥⑪。又能取药⑫,以疗众病,众病有尽,而药无穷,须臾之间,无病可疗。以是因缘,度无量众,时见闻者,皆争舍施。富者出财,壮者出力,巧者出技,皆舍所爱,及诸结习⑬,而作佛事,求脱烦恼,浊恶苦海⑭。

**【注释】**

①大比丘:比丘之德高年长者,高僧。比丘,指已受具足戒的男性,俗称和尚。

②如幻:佛教语。为大品般若经所举十喻之一。幻师以种种技法变现象、马、人物等,使人如实见闻,称为幻;然此幻相幻事皆空而非实,故以之比喻一切诸法皆空,犹如幻相般之无实。这里指深奥佛法。

③三摩钵提:佛教语。梵文音译,犹"三昧",意译为"正定",谓屏除杂念,心不散乱,专注一境。一说是一种证得菩提的修行方法,苏轼《宝月大师塔铭》也曾提及惟简和三摩钵提:"师于佛事虽若有为,譬之农夫畦而种之,待其自成,不数数然也。故余尝以为修三摩钵提者。"

④无量:佛教语。多而不可计量。

⑤大宝藏：累积珍宝之库藏，即寺院藏经处。

⑥化菩萨：佛菩萨以神通力变化之菩萨身。

⑦天魔：天子魔的简称，即欲界第六天魔王波旬，他有无数眷属，时常障碍佛道。这里或泛指魔王。

⑧佛子：菩萨的通称。

⑨苦空无我：佛教谓人世间一切皆苦，万法俱空，又谓人身为五蕴之假和合，故无实体之自我。这里指佛教中的各种奥义。

⑩根性：佛教谓气力之本曰根，善恶之习曰性。人性有生善恶作业之力，故称根性。

⑪"更能取米"几句：喻佛法能饱众生。无碍饭，谓以无碍之因而作斋会，即施与一切僧俗之斋会。无碍，佛教语。谓通达自在，没有障碍。

⑫又能取药：喻佛法能解脱众生烦恼。

⑬结习：佛教指烦恼。这里借指各种技能。

⑭浊恶：五浊恶世。佛教谓尘世中烦恼痛苦炽盛充满五种浑浊不净，即劫浊、见浊、烦恼浊、众生浊和命浊。苦海：佛教语。比喻生死轮回的三界。

## 【译文】

元丰三年庚申岁，大比丘惟简，法号宝月，修行如幻三摩钵提佛法。蜀地的成都大圣慈寺中，原来的中和院，被赐名为胜相院。宝月以无量的珍宝、黄金丹砂、琉璃真珠、旃檀众香，庄严佛经和菩萨之语，修建了这座宏大的经藏。经藏仿佛从大海中涌现，由大天龙背负而出，四周无数的小龙，纠结盘绕在一起。诸位菩萨和护法之神镇守着经藏大门。天魔鬼神，各自拿着法物护卫，防御不祥之事。诸多宝物，和各位佛子，五光十色，声音香气交相摩击，璀璨芳香，玲珑宛转，化生出各种形态，变化无穷无尽。无须借助言语，自然便显现出苦空无我的无量佛家妙义。凡是见到或听到之人，都能依照自身的根性有所收获。如同饥饿之人，进入了大粮仓，虽然还没有吃到嘴里，却已经有了饱足的感觉。又如同病人，进入了药市，闻到了药物的香气，病也就减轻了许多。佛法能饱众生，更如同取到米粮，做成不竭无障碍的饭食，人们任意吃到饱，自然不再会感到饥饿。佛法又像能取得药物，治疗患者的种种疾病，患者的病有穷尽，而药物却是无穷无尽，短短的时间内就无病可医。用这样的因缘，来度无量的众生，当时见到、听到的众人，都争着施舍。富人拿出钱财，强壮的人出力气，机巧的人出技艺，都施舍自己的珍爱之物以及各种技能，来举行佛事，以求解脱烦恼和浊恶的苦海。

　　有一居士<sup>①</sup>，其先蜀人，与是比丘，有大因缘<sup>②</sup>。去国流浪，在江淮间，闻是比丘，作是佛事，即欲随众，舍所爱习<sup>③</sup>。周视其身，及其室庐，求可舍者，了无一物。如焦谷芽<sup>④</sup>，如石女儿<sup>⑤</sup>，乃至无有，毫发可舍。私自念言，我今惟有，无始已来<sup>⑥</sup>，结习口业<sup>⑦</sup>，妄言绮语<sup>⑧</sup>，论说古今，是非成败。以是业故，所出言语，犹如钟磬，黼黻文章<sup>⑨</sup>，悦可耳目。如人善博，日胜日负，自云是巧，不知是业。今舍此业，作宝藏偈<sup>⑩</sup>。愿我今世，作是偈已，尽未来世，永断诸业，客尘妄想<sup>⑪</sup>，及诸理障<sup>⑫</sup>。一切世间，无取无舍，无憎无爱，无可无不可。时此居士，稽首西望，而说偈言：

**【注释】**

①居士：这里系苏轼自指。

②因缘：缘分。苏轼与惟简同宗，依佛教解释则前世有因缘。

③爱习：喜爱熟习。

④焦谷芽：焦谷之芽。指不可能的事情。

⑤石女儿：石女的儿子。指没有的事情。石女，指阴道生理构造不

全之女人,不可能有子。

⑥无始:没有起始,指久远的太古。

⑦口业:佛教语。指妄言、恶口、两舌和绮语。这里指诗文的创作。唐宋人以诗文类绮语,故相比附。业,佛教指身、口、意三方面的活动。这些活动又有善、不善、非善非不善之分。业发生后不会消除,它将引起连续不断的因果报应。一般指恶业、罪孽。

⑧妄言:佛教十恶之一。特指以欺人为目的而作之虚妄语。绮语:佛教十恶之一。指一切含淫意不正之言词。

⑨黼黻文章:古礼服上所绣色彩绚丽的花纹。

⑩偈(jì):佛经中的唱颂词。

⑪客尘:谓尘世间之种种烦恼。

⑫理障:佛教语。指会障碍修行的错误思想。

【译文】

有一位居士,祖先是蜀人,和惟简和尚有大因缘。他离开京城,飘流在江淮之间,听到惟简做了这样的佛家盛事,便想跟随众人,施舍自己珍爱之物和才能。但环视自身和所住的庐室,寻找可以施舍的东西,竟然一无所得。如同烧焦了的谷芽,如同石女的儿子,竟没有毫发可以施舍之物。自己私下想到:如今我所有的,只有无始以来长期形成的口业,妄言绮语,谈论古今的兴亡衰败。因为口业的缘故,所以说出的话语,如同击钟击磬,文章锦绣,使人的耳目愉悦。就像是有人善于赌博,每天输赢,自认为是机巧,却不知是业障。现在抛开这种业障,作宝藏偈。愿我此生,写过此偈之后,直到未来世结束,永远断绝种种业障和尘世烦恼,以及各种错误思想。世间的一切,没有获取也没有施与,没有憎恨也没有怜爱,没有正确也没有不正确。此时这个居士,稽首遥望西方,作偈语说:

我游众宝山,见山不见宝。岩谷及草木,虎豹诸龙蛇。虽知宝所在,欲取不可得。复有求宝者,自言已得宝,见宝不见山，亦未得宝故。譬如梦中人，未尝知是梦，既知是梦已，所梦即变灭①。见我不见梦，因以我为觉，不知真觉者，觉梦两无有。我观大宝藏，如以蜜说甜②。众生未喻故，复以甜说蜜。甜蜜更相说，千劫无穷尽③。自蜜及甘蔗，查梨与橘柚，说甜而得酸，以及咸辛苦。忽然反自味，舌根有甜相④，我尔默自知，不烦更相说。我今说此偈，于道亦云远，如眼根自见⑤，是眼非我有。当有无耳人，听此非舌言⑥，于一弹指顷⑦，洗我千劫罪。

【注释】

①变灭：变化幻灭。

②以蜜说甜：用蜜解释甜。比喻以现象解释本质。

③千劫：指旷远的时间与无数的生灭成坏。劫，"劫波"（或"劫簸"）的略称，意为极久远的时节。古印度传说世界经历若干万年毁灭一次，重新再开始，这样一个周期叫一"劫"。

④舌根：舌为知味发言之根本，故云舌根。佛教眼、耳、鼻、舌、身、意六根之一。根，为能生之意。

⑤眼根：指眼睛因接触客观事物而产生的视觉和认识。

⑥舌言：指讲空话。

⑦一弹指顷：弹指的时间，比喻极短之时间。

【译文】

我在众宝山上游玩，见到了山却没有见到宝。岩石深谷和花草树木，虎豹和巨蟒长蛇。虽然知道宝就在此山，想要获取却得不到。又有求宝人，自称已经获得珍宝，他只看到了宝物却没看到山，所以也没得到珍宝。好比睡梦中的人，并不知道是在做梦。知道是做梦后，梦中的一切都已经幻灭了。见到自身而不见到梦，就认为知道自身是觉悟，不知真正觉悟的人，觉和梦都不存在。我看大宝藏，如用蜜来说明什么是甜。众生不知道其中道理，又用甜来说明蜜。甜和蜜互相说明，经过一千劫也没有穷尽。从蜜说到甘蔗，又说到查梨和橘柚，说甜已经变为酸，以及咸、辛、苦。忽然反过来自己品味，发现舌根处就有甜，我和你都明白，用不着再说明。我现在说这首偈语，离妙理还差很远，如同眼根可自己见到，这眼睛不一定是我的。当有没长耳朵的人，听到这篇不是用舌头说出的偈语，能在弹指之间，洗尽我千劫的罪孽。

　　佛教维寂，至于思议不参①，而反借庄严色相以显其趣②。此篇学彼法中语全似③。王圣俞

　　王荆公居钟山。一日，于客处得东坡《胜相院经藏记》，展诵于风檐之下。喜见须眉④，曰："子瞻，人中龙也。然有一字未稳。"客请愿闻之。公曰："日胜日贫，不若日胜日负。"东坡闻之，拊掌大笑，以为知言。

**【注释】**

　　①思议：言说思想。参：参悟，琢磨。

　　②色相：佛教用语，指万物的形貌。

　　③彼法：指佛法。

　　④喜见须眉：指笑容满面。

**【译文】**

　　佛教只讲求寂灭常静之道，至于言说思想并不探究，而反借着庄严的外形来展现旨趣。这篇文章仿效佛法中的用语完全相似。王圣俞

　　王安石住在钟山时，一天，从客人那里得到东坡所写的《胜相院经藏记》，在风檐下打开阅览，笑容满面地说："子瞻真是人中龙。但有一个字不稳妥。"客人表示想知道是哪一个字。王安石说："日胜日贫，不如

日胜日负。"东坡听了,拊掌大笑,认为荆公知言。

# 滟滪堆赋<sup>①</sup>并叙

**【题解】**

嘉祐四年(1059)苏轼侍父偕弟自蜀舟行,出三峡,适京师,此赋当作于此时,是苏轼早年辞赋的代表作之一。滟滪堆作为长江上的著名景点,以其为主题的作品并不少见,但多数是对其雄伟险峻的描绘,而苏轼则慧眼独具,从"物理"的角度着眼,层层深入,对滟滪堆提出了不同于世人的独特见解,并用灵活的句式、平易而生动的语言分析了滟滪堆有功于人的原因,阐发了世事"有以安而生变,亦有以用危而求安"的道理,已经初步显示出了苏轼好学深思,以及好发议论的特点。

世以瞿唐峡口滟滪堆<sup>②</sup>,为天下之至险,凡覆舟者,皆归咎于此石<sup>③</sup>。以予观之,盖有功于斯人者。夫蜀江会百水而至于夔<sup>④</sup>,弥漫浩汗<sup>⑤</sup>,横放于大野<sup>⑥</sup>,而峡之小大,曾不及其十一。苟先无以龃龉于其间<sup>⑦</sup>,则江之远来,奔腾迅快,尽锐于瞿唐之口,其险悍可畏当不啻于今耳<sup>⑧</sup>。因为之赋,以待好事者,试观而思之。

**【注释】**

①滟滪(yàn yù)堆:旧时为长江三峡著名险滩。俗称燕窝石,古代又名犹豫石。位于白帝城下瞿塘峡口,夏秋没于水中,冬春出水面二十余米。现已被炸除。

②瞿唐峡:瞿塘峡,西起奉节白帝山,东迄巫山大溪乡,长八公里,是长江三峡中最短的一个,却最为雄伟险峻。

③归咎(jiù)：归罪。咎，罪责。

④蜀江：今四川宜宾以东、重庆巫山以西一段长江。夔(kuí)：夔州，治今重庆奉节。

⑤浩汗：即浩瀚，水盛大的样子。

⑥大野：广大的原野。

⑦龃龉(jǔ yǔ)：原义是不融洽，这里是阻扼的意思。

⑧不啻(chì)：不只，不仅。

**【译文】**

　　世人以为瞿塘峡口的滟滪堆，是天下最危险的地方，凡在此处翻船的，都归罪于这块巨石。在我看来，它倒是有功于这些人的。蜀江汇聚了很多支流奔流到夔州，水势浩大，奔流滔滔，横跨宽阔的原野，但是瞿塘峡的宽度，还不到蜀江的十分之一。如果不是滟滪堆首先阻挡在三峡中，那么江水从远方飞流直下，奔腾迅猛，全部水势直冲瞿塘峡口，它的险恶凶猛可怕之势必定不只是现在这样。所以我要为它作赋，以等待好事之人，试着观察而慢慢思考。

　　天下之至信者①，惟水而已。江河之大与海之深，而可以意揣②。惟其不自为形，而因物以赋形③，是故千变万化而有必然之理。掀腾勃怒④，万夫不敢前兮。宛然听命⑤，唯圣人之所使。

**【注释】**

①至信：最为诚挚可信。

②而可以意揣：揣，底本作“拂”，苏轼文集通行本作“揣”，意佳，据改。

③因物以赋形：根据事物形状来变化。

④勃怒：大怒，此形容水势咆哮。

⑤宛然：委曲顺从的样子。

**【译文】**

　　天底下最诚信的事物，要算是水了。江河的浩大和大海之深邃，都可以让人们去推测。只因为它没有固定的形状，而是随着其他事物的形状而变化，所以千变万化而又具有必然的规律。它奔腾飞流汹涌狂怒，万夫不敢向前。要使它顺从听命，只有圣人才能够让它这样。

　　予泊舟乎瞿唐之口，而观乎滟滪之崔嵬①，然后知其所以开峡而不去者，固有以也。蜀江远来兮，浩漫漫之平沙。行千里而未尝龃龉兮，其意骄逞而不可摧②。忽峡口之逼窄兮③，纳万顷于一杯。方其未知有峡也，而战乎滟滪之下，喧豗震掉④，尽力以与石斗。勃乎若万骑之西来⑤，忽孤城之当道，钩援临冲⑥，毕至于其下兮，城坚而不可取。矢尽剑折兮，迤逦循城而东去⑦。于是滔滔汩汩⑧，相与入峡，安行而不敢怒。嗟夫，物固有以安而生变兮，亦有以用危而求安。得吾说而推之兮，亦足以知物理之固然⑨。

**【注释】**

　　①崔嵬（wéi）：高险的样子。

　　②骄逞：凶暴肆虐。摧：抑制。

　　③逼窄：狭窄。

　　④喧豗（huī）：水的喧啸声。震掉：震摇。

　　⑤勃：盛。

　　⑥钩援：钩梯，古代攻城的工具。一说为云梯，一说为八寸长的飞钩。临冲：临车和冲车。古代攻城的两种战车。

　　⑦迤逦（yǐ lǐ）：曲折连绵之状。

⑧滔滔汩汩：水流声。

⑨物理：事物变化的道理。

**【译文】**

我把船停泊在瞿塘峡口，观察滟滪堆的高险气势，然后明白了它自开峡就存在一直都没被冲走，是有原因的。蜀江从远处滚滚而来，浩浩荡荡漫流于平原沙洲。流经千里而没有受到阻挡，水势也就凶猛恣肆而不可抑制。忽然峡口变窄，就像让万顷之水汇集在一个酒杯中。此时大水还不知道有三峡，于是就猛然暴怒地疯狂冲击滟滪堆，喧闹着发出震天的吼声，尽力与这块巨石争斗。盛大水势就像万马奔腾从西而来，忽然遇到孤城当道，就像动用攻城的战车一样，竭尽全力扑到这块巨石之下，但是这块巨石就像一座城垣坚不可摧。江水就像攻城的敌人箭尽剑折，只好弯弯曲曲绕着城垣向东流去。于是滔滔的江水汇入瞿塘峡口，安然平缓地流淌而不敢放肆。啊！事物本来就有因安逸而发生变故，处于危难而得安全的规律。理解了我的想法推而广之，也足以知道事物变化之理本来就是这样。

毒药利病，毒天下而民从之，何独石也。 陈明卿

**【译文】**

毒药利于病，虽然天下皆知其有毒性但是百姓却都依从，哪里只有巨石是这样。 陈明卿

# 赤壁赋①

**【题解】**

《赤壁赋》是苏轼赋作中的名篇，作于元丰五年（1082），正是苏轼被贬谪黄州的第三年。文章采用了汉赋常用的主客对答的方式，当然，这

只是一种表达手段,并不一定真的有客人和苏轼如此对答,因此,这里主客其实都可以视为是苏轼内心矛盾的反应。在《赤壁赋》中,客人触景生情,面对着赤壁,想到了历史上赤壁大战波澜壮阔的情景,但再显赫的人物,如今都已经作云烟消散,人在历史与自然面前显得那么微不足道,不由悲从中来。苏轼听了客人的感慨,遂陈述自己的见解,来宽解对方。在苏轼看来,从变化的角度看,天地的存在也不过是转瞬之间,而从不变的角度看,则事物和人类都是无穷尽的,没有什么值得羡慕和遗憾,还不如好好享受眼前的清风明月。苏轼所游览的"赤壁"位于黄州,与历史上赤壁大战的战场并非一个地方,苏轼在这里只是畅发幽情,借以抒发胸臆而已。总体来看,《赤壁赋》中尽管也透露出淡淡的怅惘,但整体而言,还是体现出了面对逆境达观、坦然的态度。但几个月之后的《后赤壁赋》中悲伤、孤独的情绪却跃然纸上,两相对比,苏轼内心情绪的矛盾与起伏显而易见。

壬戌之秋②,七月既望③,苏子与客泛舟,游于赤壁之下。清风徐来,水波不兴。举酒属客④,诵明月之诗,歌窈窕之章⑤。少焉,月出于东山之上,徘徊于斗牛之间⑥。白露横江,水光接天。纵一苇之所如⑦,凌万顷之茫然。浩浩乎如冯虚御风⑧,而不知其所止,飘飘乎如遗世独立⑨,羽化而登仙⑩。

**【注释】**

①赤壁:此处实为黄州赤鼻矶,位于今湖北黄冈西门外。因为色呈赭赤,形如悬鼻,故而得名,当地人也称其为赤壁。

②壬戌:宋神宗元丰五年(1082),岁在壬戌。

③既望:指农历十六日。

④属（zhǔ）：斟酒相劝。

⑤诵明月之诗，歌窈窕之章：指《诗经·陈风·月出》。其第一章为"月出皎兮，佼人僚兮，舒窈纠兮，劳心悄兮"，故称"明月之诗"和"窈窕之章"。

⑥斗牛：斗宿和牛宿。均属二十八星宿。

⑦一苇：像一片苇叶那么小的船，比喻极小的船。

⑧冯虚御风：无所凭借，能驾风飞翔。冯，同"凭"，依靠。

⑨遗世独立：超脱尘世。

⑩羽化：道教中对成仙的称谓，认为成仙后能够飞升变化。

**【译文】**

壬戌年秋天，七月十六日，我和客人坐着船，在赤壁下游览。清风缓缓吹来，水面也没有波浪。我举起酒杯邀客人同饮，诵读、吟唱《月出》中的诗句。一会儿，月亮从东边山上升起，徘徊于斗、牛二宿之间。白色的雾气弥漫江面，水光与天色相连。任凭小小船儿自由飘荡，越过无际的苍茫江面。多么广阔浩瀚啊，仿佛无所依凭地乘风遨游，不知停留在何处，飘飘然如同超脱了尘世，羽化成仙。

　　于是饮酒乐甚，扣舷而歌之①。歌曰："桂棹兮兰桨②，击空明兮溯流光③。渺渺兮予怀④，望美人兮天一方⑤。"客有吹洞箫者，倚歌而和之⑥。其声呜呜然，如怨如慕⑦，如泣如诉，余音袅袅，不绝如缕。舞幽壑之潜蛟⑧，泣孤舟之嫠妇⑨。

**【注释】**

①扣舷：指敲着船舷打节拍。

②桂棹（zhào）：桂树木做的棹。棹，一种划船工具，形似桨。兰桨：兰木作的船桨。

③空明：指月光下的水面。流光：流动、闪烁着光彩的江水。

④渺渺：悠远的样子。

⑤美人：这里是以美人作比，象征思慕之人。

⑥倚歌：以乐器为歌声伴奏。

⑦慕：思慕，向往。

⑧幽壑：这里指深渊。

⑨嫠（lí）妇：寡妇。

**【译文】**

于是喝着酒快乐至极，敲着船舷而吟唱。歌词为："桂木做的棹兰木做的桨，划破月光下的水波逆着闪烁光彩的江流而上。多么悠远啊，我的思念之情；所向往的美人啊，在天边遥远的地方。"有客人会吹洞箫，用洞箫伴奏相和。呜呜的箫声，如怨恨和思慕，又如哭泣和低诉。余音袅袅，如同不绝的细丝。潜藏于深渊中的蛟龙随之起舞，独坐空船上的寡妇闻之悲泣。

　　苏子愀然①，正襟危坐而问客曰②："何为其然也？"客曰："'月明星稀，乌鹊南飞'，此非曹孟德之诗乎③？西望夏口，东望武昌，山川相缪④，郁乎苍苍，此非孟德之困于周郎者乎⑤？方其破荆州，下江陵，顺流而东也，舳舻千里⑥，旌旗蔽空，酾酒临江⑦，横槊赋诗⑧，固一世之雄也，而今安在哉？况吾与子渔樵于江渚之上，侣鱼虾而友麋鹿，驾一叶之扁舟，举匏樽以相属⑨。寄蜉蝣于天地⑩，渺沧海之一粟。哀吾生之须臾⑪，羡长江之无穷。挟飞仙以遨游，抱明月而长终。知不可乎骤得，托遗响于悲风⑫。"

## 【注释】

①愀（qiǎo）然：忧戚的样子。

②正襟危坐：整理衣襟，严肃地端坐。

③"月明星稀"几句："月明星稀，乌鹊南飞"是曹操《短歌行》中的诗句。曹孟德，即曹操。

④缪：通"缭"，盘绕。

⑤周郎：周瑜。

⑥舳舻（zhú lú）：指前后相接的战船。

⑦酾（shī）酒：斟酒。

⑧槊（shuò）：长矛。

⑨匏（páo）樽：用葫芦做成的酒器。

⑩蜉蝣：一种虫子，夏秋之间生于水边，生存期极短，用以比喻人生之短暂。

⑪须臾：片刻。

⑫遗响：余音。悲风：凄厉的寒风。

## 【译文】

苏子面露忧伤，整理衣襟端坐，询问客人："为什么会这样哀伤呢？"客人回答说："'月明星稀，乌鹊南飞'，这不是曹孟德的诗句吗？这里向西望是夏口，向东是武昌，山水环绕，郁郁苍苍，不就是曹孟德被周瑜围困的地方吗？当曹操夺占荆州，从江陵，顺江东下之时，战船前后相连有千里，雄旗遮蔽了天空，临江斟酒，横握着长矛吟诗，真是一世的雄杰，如今在哪里呢？何况我和你在江中的小洲上捕鱼打柴，以鱼虾为伴，以麋鹿为友，驾着一只小船，举着葫芦做的酒具劝酒。像蜉蝣一样寄生于天地之间，像大海里的一粒米一样渺小。哀叹我们生命的短促，羡慕长江的无穷无尽，想与神仙相伴遨游，同明月一起长存世间。知道不能立刻实现，只好寄托于秋风中的箫声罢了。"

苏子曰:"客亦知夫水与月乎? 逝者如斯①,而未尝往也;盈虚者如彼②,而卒莫消长也。盖将自其变者而观之,则天地曾不能以一瞬;自其不变者而观之,则物与我皆无尽也。而又何羡乎? 且夫天地之间,物各有主,苟非吾之所有,虽一毫而莫取。惟江上之清风,与山间之明月,耳得之而为声,目遇之而成色,取之无禁,用之不竭,是造物者之无尽藏也③,而吾与子之所共适。"客喜而笑,洗盏更酌。肴核既尽④,杯盘狼藉⑤。相与枕藉乎舟中⑥,不知东方之既白。

**【注释】**

①逝者如斯:语出《论语·子罕》:"子在川上,曰:'逝者如斯夫,不舍昼夜。'"

②盈虚:指月亮的圆缺。

③无尽藏:佛家语。指无穷无尽的宝藏。

④肴核:荤菜和果品。

⑤狼藉:凌乱。

⑥枕藉:相枕而卧。

**【译文】**

苏子说:"你也知道这水和月吗? 时间流逝如同流水,但并未真正消失;月亮圆缺不定,但终究没有消损和增长。从变化的方面来看,天地间没有一瞬不在变化;从不变的角度来看,事物和人的生命都是无穷的。又有什么可美慕的? 何况天地之间,万物各有所属,如果不是我应该拥有的,即使一毫也不取。只有江上的清风和山间的明月,耳朵听到便是声音,眼睛看到便是色彩,取之没有限制,用之不会完结,这是造物主的无穷无尽的宝藏,而我和你能共同享受。"客人高兴地笑了,洗净酒杯再次斟酒。菜肴果品吃完后,杯子盘子一片凌乱。互相枕靠着睡在船上,不知东方已经发白。

清风明月不用一钱买，此赋文则汪洋意特峻峭①。
"吾与子之所共适"，先生手迹作"共食"。

**【注释】**

①峻峭：高耸陡峭。这里形容文章意境高拔杰出。

**【译文】**

清风明月不用花费一钱买，此赋则气势宏大高拔杰出。
"吾与子之所共适"，先生手迹中写为"共食"。

# 飓风赋①并叙

**【题解】**

《飓风赋》描绘的是现代所说的台风，应当是苏轼贬谪海南时所作。但本文的作者存在争议，南宋吕祖谦奉敕编选的《宋文鉴》（原名《皇朝文鉴》）认为是东坡第二子苏过所作，明代焦竑《刻苏长公文集序》也持这个观点。《东坡养生集》在点评中也认同此观点。

单就《飓风赋》而言，无疑是一篇出色的赋作。作者采用大量篇幅详细描写了飓风将至的兆头，以及飓风袭来至飓风离开的全过程，虽然是写实际发生的事情，但用词夸张而气派宏大，对于风的描绘有静有动、有声有色，很好地体现了赋体文章华丽的特点。更值得注意的是，作者在此基础上还针对飓风发表了自己的议论，在最后一部分围绕着"大小出于相形，忧喜因于相遇"进行了理性的思考，发人深思。

《南越志》②："熙安间多飓风③。飓者，具四方之风也，常以五六月发。未至时，鸡犬为之不鸣。"又《岭表录》云④：

"夏秋间有晕如虹者,谓之飓母⑤,必有飘风⑥。"

**【注释】**

①飓(jù)风:泛指狂风。从文中描述来看,应当是现代所说的台风。

②《南越志》:南朝宋沈怀远撰。记三代至晋南越疆域事迹。已佚。

③熙安:县名。治今广东广州番禺东。

④《岭表录》:即《岭表录异》,唐刘恂撰。主要记载岭南草木禽兽,兼
及民族风俗。已佚。

⑤飓母:预兆飓风将至的云晕,形如虹霓。

⑥飘风:旋风,暴风。

**【译文】**

《南越志》记载:"熙安一带多飓风。飓风,是具备了四方的风,常在
五六月时出现。将来未来之时,鸡犬都不鸣叫。"另外《岭表录》也记载:
"夏秋之间,出现如彩虹的云晕,就是飓母,必定会有暴风。"

　　仲秋之夕①,客有叩门,指云物而告予曰:"海氛甚恶②,
非祲非祥③。断霓饮海而北指,赤云夹日而南翔。此飓之
渐也,子盍备之?"语未卒,庭户肃然④,稿叶萩萩⑤,惊鸟疾
呼,怖兽辟易⑥。忽野马之决骤⑦,矫退飞之六鹢⑧。袭土囊
而暴怒⑨,掠众窍之叱吸⑩。予乃入屋而坐,敛衽变色⑪。客
曰:"未也。此飓之先驱尔。"少焉,排户破牖⑫,殒瓦擗屋⑬。
礌击巨石⑭,揉拔乔木⑮。势翻渤澥⑯,响振坤轴⑰。疑屏翳
之赫怒⑱,执阳侯而将戮⑲。鼓千尺之清澜,翻百仞之陵谷。
吞沙泥于一卷,落崩崖于再触,列万马而并骛⑳,溃千车而
争逐。虎豹奢骇㉑,鲸鲵奔蹙㉒。类钜鹿之战㉓,殷声呼之动
地㉔;似昆阳之役㉕,举百万于一覆。予亦为之股栗毛耸,索

气侧足㉖。夜拊楫而九徙㉗，昼命龟而三卜㉘。

**【注释】**

①仲秋：农历八月。

②海氛：海上的动静、气氛。

③祲（jìn）：凶兆。

④肃然：形容气氛肃杀的样子。

⑤稿叶：枯叶。稿，通"槁"。蔌蔌（sù）：纷纷飘落的样子。

⑥辟易：逃避。

⑦野马：指浮游的云气。《庄子·逍遥游》："野马也，尘埃也。"成玄
英注："青春之时，阳气发动，遥望薮泽之中，犹如奔马，故谓之野
马也。"决（xuè）骤：迅速奔跑。

⑧退飞之六鹢：《左传·僖公十六年》："六鹢退飞过宋都，风也。"
鹢，水鸟。

⑨袭土囊而暴怒：宋玉《风赋》："夫风生于地，起于青蘋之末，浸淫
溪谷，盛怒于土囊之口。"土囊，洞穴。

⑩掠众窍之叱吸：《庄子·齐物论》："泠风则小和，飘风则大和，厉风
济则众窍为虚。"众窍，众多孔穴。叱吸，犹呼吸。指气流在众窍
中出没往返。叱，谓声音很大。

⑪敛衽：整理衣襟，以示恭敬。

⑫排户：推门。

⑬擗（pǐ）：捶打。

⑭礌（léi）击：撞击，冲击。

⑮揉：牵引。

⑯渤澥（xiè）：古代东海的一部分，即渤海。汉司马相如《子虚赋》：
"浮渤澥，游孟渚。"

⑰坤轴：地轴。地心。

⑱屏翳：神话中的风师。赫怒：盛怒。

⑲阳侯：波涛之神。

⑳骛（wù）：驰骋。

㉑詟（zhé）骇：惊惧，心惊胆战。

㉒鲵：雌鲸。奔蹙：奔跑无路。

㉓钜鹿之战：秦末起义中的著名战役，项羽破釜沉舟，大破秦军于钜鹿。《史记·项羽本纪》："楚战士无不一以当十，楚兵呼声动天，诸侯军无不人人惴恐。"

㉔殷声：雷声。《诗经·召南·殷其雷》："殷其雷，在南山之阳。"毛传："殷，雷声也。……雷出地奋，震惊百里。"

㉕昆阳之役：指西汉末年刘秀等义军三千，在昆阳大破王莽军四十万的战役。

㉖索气：屏气，不敢呼吸。侧足：因敬重或畏惧而不敢正立。

㉗拊榻：摸着床。

㉘三卜：指多次占卜。

## 【译文】

八月的一个傍晚，有邻居来敲门，指着天上的云对我说："海上的动静不好，不是凶兆也不是吉兆。霓虹入海指向北方，红云夹着太阳往南走。这是飓风来临的兆头，你是不是应该做准备？"话还没有说完，庭院里便一片肃杀之气，枯叶纷纷落地，飞鸟急促地鸣叫，惊慌的动物纷纷躲避。忽然云气迅速移动，风力强劲能让水鸟退飞。风吹过各种洞穴孔窍，发出怒吼一样的声音。我赶紧进屋坐下，心生敬畏神色改变。而邻居却说："此还不是飓风。这是飓风的先驱。"过了一会儿，大风摧屋破户，揭瓦劈窗，击打巨石，拔起树木，势如翻海，响震乾坤。像风神屏翳暴怒，抓着波涛之神阳侯将戮杀。鼓起了千尺高的海浪，百仞高的波浪在丘陵和山谷间翻覆。一阵风卷起飞沙走石，再一阵崖壁崩坏。如同万马齐奔，又好似千车竞逐。虎豹心惊胆战，鲸鲵奔逃无路。像钜鹿之战，呼声如雷惊天动地，又似昆阳之役，百万之兵败于一旦。我不禁毛骨悚然，屏息侧立。晚上摸着床榻辗转难眠，白天不断用龟甲占卜。

盖三日而后息也。父老来唁<sup>①</sup>，酒浆罗列，劳来僮仆<sup>②</sup>，惧定而说<sup>③</sup>。理草木之既偃，辑轩槛之已折<sup>④</sup>，补茅屋之罅漏<sup>⑤</sup>，塞墙垣之陨缺。已而山林寂然，海波不兴，动者自止，鸣者自停，湛天宇之苍苍<sup>⑥</sup>，流孤月之荧荧<sup>⑦</sup>。

**【注释】**

①唁：对遭遇非常变故者进行慰问。

②劳来：慰问，劝勉。

③说（yuè）：同"悦"。

④辑：整修，修补。轩槛：栏板。

⑤罅（xià）漏：缝隙，缺口。

⑥湛：澄清。

⑦荧荧：光亮闪烁的样子。

**【译文】**

大约三天后飓风才停息。父老乡亲都来慰问，陈设酒浆，劝慰童仆，恐惧消失大家都很高兴。清理被毁的草木，修整折断的栏板，补好茅屋的缝隙，堵塞墙壁的缺口。不久山林寂静，海浪平静，动者自行停止，鸣者自行停歇，天空清朗无边，孤月微光流动。

忽悟且叹，莫知所营<sup>①</sup>。呜呼，大小出于相形，忧喜因于相遇。昔之飘然者，若为巨耶？吹万不同<sup>②</sup>，果足怖耶？蚁之缘也吹则坠<sup>③</sup>，蚋之集也呵则举<sup>④</sup>。夫嘘呵曾不能以振物，而施之二虫则甚惧。鹏水击而三千，抟扶摇而九万<sup>⑤</sup>。

彼视吾之惴栗，亦尔汝之相莞⑥。均大块之噫气⑦，奚巨细之足辨？陋耳目之不广，为外物之所变。且夫万象起灭，众怪耀眩⑧，求仿佛于过耳，视空中之飞电⑨。则向之所谓可惧者，实耶？虚耶？惜吾知之晚也。

**【注释】**

①所营：所谋求的东西。

②吹万不同：风吹万窍，发出不同声响。语出《庄子·齐物论》："夫吹万不同，而使其自已也。"吹，谓风。万，谓万窍。

③缘：攀援。

④蚋（ruì）：小蚊。又名沙蚊。

⑤鹏水击而三千，抟扶摇而九万：大鹏翅膀拍拍水面就是三千里，乘旋风盘旋而上，就一飞九万里。语出《庄子·逍遥游》。抟，向高空盘旋飞翔。扶摇，盘旋而上的暴风。

⑥莞（wǎn）：形容微笑。

⑦大块之噫气：《庄子·齐物论》："大块噫气，其名为风。"大块，自然，天地。噫气，吐气。

⑧耀眩：眩耀，迷惑。

⑨飞电：闪电。

**【译文】**

我忽然有所感悟不禁长叹，不知道自己到底要谋求什么。唉！大和小出于比较，忧愁、喜悦来自所遇之事。之前飘然而来的飓风，真的是很大的风吗？风吹万窍声响不同，真的值得恐怖吗？蚂蚁向上攀爬吹口气就会坠落，聚集的蚋蚊呵口气就能飞起来。呼气呵气对人都不算什么，但施加到蚂蚁、蚊蚋身上，它们则非常恐惧。大鹏一次击水能飞三千里，乘着旋风一飞九万里。它看我们对飓风的恐惧，也如同我们微笑着看蚂蚁、蚊蚋罢了。都是大自然的吐气，哪里值得分辨大小？都是我们孤陋寡闻，被外物而改变。况且万象缘起和幻灭，各种怪象炫目，如同寻求耳中依稀的声音，如同看到空中的闪电。那么从前感到害怕的一切，是真实呢？还是虚幻呢？可惜我知道的太晚了。

此赋与《思子台赋》，俱苏叔党笔①。叔党有《斜川集》二十卷，今不复传，存此以见一斑。

**【注释】**

①苏叔党：苏过，字叔党，号斜川居士。苏轼幼子。苏轼贬官惠州、儋耳，苏过皆随侍而行。苏过多才艺，善书画，长于诗文，诗文风格多类苏轼，故人有"小东坡"之称。

**【译文】**

这篇赋与《思子台赋》，都是苏叔党所作。叔党有《斜川集》二十卷，现在不再流传，保留这篇以见一斑。

# 颜乐亭诗①并序

**【题解】**

"颜回之乐"是有名的典故，"一箪食，一瓢饮，在陋巷，人不堪其忧，回也不改其乐"的颜回形象，一直是古代知识分子推崇的道德典范。苏轼在文中对于颜回的品性与道德称赞有加，并表达了愿意"执瓢从之，忽焉在后"追随颜回的决心。

颜子之故居②，所谓陋巷者③，有井存焉，而不在颜氏久矣。胶西太守孔君宗翰④，始得其地，浚治其井⑤，作亭于其上,命之曰颜乐。昔夫子以箪食瓢饮贤颜子⑥,而韩子乃以为哲人之细事⑦,何哉?苏子曰:"古之观人也,必于其小焉观之,其大者容有伪焉。人能碎千金之璧,不能无失声于破釜;能搏猛虎,不能无变色于蜂虿⑧。孰知箪食瓢饮之为哲人之大事乎?"乃作《颜乐亭诗》以遗孔君。

**【注释】**

①颜乐亭:位于今山东曲阜。司马光《颜乐亭颂》:"(孔)周翰思其人,买其地,构亭其上,命曰颜乐。"

②颜子:颜回,字子渊,亦称颜渊,孔子弟子。

③陋巷:特指颜回所居住的街道,位于今山东曲阜。《太平寰宇记》记载:"陋巷,在县城西南三里,孔子庙北二百步。"

④孔宗翰:字周翰,孔子四十六代孙。熙宁九年(1076)十二月接替苏轼为密州知州。

⑤浚(jùn)治:疏通整治。

⑥夫子以箪食瓢饮贤颜子:《论语•雍也》:"子曰:'贤哉回也!一箪食,一瓢饮,在陋巷,人不堪其忧,回也不改其乐。贤哉回也!'"箪食瓢饮,一箪食物,一瓢水。形容读书人安于贫穷的清高生活。

⑦韩子乃以为哲人细事:韩愈《闵己赋》云:"昔颜氏之庶几兮,在隐约而平宽。固哲人之细事兮,夫子乃嗟叹其贤。"韩子,这里指韩愈。哲人,智慧卓越的人。

⑧虿(chài):蛇、蝎类的毒虫。

**【译文】**

颜回故居,就是所说的陋巷,现存一口井,但不属于颜氏家族很久了。胶西太守孔宗翰,才得到这块地,就疏通整治这口井,并在上面建了一座亭子,起名叫颜乐亭。过去孔子以箪食瓢饮来称赞颜子贤德,而韩愈竟认为是"哲人之细事",是为什么呢？ 苏子说："古代观察一个人,一定要观察他的细微之处,那些大的地方或者会有作假的可能。人能打碎千金的璧玉而不动声色,却不能在打破破釜时不失声惊叫;人也许能与猛虎搏斗,但被蜂虿蜇了后没有不神色改变的。谁知道箪食瓢饮实际上才是哲人的大事啊!"于是作了《颜乐亭诗》来送给孔君。

天生烝民[①],为之鼻口。美者可嚼,芬者可嗅。
美必有恶,芬必有臭。我无天游[②],六凿交斗[③]。
骛而不反[④],跬步商受[⑤]。伟哉先师,安此微陋。
孟贲股栗[⑥],虎豹却走。渺然其身[⑦],中亦何有。
我求至乐,千载无偶。执瓢从之,忽焉在后[⑧]。

**【注释】**

①烝民：众民。

②天游：指游心尘外,不为尘世所羁扰。

③六凿：指眼、耳、鼻、口等孔窍,亦即视听等感觉及所引起之各种情感。《庄子·外物》："心无天游,则六凿相攘。"

④骛：奔驰。

⑤跬步：半步。商受：即商纣王。商,商朝。受,纣王名受,号帝辛。在位穷奢极欲,终致商亡,自己自焚于鹿台。

⑥孟贲：古勇士名。股栗：大腿发抖,形容恐惧。

⑦渺然：轻微。

⑧忽焉在后：忽然又到了后面。形容不可捉摸,高深莫测。语出《论语·子罕》："颜渊喟然叹曰:'仰之弥高,钻之弥坚,瞻之在前,忽焉在后。夫子循循然善诱人,博我以文,约我以礼,欲罢不能。即竭吾才,如有所立卓尔。虽欲从之,末由也已。'"

**【译文】**

上天化生万民，给了他们鼻和口。可以吃美味，可以嗅芬芳。

有美一定有恶，有芬芳一定有臭味。我没有天生的不受干扰的能力，被眼耳鼻口等欲望所纠缠。

志意奔驰而不返，和商纣王只差半步了。伟大啊先师，安居在这陋巷之中。

勇士孟贲都不禁两股战栗，虎豹都退却而去。身体啊如此轻微，其中还有什么呢？

我追求至高无上的快乐，千载以来也没有遇到。拿着水瓢跟随着颜子，颜子的道德文章高深莫测。

澹渺之味，却复写得激昂。

**【译文】**

平淡微渺的意味，却又写得慷慨激昂。

# 卓锡泉铭

**【题解】**

苏轼在惠州时，与南华寺主持重辩禅师交往颇多，本文即为寺庙中的泉水所作铭文。相传此泉为六祖慧能所留故迹，所以名声很大，苏轼铭文中不仅围绕着泉水的来历、作用等展开，而且还将禅宗文化巧妙地融入，读起来不啻为充满机锋的禅诗。

六祖初住曹溪①，卓锡泉涌②，清凉滑甘，赡足大众③，逮今数百年矣。或时小竭，则众汲于山下。今长老辩公④，住山四岁，泉日涌溢，闻知嗟异。为作铭曰：

**【注释】**

①六祖：指禅宗六祖惠能。曹溪：位于韶州（今广东韶关）。慧能时在曹溪南华寺。

②卓锡：僧人居留某处。卓，植立。锡，锡杖。僧人挂单某处，称为"住锡"或"卓锡"，即立锡杖于某处之意。

③赡足：充足。

④辩公：指南华寺的住持重辩禅师，与苏轼友善。

**【译文】**

六祖惠能起初住在曹溪，卓锡泉水涌出，清冽甘甜，满足了百姓所需，至今已经几百年了。有时泉水变小或枯竭，百姓就要到山下汲水。如今长老辩禅师住持此山四年，泉水日益涌出旺盛，闻知后感叹奇异。因此写了这篇铭文：

祖师无心①，心外无学。有来扣者②，云涌泉落。问何从来？初无所从。若有从处，来则有穷。初住南华，集众须水。水性融会③，岂有无理。引锡指石④，寒泉自洌。众渴得饮，如我说法。云何至今，有溢有枯。泉无溢枯，盖其人乎。辩来四年，泉水洋洋。烹煮濯溉，饮及牛羊。手不病汲⑤，肩不病负。匏勺瓦盂⑥，莫知其故。我不求水，水则许我。讯于祖师，其亦可哉。

**【注释】**

①祖师：指六祖惠能。无心：指禅门正传佛戒无相心地戒，以离一切定相坚固不坏之佛心为戒体。

②扣：求教，探问。

③融会：汇集。

④引锡指石：石，底本作"名"，苏轼文集通行本及刻石皆作"石"，今据改。

⑤汲：从井里打水。

⑥匏（páo）勺：匏制的舀勺。

**【译文】**

六祖惠能祖师讲持禅宗无相心地戒，心外没有学问。有人前来请教，只见云层翻涌泉水回落。问从何处来，回答说无所从来。如果有来处，来便有穷尽。当初住在南华寺，众人集聚离不开水。水性是汇集的，哪会没有水。祖师拿锡杖点石，清冷的泉水自然涌出。干渴众人得到清泉，如同我师讲说佛法。为什么泉水至今，有时溢出有时枯竭？泉水本身没有溢出和枯干，大概是因为人的缘故吧。辩大师来此四年，泉水洋洋而出。用它烹煮食品，洗涤灌溉，饮牛饮羊。双手不再为汲水所累，双肩不再为背水所累。人们可以用匏制的舀勺和瓦制的水罐来盛水，都不知道原因。我不寻找水源，泉水却给我送了来。以此请教祖师，应该也可以吧？

宗门要义，一口说尽。

**【译文】**

宗门的要义，一口气都说透了。

# 大别方丈铭

**【题解】**

大别寺，又叫兴国寺、文殊院，位于汉阳（今湖北武汉），是始建于唐代的古寺，宋朝时重建，名为太平兴国寺。元丰七年（1084），苏轼离开黄州，奉诏赴汝州就任。经过汉阳时，游览大别寺，并写了这首《大别方丈铭》。

　　闭目而视，目之所见，冥冥蒙蒙①。掩耳而听，耳之所闻，隐隐隆隆。耳目虽废，见闻不断，以摇其中。孰能开目，而未尝视，如鉴写容②？孰能倾耳，而未尝听，如穴受风？不视而见，不听而闻，根在尘空③。湛然虚明④，遍照十方⑤，地狱天宫。蹈冒水火，出入金石，无往不通。我观大别，三门之外⑥，大江方东。东西万里，千溪百谷，为江所同。我观大别，方丈之内，一灯常红⑦。门闭不开，光出于隙，晔如长虹⑧。问何为然，笑而不答，寄之盲聋。但见庞然，秀眉月面，纯漆点瞳。我作铭诗，相其木鱼，与其鼓钟。

**【注释】**

①冥冥蒙蒙：形容幽暗、晦暗，看不清楚的样子。

②如鉴写容：如同镜子映照面容。鉴，铜镜。

③根在尘空：意同一尘不染。佛教称色、声、香、味、触、法六者为六根之尘，而眼、耳、鼻、舌、身、意等六种根识若皆清净无垢，称为一尘不染。

④虚明：空明，清澈明亮。也指内心清虚纯洁。

⑤十方：佛教以东、西、南、北、东南、西南、东北、西北、上、下为十方。泛指各处、各界。

⑥三门：谓寺院之门。《释氏要览·住处》："凡寺院有开三门者，只有一门亦呼为三门者，何也？《佛地论》云：'大宫殿，三解脱门为所入处。大宫殿喻法空涅槃也，三解脱门谓空门、无相门、无作门。'今寺院是持戒修道、求至涅槃人居之，故由三门入也。"

⑦灯：这里既实指灯烛，亦喻指佛法。佛法犹如明灯，能破除迷暗。

⑧晔：盛美。

**【译文】**

闭上眼睛看,目中所见,都是幽暗迷蒙。堵住耳朵听,耳中所闻,都是隐隐隆隆的声音。所以耳目虽然不用,也还会不断地看见听见,摇撼内心。谁能睁开眼睛却不看,但能如同镜子映照面容一样看得真切?谁能竖起耳朵却不听,但能像空穴受风一样自然听到?不看就能见到东西,不听就能听到声音,因为根性一尘不染。它清澈虚明,普照十方大地、地狱天宫。赴汤蹈火,出入于金石之中,没有它不能通过的地方。我看大别寺,在三门之外,长江正好折向东方。东西长达万里,千条溪流百条涧水,都汇入大江。我看大别寺,方丈室中,灯盏长明。室门关闭不开,灯光从门缝透出来,如长虹般盛美。我问长老何以如此?长老笑而不答,如同盲聋之人。只见他面庞清秀,眉毛秀美面如满月,眼珠像用黑漆点成。我写了这篇铭文,辅助寺里的木鱼和鼓钟。

似大慧、中峰升坐语①。郑孔肩

**【注释】**

①大慧:大慧宗杲禅师,宋代临济宗杨岐派高僧。中峰:中峰明本禅师,元代临济宗一代祖师,圆寂后被尊称为"江南古佛"。

**【译文】**

此文像大慧、中峰禅师登高座讲法时所说的话。郑孔肩

# 九成台铭①

**【题解】**

《九成台铭》是为九成台的重新建成而作。九成台,又名闻韶台,相传舜南巡时曾在此奏《韶》乐。韶阳太守狄咸新筑九成台,苏轼为此台的重新建成兴奋不已,于是写下了这篇文字简短而回味无穷的铭文。在

铭文中,苏轼结合着舜南巡在此奏《韶》乐的传说,对于音乐发表了自己的见解,他认为虽然《韶》乐已经消亡,但是自然界的"草木之俯仰,鸟兽之鸣号,众窍之呼吸"等才是永远长存的天籁。

　　韶阳太守狄咸新作九成台②,玉局散吏苏轼为之铭③。曰:

　　自秦并天下,灭礼乐,《韶》之不作④,盖千三百一十有三年。其器存,其人亡,则《韶》既已隐矣,而况于人器两亡而不传? 虽然,《韶》则亡矣,而有不亡者存,盖常与日月寒暑晦明风雨并行于天地之间。世无南郭子綦⑤,则耳未尝闻地籁也⑥,而况得闻其天? 使耳闻天籁⑦,则凡有形有声者,皆吾羽旄干戚管磬匏弦⑧。

**【注释】**

①九成台:台名。在今广东韶关曲江北城上,原名闻韶台,相传舜南巡奏乐于此。

②韶阳:当为韶州,治今广东韶关曲江。

③玉局散吏:官名。苏轼于宋徽宗即位时(1100)被赦还,授予提举成都府玉局观之散职。

④《韶》:相传为舜所做的乐曲。作:兴起。

⑤南郭子綦(qí):《庄子·齐物论》中的人物。曾对颜成子游讲解辨析天籁、地籁、人籁。为物我两忘,清高淡泊的典型。

⑥地籁:风吹大地的孔穴而发出的声响。

⑦天籁:自然界的声响,如风声、鸟声、流水声等。

⑧羽旄:乐舞所执的雉羽和旄牛尾。干戚:盾与斧。古代的两种兵器。亦为武舞所执的舞具。管磬匏弦:泛指各种乐器。

## 【译文】

韶州知州狄咸新建造了九成台,玉局散吏苏轼为此台写铭。铭文说:

自秦吞并天下,毁灭礼乐,《韶》乐不奏,已经有一千三百一十三年了。乐器尚存,但其人已亡,《韶》乐已经隐失了,何况人器两亡而不传呢?虽说如此,就算是《韶》乐久已毁亡,可也还有没被毁灭的音乐留存,它们与日月、寒暑、晦明、风雨一起在天地间鸣响。世上没有南郭子綦,那么耳朵就听不到地籁了,何况是能够听到天籁?假如耳朵能听到天籁,那么凡是有形有声的东西,就都是我的羽旄干戚管磬鲍弦了。

尝试与子登夫韶石之上①,舜峰之下。望苍梧之渺莽②,九疑之联绵。览观江山之吐吞,草木之俯仰,鸟兽之鸣号,众窍之呼吸,往来唱和,非有度数而均节自成者③,非《韶》之大全乎!上方立极以安天下④,人和而气应,气应而乐作,则夫所谓"箫韶九成,来凤鸟,而舞百兽"者⑤,既已粲然毕陈于前矣⑥。建中靖国元年正月一日。

## 【注释】

①韶石:山名。位于今广东仁化的丹霞山东南。相传舜帝南巡经过此地登山而奏《韶》乐,动听的乐曲使周围的山石也为之动容,纷纷变成了奇特的形状,韶石山因此而得名。

②苍梧:山名,又叫九嶷山,在湖南宁远境内,其地有舜陵。渺莽:烟波辽阔无际的样子。

③度数:用以计量的标准,规则。均节:和谐的声音。

④上:这里指宋徽宗。立极:登帝位。宋徽宗赵佶于1100年即位。《周礼·天官·冢宰》:"惟王建国,辨方正位,体国经野,设官分职,以为民极。"

⑤"箫韶九成"三句:语本《尚书·益稷》:"箫韶九成,凤凰来仪。夔曰:'於!予击石拊石,百兽率舞。'"九成,九阕。乐曲终止叫成。

⑥粲然:明白的样子。

**【译文】**

曾经试着与你攀登到韶石山之上,舜峰之下,远眺九嶷山的浩渺苍莽、连绵不断。饱览江山的吞吐隐现,草木的俯仰摇动,鸟兽的鸣叫呼号,众多洞穴的呼吸,声音往来唱和,没有度数而节拍韵律却自然天成,不正是《韶》乐的全部音乐吗!皇上刚登基安定天下,人和而气相应,气相应而音乐兴起,那所谓的"箫韶音乐演奏九阕,凤鸟飞来,百兽率舞",都已经明白地呈现在眼前了。建中靖国元年正月一日。


波折之妙,音节之微,如云烟缥缈,并未曾落笔。


**【译文】**

波折的巧妙,音节的精微,如同云烟飘渺,并没有落于笔端。


# 徐州莲花漏铭①并序

**【题解】**

本文作于元丰元年(1078)正月。所谓莲花漏是古代计算时间的器具。据《高僧传》的记载,晋代的僧人慧要便已经"取铜叶制器,状如莲花",发明了能够计时的莲花漏。不过,其制作方法后来失传。到了宋代天圣八年(1030),龙图阁待制燕肃向宋仁宗呈上了改良后的莲花漏。景祐三年(1036),由于燕肃的刻漏制作简单、计时准确且设计精巧,宋仁宗颁行全国使用莲花漏。从本文中的叙述来看,当时徐州使用的还是旧的漏刻,新到任的徐州通守傅祎,他是燕肃的外曾孙,准备改用新的莲花漏,因此请苏轼作铭文。苏轼在文中对于燕肃的妙手巧思给予了高度肯定,称其"以创物之智闻于天下,作莲华漏,世服其精",并且借着莲花漏计量时间的特性,阐发了人生哲理,特别是最后归于为官之道,希望"凡为吏者,如瓶之受水不过其量,如水之浮箭不失其平,如箭之升降也,视时之上下,降不为辱,升不为荣",比喻十分贴切形象,可谓是神来之笔。

　　故龙图阁直学士礼部侍郎燕公肃②,以创物之智闻于天下。作莲华漏,世服其精。凡公所临,必为之,今州郡往往而在,虽有巧者,莫敢损益。而徐州独用瞽人卫朴所造③,废法而任意,有壶而无箭。自以无目而废天下之视,使守者伺其满,则决之而更注④,人莫不笑之。国子博士傅君裼,公之外曾孙,得其法为详。其通守是邦也⑤,实始改作,而请铭于轼。铭曰:

**【注释】**

①莲花漏:古代计时器的一种。莲花漏的箭壶上有一铜制荷叶,叶中支一朵莲花。而上端饰有莲蓬的刻箭从莲花心中穿出,因此得名莲花漏。

②燕公肃:燕肃,字穆之(一作仲穆)。宋真宗大中祥符年间进士,官至龙图阁直学士,人称"燕龙图"。其才智过人,学识渊博,精天文、物理。曾创莲花漏法,计时准确。又造指南车、记时鼓车。

③瞽(gǔ)人卫朴:卫朴,出身平民。精历算,能以口算正确推定古今日月食。年轻时,因病致双目失明。因沈括举荐,主持编造《奉元历》,熙宁八年(1087)颁行。瞽人,盲人。

④更注:重新注满。

⑤通守:官名。职位次于太守,佐理郡务。

## 【译文】

已故的龙图阁直学士、礼部侍郎燕肃,以创制器物的智慧而名闻天下。他曾制作过莲花漏,世人都叹服它的精巧。凡是燕公所任职的州郡,都要造莲花漏,直到现在各处州郡还保存着,虽然也有能工巧匠,但却没人敢改造它。只有徐州采用了盲人卫朴所制造的刻漏,没有遵守定制随意而制,有漏壶却没有漏箭。卫朴目盲就让别人也不能使用眼看,让守漏的人等到水满之后,便把水放空重新灌注,人们没有不讥笑它拙劣的。国子博士傅祎,是燕公的外曾孙,了解燕公制造刻漏的方法十分详细。他担任徐州通守时,才改造了州里的刻漏为莲花漏,并请我写一篇铭文。铭文说:

人之所信者,手足耳目也。目识多寡,手知重轻。然人未有以手量而目计者,必付之于度量与权衡①。岂不自信而信物,盖以为无意无我,然后得万物之情。故天地之寒暑,日月之晦明,昆仑旁薄于三十八万七千里之外②,而不能逃于三尺之箭、五斗之瓶③。虽疾雷霆风雨雪昼晦,而迟速有度,不加亏赢④。使凡为吏者,如瓶之受水不过其量,如水之浮箭不失其平,如箭之升降也,视时之上下,降不为辱,升不为荣,则民将靡然心服⑤,而寄我以死生矣。

## 【注释】

①度量:用以计量长短和容积的器具。权衡:秤锤和秤杆,借指称量物体轻重的器具。

②旁薄:绵延。

③三尺之箭:漏箭。古代漏壶中用作计时指标的箭,上面刻有时辰刻度,随水浮沉进行计时。五斗之瓶:古代漏壶中用作装水的瓶子。

④亏赢：指慢和快。

⑤靡然：草木顺风而倒的样子。比喻望风响应，闻风而动。

**【译文】**

人们所相信的，是手脚和耳目。用眼来看数量的多和少，用手来掂量物体的重和轻。然而没有人用手来称量或用眼来计算，一定要用各种计量长短、容积、轻重的器具。这难道是不相信自己只相信器物吗？应该是认为没有想法也没有自我，才能得到万物的真实情况。所以天地间的寒暑，太阳月亮的晦暗和光明，甚至连三十八万七千里之外绵延的昆仑山的时间，都可以用三尺长的漏箭、五斗大的漏瓶来测量。尽管天有惊雷阴风雨雪明暗，但刻漏自有标准，不会变快和变慢。假如那些做官的人，像漏瓶装水不超过限度，像水中的浮箭一样永远保持平衡，像浮箭有升有降，随着时势变通，不认为降职是耻辱，不认为升迁是荣宠，那么百姓就会心悦诚服，而愿意将生命来托付。

坡翁最长于物理，上推到义理精微处，妙于形容，而引归吏身上，尤佳。娄迁斋

**【译文】**

坡翁最长于探究事物的道理，上推到义理精微处，形容精妙，而归到官吏身上，尤其好。娄迁斋

# 六一泉铭并序

**【题解】**

北宋熙宁四年（1071）九月，苏轼因反对变法而被外派到杭州任通判，在上任的途中，取道颍州拜访退隐的欧阳修。欧阳修向苏轼介绍了杭州的诗友惠勤。苏轼到任杭州通判后不久，很快便与惠勤成了好友。

　　第二年，也就是熙宁五年（1072）七月，欧阳修去世，苏轼无法亲自到颍州悼念，于是就与惠勤一道哭悼欧阳修先生。

　　十八年后的元祐四年（1089），苏东坡知杭州再到杭州，再上孤山，惠勤也早已作古。惠勤的弟子将欧阳修与惠勤二人的画像，挂在厅堂里祭拜。而且还告诉苏轼一件颇有灵性的事，说就在这挂有两人画像的房屋后面，前几个月突然冒出了一眼清泉，像是刻意在欢迎苏轼再次到杭州为官。惠勤的弟子恳求苏轼，对此事件要有所表示，于是苏轼便用欧阳修的"六一"名号，将此泉命名为"六一泉"，同时欣然写下了《六一泉铭并序》。文章中并未过多直接交代其与欧阳修之间深厚感情，但借着与惠勤的交往、惠勤评价欧阳修之语，以及与惠勤共祭欧阳修等这些细节的描述，将苏轼对于欧阳修的崇敬之情表达得淋漓尽致，可谓浓烈而动人。

　　欧阳文忠公将老，自谓"六一居士"①。予昔通守钱塘②，见公于汝阴而南③。公曰："西湖僧惠勤甚文而长于诗，吾昔为《山中乐》三章以赠之。子闲于民事，求人于湖山间而不可得，则往从勤乎？"予到官三日，访勤于孤山之下，抵掌而论人物④，曰："公，天人也⑤。人见其暂寓人间，而不知其乘云驭风，历五岳而跨沧海也。此邦之人，以公不一来为恨。公麾斥八极⑥，何所不至。虽江山之胜，莫适为主⑦，而奇丽秀绝之气，常为能文者用。故吾以谓西湖盖公几案间一物耳。"勤语虽幻怪，而理有实然者。明年公薨，予哭于勤舍。

【注释】

　　①六一居士：欧阳修晚年自号。据其《六一居士传》："客有问曰：'六一，何谓也？'居士曰：'吾家藏书一万卷，集录三代以来金石

遗文一千卷,有琴一张,有棋一局,而常置酒一壶。'客曰:'是为五一尔,奈何?'居士曰:'以吾一翁,老于此五物之间,是岂不为六一乎?'"

②通守:苏轼于熙宁四年至七年(1071—1074)任杭州通判。钱塘:即今浙江杭州。

③汝阴:今安徽阜阳,北宋时属颍州。欧阳修致仕后居住于此。苏轼赴杭州任所时曾陪欧阳修在颍州西湖宴饮,第二年欧阳修病故。

④抵掌:击掌。指人在谈话中的高兴神情。亦因指快谈。

⑤天人:天上的神仙。

⑥麾斥:纵横奔放的样子。八极:天下至远之地。

⑦莫适为主:没有专一的主人。

## 【译文】

欧阳文忠公接近老年时,自称"六一居士"。从前我赴任杭州通判的途中,在汝阴拜见他然后南行。欧阳公对我说:"西湖的僧人惠勤很有文采而且擅长作诗,我曾经赠给他《山中乐》三章。你公务之余,想寻找志同道合的人寄情于山水间而一时又找不到时,就可以去找找惠勤吧?"我上任三天后,就到孤山下拜访了惠勤,谈论人物十分开心。他说:"欧阳公,乃是天上的神仙。人们只见到他现在暂时居住在人间,而不知道他曾经驾云驭风,跨越沧海翱翔在五岳之上的情形。杭州这边的人,总以欧阳公没有来过此处为恨事。其实欧阳公翱翔四面八方,哪里没有去过?虽然大地多有胜境,却都没有一定的主人,然而胜境奇丽秀绝的万千气象,却常常被写得一手好文章的人应用。所以杭州的西湖,也只不过是欧阳公几案上的一个物件罢了。"惠勤的话虽然有点奇谈怪论,但道理上是对的。第二年欧阳公去世,我在惠勤的僧舍中哭祭欧阳公。

又十八年①,予为钱塘守,则勤亦化去久矣②。访其旧居,则弟子二仲在焉。画公与勤之像,事之如生。舍下旧无泉,予未至数月,泉出讲堂之后,孤山之趾<sup>③</sup>,汪然溢流<sup>④</sup>,甚白而甘。即其地凿岩架石为室。二仲谓余:"师闻公来,出泉以相劳苦,公可无言乎?"乃取勤旧语,推本其意,名之曰"六一泉"。且铭之曰:

**【注释】**

①又十八年:欧阳修死于熙宁五年(1072),十八年后应为元祐五年(1090),时苏轼以龙图阁学士知杭州。

②化去:指僧人去世。

③孤山之趾:孤山脚下。

④汪然:泉水流不止的样子。

**【译文】**

又过了十八年,我担任钱塘太守,惠勤也已坐化很久了。拜访惠勤旧居,惠勤的弟子二仲还在。他将欧阳公与惠勤的画像挂在堂上,如同生前一样事奉。僧房下原本并没有泉水,我来之前的几个月,泉水从讲堂后面、孤山山脚涌出,水量充沛,澄澈甘甜。因此就在泉水之处,凿岩架石建了一个小房子。二仲说:"惠勤师听说您要来,特意涌出这眼泉水来慰劳,您可以不写点什么吗?"于是我选取惠勤评论欧阳公的旧语,推测其本意,将此泉称为"六一泉",并作铭说:

泉之出也,去公数千里,后公之没十有八年,而名之曰"六一",不几于诞乎<sup>①</sup>? 曰:君子之泽,岂独五世而已<sup>②</sup>。盖得其人,则可至于百传。尝试与子登孤山而望吴越<sup>③</sup>,歌山中之乐而饮此水<sup>④</sup>,则公之遗风余烈<sup>⑤</sup>,亦或见于斯泉也。

**【注释】**

①几:近乎,接近。诞:虚妄,荒诞。

②君子之泽,岂独五世而已:意为欧阳修的恩泽不止五世。按《孟子·离娄下》有语:"君子之泽,五世而斩。"苏轼在此反用其意。

③吴越:指春秋吴越两国故地,今江浙一带。

④山中之乐:指欧阳修赠予惠勤的《山中乐》。

⑤遗风:前代或前人遗留下来的风教。余烈:遗留下来的功绩、功业。

**【译文】**

泉的涌出,距离欧阳公的住地有几千里,并且是在欧阳公去世十八年后,而将泉命名为"六一",不是有点接近荒诞吗?我认为:君子的恩泽,哪里只是五世而已。如果有合适的人,其影响可传到百世。我试着和您登孤山而远望吴越大地,歌唱《山中乐》而饮用此泉,则欧阳公遗留下来的风教和功业,也或者能从这眼泉水中展现出来吧。

　　泉与六一居士殊无干涉。序中一段斡旋处①,合铭读之,便觉意义渊永②。

**【注释】**

①斡旋:曲折含蓄,有回味。

②渊永:深长,深远。

**【译文】**

此泉和六一居士一点关系也没有。序中那一段委婉曲折的地方,同铭一起赏读,便觉得意义深远。

# 梦斋铭并叙

## 【题解】

梦究竟是什么，自古及今，许多哲学家都曾进行过思索和探讨。比如苏轼文中提到的魏晋名士卫玠便曾向乐广请教过关于梦的事情，并且因为成天思索也得不出答案，最终思虑过度而得了病。苏轼在文中也表达了自己对梦的观点，他认为梦的来源说到底，不是"因"的问题，梦的本质是"觉"，如果众生能舍弃颠倒之想，感悟无漏无为、无生无灭的清净法身，便可自由自在，任性逍遥。从这些观点来看，显然受到了佛教思想的深刻影响。

至人无梦[①]。或曰："高宗、武王、孔子皆梦[②]，佛亦梦。梦不异觉[③]，觉不异梦，梦即是觉，觉即是梦，此其所以为无梦也与？"卫玠问梦于乐广，广对以"想"，曰："形神不接而梦，此岂'想'哉？"对曰："因也。"[④]或问"因"之说，东坡居士曰："世人之心，依尘而有[⑤]，未尝独立也。尘之生灭，无一念住[⑥]。梦觉之间，尘尘相授，数传之后，失其本矣。则以为形神不接，岂非'因'乎？人有牧羊而寝者，因羊而念马，因马而念车，因车而念盖，遂梦曲盖鼓吹[⑦]，身为王公。夫牧羊之与王公，亦远矣，想之所'因'，岂足怪乎？居士始与芝相识于梦中[⑧]，且以所梦求而得之，今二十四年矣，而五见之[⑨]。每见辄相视而笑，不知是处之为何方，今日之为何日，我尔之为何人也。"题其所寓室曰"梦斋"，而子由为之铭：

## 【注释】

①至人：道家指超凡脱俗，达到无我境界的人。《庄子·逍遥游》：

"至人无己,神人无功,圣人无名。"

②高宗、武王、孔子皆梦:《史记·殷本纪》载商高宗武丁曾梦见圣人,
后得傅说助其治国。《尚书·泰誓》载周武王伐纣前曾梦到战胜商
纣。《史记·孔子世家》载孔子曾梦坐奠两柱之间,不久后去世。

③觉:清醒。

④"卫玠问梦于乐广"几句:事见《世说新语·文学》:"卫玠总角
时,问乐令梦,乐云:'是想。'卫曰:'形神所不接而梦,岂是想
邪?'乐云:'因也。未尝梦乘车入鼠穴、捣齑啖铁杵,皆无想无因
故也。'"卫玠,字叔宝,小字虎,晋代玄学家、名士,官至太子洗
马。乐广,字彦辅。西晋时期名士。因,顺应,连接。

⑤尘:佛教语。为引起眼、耳、鼻、舌、身、意六根的感觉思维作用之
对象、对境。计有六种,即色、声、香、味、触、法,称为六境、六尘。

⑥住:停止,静止。

⑦曲盖:仪仗用的曲柄伞。鼓吹:古代仪仗乐队。

⑧芝:谓芝上人昙秀。

⑨今二十四年矣,而五见之:苏轼《送芝上人游庐山》诗:"二年阅三
州,我老不自惜。……比年三见之,常若有所适。"王十朋注:"此
诗乃(元祐)七年作也。……其前两见不详,而公在齐安,已与昙
秀往来答问,再后两见惠州,复重见于金陵。"

## 【译文】

至人不做梦。有人说:"高宗、武王、孔子都做过梦,佛也做梦。不过
做梦和清醒时没有差别,清醒时和做梦也没有差别;做梦就是清醒,清醒
就是做梦。这难道是他们不做梦的原因吗?"卫玠向乐广询问梦,乐广
用"想"来回答他。卫玠问:"形体和思想没有相接就会做梦,这哪里是
'想'呢?"乐广回答:"这是因。"有人问什么是"因"。东坡居士说:"世
人的想法,都是依附于六尘才产生,没有办法独立存在。六尘生灭不止
没有一念头会静止不动。梦和醒之间,就是尘尘层层传递,多次传递之

后,渐渐失去本源。那么认为形体和思想虽然没有相接,难道不是'因'吗?有一个牧羊人睡着了,因为羊而想到马,因为马而想到车,因为车而想到华盖,于是就梦到曲柄车盖和鼓吹等仪仗,自己成了王公贵人。牧羊人与王公,相差也太远了,而开始想到的'因',哪里值得奇怪呢?居士最初与芝上人相识便是在梦中,天明后根据梦寻找并得到他,到现在已经二十四年了,见到他五次。每次见到他都相视而笑,不知身处何方,也不知今天是哪一天,不知你我究竟是什么人。"于是把自己的住所题为"梦斋"。而子由为其写铭文说:

法身充满①,处处皆一。幻身虚妄②,所至非实。我观世人,生非实中。以寤为正,以寐为梦。忽寐所遇,执寤所遭③。积执成坚,如丘山高。若见法身,寤寐皆非。知其皆非,寤寐无亏④。遨游四方,斋则不迁⑤。南北东西,法身本然。

**【注释】**

①法身:佛教语。指证得清净自性,成就一切功德之身。不生不灭,无形而随处现形,也称为佛身。

②幻身:佛教语。指肉身、形骸。佛教认为人的身躯由地、水、火、风组合而成,无实如幻,故曰幻身。

③执:执迷。

④寤寐无亏:亏,苏轼文集通行本作"为"。

⑤迁:迁移。

**【译文】**

法身丰盈充实,到处都是一体。肉身虚空妄诞,所到之处皆为虚妄。我看世上的人,都没有活在真实之中。把睡醒时当作真实,把睡着当成是梦。忽然梦见了什么事物,就执迷于所见事物。这样的执念越来越强烈，如同山丘一样高。如果见到法身，清醒和睡梦都是虚妄。知道二者都是虚假，清醒和睡梦就都顺其自然。遨游于四方，本心则不会迁移。南北东西，法身都是本来的样子。

　　想、因二字，说破梦关。杨用修

## 【译文】

想、因两个字，将梦的关键说清楚了。杨用修

# 澹轩铭

## 【题解】

　　文中的"澹叟"究竟实有其人，还是苏轼杜撰，难有定论，但是"味自味而色自形"则无疑是无人为干扰、重返事物本来面貌的境界。苏轼在《十八罗汉颂》中所云"空山无人，水流花开"，也正是这种境界的描述。

　　以船撑船船不行，以鼓打鼓鼓不鸣。子欲察味而辨色[1]，何不坐于澹轩之上，出澹语以问澹叟[2]，则味自味而色自形。吾然后知澹叟之不澹，盖将尽口耳之变，而起无穷之争。其自谓丛林之一害[3]，岂虚名也哉？

## 【注释】

①察味：体察滋味。

②澹语：淡泊平静的话语。

③丛林：指寺院。

**【译文】**

用船来撑船船无法行走，用鼓来击鼓鼓也不会响。你想体察滋味，辨别颜色，为什么不坐在澹轩中，用淡泊平静的话来向澹叟询问，那么滋味就是本来的味道，而颜色就显出本来的色彩。我这才知道澹叟并不淡泊平静，只是将要穷尽口耳之中所说、所闻的变化，从而引起无穷无尽的争端。他自称是丛林中的一大祸害，难道是徒有虚名吗？

结语奇宕<sup>①</sup>，引着胜地。

**【注释】**

①奇宕：新奇跌宕。

**【译文】**

结语新奇跌宕，引领人到达美妙的境界。

# 夕庵铭

**【题解】**

本文的创作背景不详，但从文中来看，所谓"夕庵"并不是实际的庙庵之类，而是佛理的形象比喻。

与昼皆作，雾散毛脉<sup>①</sup>。夜气既归，肝胆是宅。我名夕庵，惟以照寂<sup>②</sup>。八万四千<sup>③</sup>，忽然如一。

**【注释】**

①毛脉：须发与血脉。

②照寂：指内心安静清明的境界。

③八万四千：形容极多。

**【译文】**

和白昼一起运行,如同雾气一样散入须发和血脉。随着夜晚到来,回归到肝胆之中。我命名它为夕庵,只为在这里寻求内心安静清明的境界。八万四千,刹那间合而为一。

立名奥远。

**【译文】**

命名赋予深远涵意。

# 谷庵铭

**【题解】**

作于熙宁十年(1077)十二月,苏轼当时在徐州任上。这是一首很简短的铭文,文中所谓的"谷庵"既是实体性的建筑,也是苏轼运用道家术语所阐释的一种境界,体现了此时期苏轼对于庄老思想的喜爱之情。

孔公之堂名虚白[①],苏子堂后作圆屋[②]。堂虽白矣庵自黑,知白守黑名曰谷[③]。谷庵之中空无物,非独无应亦无答,洞然神光照毫发。

**【注释】**

①孔公:孔道辅,字原鲁,孔子四十五代孙。宋仁宗明道、景祐年间曾任徐州知州。苏轼与其次子孔宗翰相熟。虚白:谓心中纯净无欲。语本《庄子·人间世》:"虚室生白,吉祥止止。"谓人能清虚无欲,则道心自生。

②圆屋:即谷庵。

③知白守黑名曰谷:语本《老子》二十八章:"知其白,守其黑,为天下式。""知其荣,守其辱,为天下谷。"

**【译文】**

孔公的堂名叫"虚白堂",苏轼在堂后建造了一座圆形的小屋。堂虽然是白的,可庵却是黑的,知道有白而仍愿守黑,所以取名叫"谷庵"。谷庵里面空无一物,不但没有应也没有答,而明亮的神光却照得毫发都清清楚楚。

光景写得出。

**【译文】**

将光景描绘出来了。

# 苏程庵铭 并引

**【题解】**

这首铭文是绍圣元年(1094)九月苏轼南贬途中经过韶州南华寺时所作。值得一提的是,他此次在南华寺结识了住持重辩长老,结下了深厚友谊。后来到惠州贬所期间,两人之间书信不断,也常有礼物互赠。

程公庵,南华长老辩公为吾表弟程德孺作也。吾南迁过之,更其名曰"苏程"。且铭之曰:

辩作庵,宝林南①。程取之②,不为贪。苏后到,住者三③。苏既住,程则去。一弹指,三世具。如我说,无是处。百千灯,同一光。一尘中④,两道场⑤。齐说法,不相妨。本无通,安有碍。程不去,苏亦在。各遍满,无杂坏⑥。

**【注释】**

①宝林:宝林寺,即南华寺的旧名,唐代所建,六祖慧能曾在此演法。

②程:指程德孺。

③住者三:当指辩长老、程德孺、苏轼三人都在这里居住过。

④一尘:一微尘,这里喻极小的地方,即程公庵。

⑤道场:佛教徒诵经、演法之处。

⑥各遍满,无杂坏:典出《圆觉经》:"如百千灯光照一室,其光遍满,无坏无杂。"

**【译文】**

程公庵,是南华寺长老辩公为我的表弟程德孺所建。我被南贬时路过这里,把它改名为"苏程庵",并写了这篇铭文:

辩公建造此庵,位于宝林寺之南。程德孺取为己用,不能算是贪婪。苏轼后来到这里,居住过的就有了三人。苏子住在这里,程子已经离开。一弹指间,便具备了三世。如我所说,并没有这个所在。百千盏灯,光亮都一致。一微尘的地方,有两个道场。一齐说法,也互不相妨。本来并无相通,怎么互相妨碍。程德孺不曾离去,苏子瞻也还在。各把法光照遍,不会混杂破坏。

横说竖说,都是秃翁曰①。趣甚。

**【注释】**

①秃翁:指年老而无官势的人。用以自嘲。

**【译文】**

横说竖说,都是在自嘲。极为有趣。

# 阿弥陀佛颂

**【题解】**

本文是苏轼在杭州时，听从僧人的劝告，为了超度亡故的父母，为他们荐冥福而作。

钱塘圆照律师①，普劝道俗，归命西方极乐世界阿弥陀佛②。眉山苏轼，敬舍亡母蜀郡太君程氏遗留簪珥③，命工胡锡采画佛像，以荐父母冥福④。谨再拜稽首而献颂曰：

**【注释】**

①律师：佛教指善解戒律者。

②西方极乐世界：佛教指阿弥陀佛居住的国土，认为那里是可以获得光明、清净、快乐，摆脱人间烦恼的西方乐土。阿弥陀佛：意译为无量光，或无量寿，故亦称为无量寿佛，是西方极乐世界的教主。

③簪珥：发簪和耳饰。古代多为高贵妇女的首饰。

④荐：追荐。诵经礼忏，超度死者。冥福：佛教谓死者在阴间所享之福。

**【译文】**

杭州圆照大师，劝说一切僧人和俗人，皈依西方极乐世界阿弥陀佛。眉山人苏轼，恭敬地施舍亡母蜀郡太君程氏遗留下来的首饰，并命画工胡锡采画佛像，用来追荐父母在阴间得到福佑。恭谨地对着佛像叩首再拜，并献上颂词说：

佛以大圆觉①，充满河沙界②。我以颠倒想③，出没生死中。云何以一念④，得往生净土。我造无始业⑤，本从一念生⑥。既从一念生，还从一念灭。生灭灭尽处，则我与佛同。

如投水海中，如风中鼓橐。虽有大圣智，亦不能分别。愿我先父母，与一切众生，在处为西方，所遇皆极乐。人人无量寿，无往亦无来。

**【注释】**

①大圆觉：广大圆满之觉，指佛的智慧。

②河沙界：恒河沙之世界，意指非常多的世界。

③颠倒想：颠倒的妄想。佛教称以无常为常、以苦为乐，反于本真事理之妄见为颠倒想。

④一念：净土宗将"念"解为"称念"，故以一念配合一声佛号，称名一句即谓一念。念阿弥陀佛之名号，即可往生净土。

⑤无始业：佛教认为一切世间众生皆无有始，如今生从前世之因缘而有，前世亦从前世而有，所以众生之元始不可得，故云无始业。

⑥一念：一个念头。也比喻极短的时间。

**【译文】**

佛以广大圆满的佛智，布满了恒河沙一样多的世界。我持颠倒的妄想，出没于生死之中。如何一念佛号，就能够往生于净土呢？我所积下的无始业，也是生于一念之间。既然是生于一念之间，还应在一念之间把它灭尽。生灭灭尽之处，那么就和佛相同了。如把水到在海中，又如在风中鼓风橐。即使有高明的智慧，也不能加以区别。希望先父先母，还有一切众生，都生活在西方极乐地，所遇都是极乐。人人都享有不死的长寿，没有死也没有生。

　　一念精进，便登圣觉，非直禅理如是。王圣俞

**【译文】**

只要一念努力，便登上无量圣觉之地，并非只有禅理能这样。王圣俞

# 石恪画维摩颂①

**【题解】**

苏东坡《石恪画维摩颂》是对五代宋初画家石恪所画维摩诘像所写的颂词。文章以大医王嘲笑众医工开篇，层层深入。维摩诘以神力著称，苏轼此颂也对此进行了描绘，并引申到画家能够画出如此神力的维摩诘像，自然亦有神通。全文比喻形象，典故顺手拈来，文笔又很有趣，读之完全不觉枯燥。

我观众工工一师②，人持一药疗一病。风劳欲寒气欲暖，肺肝胃肾更相克。挟方储药如丘山，卒无一药堪施用。有大医王拊掌笑③，谢遣众工病随愈。问大医王以何药，还是众工所用者。我观三十二菩萨，各以意谈不二门④。而维摩诘默无语，三十二义一时堕⑤。我观此义亦不堕，维摩初不离是说。譬如油蜡作灯烛，不以火点终不明。忽见默然无语处，三十二说皆光焰。佛子若读《维摩经》，当作是念为正念。我观维摩方丈室，能受九百万菩萨。三万二千狮子坐，皆悉容受不迫迮⑥。又能分布一钵饭，餍饱十方无量众⑦。断取妙喜佛世界，如持针锋一枣叶⑧。云是菩萨不思议⑨，住大解脱神通力⑩。我观石子一处士，麻鞋破帽露两肘。能使笔端出维摩，神力又过维摩诘。若云此画无实相⑪，毗耶城中亦非实⑫。佛子若见维摩像，应作此观为正观。

**【注释】**

①石恪：字子专。五代末宋初画家，工画佛道人物，曾为汴梁相国寺作壁画。笔画纵逸，以谲怪见奇。

②众工：众多医工。工一师：向一位老师学习。工，通"攻"，学习。

③大医王：指佛、菩萨。佛、菩萨善能分别病相、晓了药性、治疗众病，故以大医王喻称。

④我观三十二菩萨，各以意谈不二门：《维摩诘经·入不二法门品》中记有法自在菩萨等三十二位菩萨各自讲述自己所领悟的不二法门。不二门，不二法门。指显示超越相对、差别之一切绝对、平等真理之教法。即在佛教八万四千法门之上，能直见圣道者。不二，指对一切现象应无分别，或超越各种区别。法门，修行入道的门径。

⑤而维摩诘默无语，三十二义一时堕：《维摩诘经·入不二法门品》记三十二位菩萨说完之后，"文殊师利问维摩诘：'我等各自说已，仁者当说何等是菩萨入不二法门？'时维摩诘默然无言。……文殊师利叹曰：'善哉！善哉！乃至无有文字语言，是真入不二法门。'"

⑥"我观维摩方丈室"几句：《维摩诘经》记维摩诘以神力空其室内，可以容纳佛带领的八千菩萨、五百声闻、百千天人等；又"现神通力，即时彼佛遣三万二千师子座，高广严净，来入维摩诘室"。狮子座，原指释迦牟尼之座席。佛为人中狮子，故佛所坐之处（床、地等），总称狮子座。后泛指寺院中佛、菩萨之台座以及高僧说法时之座席。

⑦又能分布一钵饭，餍饱十方无量众：《维摩诘经·香积佛品》记维摩诘使化菩萨往众香国香积佛处化来一钵香饭，给众佛菩萨食用，"四海有竭，此饭无尽！使一切人食，抟若须弥，乃至一劫，犹不能尽"。

⑧断取妙喜佛世界，如持针锋一枣叶：《维摩诘经·不思议品》记："于下方过恒河沙等诸佛世界，取一佛土，举着上方，过恒河沙无数世界，如持针锋举一枣叶，而无所娆。"

⑨不思议：指不可思虑言说之境界。主要用以形容诸佛菩萨觉悟之境地，与智慧、神通力之奥妙。

⑩解脱：佛教语。谓摆脱烦恼业障而复归于自在，亦指断绝生死之原因，与涅槃同义。

⑪实相：佛教上指现象的本质、真实性。

⑫毗耶城：这里指毗耶离城，维摩诘之居处。

## 【译文】

我看到众多医工都像各自师从一位老师，每人用一种药治疗一种疾病。风劳想要寒药气要用暖药，肺肝胃肾用药更彼此相克。药方和积储的药物堆积如山，却没有一种药能够奏效。大医王拍手大笑，把众位医工遣散后，病马上就痊愈了。问大医王用的是什么药，医王说还是众医工所用的药。我看三十二位菩萨，各自根据自己的理解谈不二法门。只有维摩诘默默无语，三十二位菩萨所说的佛法却都黯然失色。我看维摩诘的说法没有错，维摩诘最初也没有背离这些说法。譬如把油蜡制成灯烛，不用火来点燃终究不会发光。忽然看见默默无语之处，三十二种说法一齐发出光明。佛徒们如果念诵《维摩诘经》，应当把他的说法作为正道。我看维摩诘那不大的禅室，却能容纳九百万菩萨。还有三万二千个狮子座，都能容纳还不显拥挤。又能把一钵中的饭食分给众人，能使十方无量的众生个个吃饱。能把美妙吉祥的佛国乐土展示给世人，就像是用针尖挑着一片枣叶。说这是菩萨不可思议法，得到大解脱拥有神通的法力。我看石恪是一个布衣处士，穿着麻鞋戴着破帽露出了两肘。却能用一支笔画出维摩诘，神力似乎又超过了维摩诘。如果说此画无实相，那毗耶城中的一切也不是真实的了。佛徒们要是再画维摩诘的像，应该把这一张当作正观。

效佛经语写密义，却难得如许透露①。

**【注释】**

①透露：透彻，明白。

**【译文】**

效仿佛经的话而写就的深密义理，却难得如此透彻。

# 十八大阿罗汉颂①

**【题解】**

本文作于元符二年（1099）四月十五日。写作缘由在序中交代得很清楚：其外祖父程公曾经受过"罗汉"恩典，才得以归蜀，而后岁岁设供以报。苏轼与佛家的缘分，盖始于此。因此，在海南这穷荒之地，偶得张氏所绘十八罗汉像，苏轼的惊喜之情便可想而知。读其文，如见画像，十八尊罗汉姿态各异的形象跃然于纸上，惟妙惟肖：有正坐者，有侧坐者，有抱膝者，有支颐者，有扶乌木者，有横如意者，有执经者，有持铃杵者……苏轼以简明形象的语言，将画像中的罗汉形象描绘出来，殊为不易。难得的是，苏轼不仅是描述画中所有的内容，还凭借丰富的想象力，以及他的佛学造诣，增加了许多想象的内容，运用了诸多儒释道的典故，这就使得整个画面活了起来，可谓妙作，堪与张氏的罗汉画并称双绝。

蜀金水张氏②，画十八大阿罗汉。轼谪居儋耳，得之民间。海南荒陋，不类人世③，此画何自至哉！久逃空谷④，如见师友，乃命过躬易其装标，设灯涂香果以礼之⑤。张氏以画罗汉有名，唐末盖世擅其艺。今成都僧敏行⑥，其玄孙也。梵相奇古⑦，学术渊博，蜀人皆曰："此罗汉化生其家也。"轼外祖父程公⑧，少时游京师，还遇蜀乱，绝粮不能归，困卧旅舍。有僧十六人往见之，曰："我，公之邑人也。"各以钱二百贷之，公以是得归，竟不知僧所在。公曰："此阿罗汉也。"岁设大供四⑨。公年九十，凡设二百余供。今轼虽不亲睹其人，而困厄九死之余⑩，鸟言、卉服之间⑪，乃获此奇胜，岂非希阔之遇也哉⑫？乃各即其体像，而穷其思致，以为之颂。

**【注释】**

①十八大阿罗汉：阿罗汉是佛教名词，或译作罗汉，为小乘佛教修证之最高果位。以其具三明（宿命明、天眼明、漏尽明）六通（天眼通、天耳通、他心通、宿命通、神足通、漏尽通）无量功德，所以称大阿罗汉。经典中有十六罗汉之记载，而无十八罗汉之说，张氏加迦叶尊者、军徒钵叹尊者，为十八罗汉。

②金水：金水县，治今四川金堂。张氏：指张玄，五代前蜀时期画家，善画僧像，尤其以画罗汉而名播天下，称金水张家罗汉。

③人世：人间。

④逃空谷：典出《庄子·徐无鬼》："（逃虚空者）闻人足音跫然而喜矣。"此处化用其意，谓谪居海南如逃空谷。

⑤灯涂香果：指佛教供物，多指香、花、灯、涂、果、乐六种供养物。

⑥敏行：号无演，俗姓张，工画佛像。

⑦梵相：对僧人外貌的敬称。奇古：奇特古朴。

⑧程公：程文应，眉山人，以其子程濬故累封大理寺丞，赠官光禄大夫。

⑨大供：佛教语。以供品供养佛陀。

⑩九死：多次濒临死亡。比喻处于极危险的境地。屈原《离骚》："亦余心之所善兮，虽九死其犹未悔！"

⑪鸟言：说话似鸟鸣，谓言语不通，指荒僻之地。卉服：荒僻少数民族

　　或岛居之人所穿衣服,指代荒僻之地。《尚书·禹贡》:"岛夷卉服。"
⑫希阔:稀疏,引为罕见之意。阔,底本误作"阐",从苏轼文集通行
　　本改。

## 【译文】

　　蜀中金水人张玄,画了十八大阿罗汉图。我被贬谪流放到儋耳,从
民间得到这些图。海南蛮荒僻陋,几乎不像是人世,这些画又是从哪儿
传到此地的呢?我在这人烟稀少之地已经很久了,见到这些画,就像是
见到了老师朋友,于是让苏过亲手重新装裱,陈设灯、涂、香、果来供奉。
张玄以善画罗汉而知名,从唐末世传这种画艺。现在成都高僧敏行,就
是他的玄孙。敏行和尚外貌奇特高古,学术渊博,蜀人都说:"这是罗汉
托生。"我的外祖父程公,年轻时到京师游历,回乡时正遇蜀中大乱,断
了粮米回不了家,被困在旅店里。当时有十六位僧人到旅舍去见他,对
他说:"我们是您的同乡。"每人拿出二百钱借给他,程公因此得以回到
家中,始终没再见到那些僧人。程公说:"这些人是阿罗汉啊。"于是每
年大供四次。程公活了九十岁,共设了二百多次供奉。如今我虽然没有
亲眼看见过,但在艰难困窘九死一生之中,在荒僻之极的地方,居然获得
了这样珍奇的画卷,难道不是罕有的奇遇吗?于是分别按罗汉们的体态
相貌,极尽我的才思,为他们写出颂诗。


　　第一尊者①,结跏正坐②,蛮奴侧立③。有鬼使者,稽颡
于前④,侍者取其书通之⑤。颂曰:
　　月明星稀,孰在孰亡。煌煌东方,惟有启明⑥。咨尔上
坐⑦,及阿阇梨⑧。代佛出世,惟大弟子⑨。


## 【注释】

①尊者:梵语阿梨耶之意译,亦泛指有德行、智慧之僧人。第一尊罗

汉像为迦叶尊者。

②结跏(jiā)：结跏趺坐的省称，是佛教徒常见的坐禅姿势。即交叠左右足背于左右股上而坐，称"全跏坐"，又称"吉祥坐"。

③蛮奴：供使唤的蛮人。

④稽颡(sǎng)：以额触地。

⑤通：通报，传达。

⑥启明：启明星。据说佛于启明星出时成道。

⑦上坐：即上座，谓释迦之弟子中学行出众之人。

⑧阿阇(shé)梨：梵语，略称阇黎，意译为轨范。高僧可为僧众轨范之称，亦称"轨范师"。

⑨代佛出世，惟大弟子：佛陀入灭后，大弟子迦叶尊者主持结集法藏以宣示佛法，故谓"代佛出世，惟大弟子"。

【译文】

第一尊者，结跏端坐，一个蛮奴站在身旁。有一位鬼使者，向尊者施叩头礼。尊者侍从接过他的书信，正要转交给主人。颂词说：

月光清明，群星稀疏，哪个存在哪个消亡？东方上空，只剩下辉煌灿烂的启明星。告诉上座，以及阿阇黎。代替佛祖降世，只有你这个佛祖的大弟子。


第二尊者，合掌趺坐①，蛮奴捧椟于前②。老人发之，中有琉璃瓶，贮舍利十数③。颂曰：

佛无灭生，通塞在人④。墙壁瓦砾，谁非法身⑤。尊者敛手，不起于坐。示有敬耳，起心则那⑥。


【注释】

①趺坐：双足交叠而坐。

②椟:匣,柜。

③舍利:即佛骨。《魏书·释老志》:"佛既谢世,香木焚尸,灵骨分碎。大小如粒,击之不坏,焚亦不燋。或有光明神验,胡言谓之舍利。"

④通塞:通畅与阻塞。这里指能否理解精通佛理。

⑤法身:佛教语。谓证得清净自性,成就一切功德之身。法身不生不灭,无形而随处现形,也称为佛身。

⑥起心:发起菩提心。菩提心即求取正觉成佛的心。那(nuó):美好。

【译文】

第二尊者,合掌趺坐,蛮奴手捧木匣站在面前。老人正将木匣打开,里面有琉璃瓶,装有十几粒舍利子。颂词说:

佛法本无生灭,能否精通佛理都在各人的修行。墙壁和瓦砾,哪个不是法身?尊者合起双手,身形分毫未动。这是表示虔敬,发起菩提心如此美好。


第三尊者,扶乌木养和正坐①。下有白沐猴献果②,侍者执盘受之。颂曰:

我非标人③,人莫吾识。是雪衣者④,岂具眼只。方食知献,何愧于猿。为语柳子,勿憎王孙⑤。


【注释】

①乌木:即乌文木。崔豹《古今注·草木》:"豎木出交州,色黑而有文,亦谓之乌文木也。"养和:靠背椅的别名。《新唐书·李泌传》:"泌尝取松樛枝以隐背,名曰养和。"

②沐猴:猕猴的别名。

③标人:人的楷模。

④雪衣者:指上文所云白色猕猴。

⑤为语柳子,勿憎王孙:柳宗元曾著文《赠王孙文》,其中认为猴性躁烈喧嚣,所过之处皆草木狼藉。苏轼则认为白沐猴通佛性,并非如柳宗元所言。柳子,柳宗元。王孙,猴的别称。

**【译文】**

第三尊者,手扶着乌木靠背椅正坐。脚下有白色的猕猴敬献鲜果,侍者拿着捧盘来接。颂词说:

我不是楷模,人们也都不认识我。这只白色的猴子,难道独具慧眼?吃果品时知道敬献,虽然是猿猴,又有什么可惭愧?替我告诉柳宗元,不要再憎恨王孙之流。

第四尊者,侧坐屈三指,答胡人之问①。下有蛮奴捧函,童子戏捕龟者。颂曰:

彼问云何,计数以对。为三为七②,莫有知者。雷动风行,屈信指间③。汝观明月④,在我指端。

**【注释】**

①胡人:古代对北方异族及西域各民族的称呼。

②为三为七:第四尊者屈三指,故有此说。

③屈信:屈曲和伸舒。信,通"伸"。

④观明月:佛教有指月之说,以指譬教,以月譬法。《楞严经》:"如人以手指月示人,彼人因指应当看月。若复观指以为月体,此人岂唯亡失。"

**【译文】**

第四尊者,侧身而坐,弯曲三指,正在回答胡人的问题。身前有蛮奴捧着木匣,小童在戏耍乌龟。颂词说:

他问在说什么,回答说在计数。是三还是七,谁也不知道。惊雷震动,风行大地,都在他手指的屈伸之际。你看那明月,就在我的手指尖上。

第五尊者,临渊涛,抱膝而坐。神女出水中,蛮奴受其书。颂曰:

形与道一,道无不在。天宫鬼府,奚往而碍①。婉彼奇女②,跃于涛泷③。神马尻舆④,摄衣从之⑤。

**【注释】**

①奚:哪里。

②婉:美好,柔美。

③涛泷(lóng):急流大波。泷,湍急的河流。

④神马尻(kāo)舆:谓以尻为车舆,以神为马而随心所欲遨游自然。典出《庄子·大宗师》:"浸假而化予之尻以为轮,以神为马,予因以乘之,岂更驾哉?"

⑤摄衣:提起衣襟。

**【译文】**

第五尊者,面对深渊狂涛,双手抱膝而坐。神女从水中浮出,蛮奴接过她手中的书。颂词说:

形和道合而为一,道无所不在。无论是天上的宫阙,还是鬼怪的阴府,去哪里会受到阻碍?柔美神奇的神女,跃立于巨浪之上。提着裙襟,跟在神马拉着的车后。

第六尊者,右手支颐①,左手拊稚狮子②。顾视侍者,择瓜而剖之。颂曰:

手拊雏猊,目视瓜献。甘芳之意,若达于面。六尘并入③,心亦遍知。即此知者,为大摩尼④。

**【注释】**

①颐:面颊,腮。

②拊:同"抚",安抚,抚慰。

③六尘:佛家谓色、声、香、味、触、法为"六尘",与眼、耳、鼻、舌、身、意"六根"相接。

④摩尼:梵语宝珠的译音,为珠玉之总称。一般传说摩尼有消除灾难、疾病,及澄清浊水、改变水色之德。这里指瓜。

**【译文】**

第六尊者,右手撑腮,左手抚摸一只小狮子。回头看着侍从,侍从正挑选熟瓜来切。颂词说:

手抚幼狮,眼睛看着献上的瓜。甘甜芬芳的气息,仿佛流露于面容。六尘一齐前来,心里也全都清楚。能悟此理者,即是大摩尼。

第七尊者,临水侧坐。有龙出焉,吐珠其手中。胡人持短锡杖①,蛮奴捧钵而立②。颂曰:

我以道眼③,为传法宗。尔以愿力④,为护法龙。道成愿满,见佛不怍。尽取玉函,以畀思邈⑤。

**【注释】**

①锡杖:僧人行路时携带的道具,属比丘十八物之一。杖头由锡、铁等金属制成。

②钵:僧人食具。底平,口略小,形圆稍扁。用泥或铁等制成。

③道眼:佛教谓修道而得之眼,又谓观道之眼。

④愿力:佛教谓誓愿之力,亦曰本愿力。

⑤畀(bì):赠给,给予。思邈:即孙思邈。《续仙传》记载:孙思邈曾
　　经救过一条小青蛇,此蛇实为泾阳龙王之子,龙王便取龙宫药方
　　三十首以为报。

**【译文】**

第七尊者,面对海水侧坐。有龙从海里跃出,将宝珠吐在他手中。
一个胡人手持短锡杖,蛮奴捧钵站在旁边。颂词说:

我用观道之眼,传授佛法真宗。你用你誓愿之力,成为护法龙。道
成愿满,见佛也没有愧怍之情。把玉匣中的东西,都交给孙思邈吧。

第八尊者,并膝而坐,加肘其上①。侍者汲水过前,有
神人涌出于地,捧盘献宝。颂曰:

尔以舍来②,我以慈受③。各获其心,宝则谁有。视我
如尔,取与则同。我尔福德,如四方空。

**【注释】**

①加肘其上:手肘放在膝盖上。

②舍:施舍。

③慈:慈悲。

**【译文】**

第八尊者,两膝相并坐在那里,双肘放在膝上。侍从打好水走到他面
前,有神人涌出地面,手捧盘子向尊者敬献宝物。颂词说:

你用诚心施舍,我以慈悲接受。两人都满足了自我,这件宝物究竟归
谁所有?看我如同看你,取得和给予也没有什么不同。我和你的福德,
如同四方皆空。

第九尊者,食已襆钵①,持数珠②,诵咒而坐。下有童

子,构火具茶③,又有埋筒注水莲池中者④。颂曰:

饭食已毕,襆钵而坐。童子茗供,吹籥发火⑤。我作佛
事,渊乎妙哉。空山无人,水流花开。

**【注释】**

①襆(fú)钵:用布包裹饭钵。襆,同"袱",布单。底本作"扑",苏
　轼文集通行本均作"襆",据改。

②数珠:佛教徒诵经时用来计算次数的成串的珠子。也叫念珠。

③构火:生火。

④埋筒:意为将水筒放入水中。埋,底本误作"理",苏轼文集通行
　本均作"埋",意佳,据改。

⑤籥(yuè):管子,这里指吹火管。

**【译文】**

第九尊者,吃完斋用布将钵包裹,手捻念珠,坐着诵经咒。有个小童
点火煮茶,还有人正将水筒放入莲花池打水。颂词说:

已经吃完了饭食,把钵盂包裹起来静静而坐。小童为他煮茶,用竹
筒吹火。我所做的佛事,宽广而美妙。空旷的山里没有人迹,水在流淌,
花在盛开。


第十尊者,执经正坐。有仙人侍女焚香于前。颂曰:

飞仙玉洁,侍女云渺①。稽首炷香②,敢问至道。我道
大同,有觉无修③。岂不长生,非我所求。


**【注释】**

①渺:高远。

②稽首:僧道举一手向人行礼。

③有觉无修：禅宗南宗提倡顿悟成佛，不需要渐次修行。

**【译文】**

第十尊者，手持经书端坐。神仙、侍女在他面前焚香。颂词说：

飞仙如玉之高洁，侍女如云一样高远。稽首焚香，向他请教佛法的奥妙。佛法万法归宗，要有觉悟而无须苦修。长生虽然可达，却并不是佛法的追求。

第十一尊者，跌坐焚香。侍者拱手，胡人捧函而立。颂曰：

前圣后圣，相喻以言。口如布谷①，而意莫传。鼻观寂如②，诸根自例③。孰知此香，一炷千偈。

**【注释】**

①口如布谷：形容言辞滔滔不绝。

②鼻观：佛教修行法之一，谓注目谛观鼻尖，时久鼻息成白。《楞严经》五："世尊教我及拘绨罗观鼻端白，我初谛观，经三七日，见鼻中气出入如烟，身心内明，圆动世界，遍成虚净，犹如琉璃，烟相渐销，鼻息成白，心开漏尽，诸出入息化为光明，照十方界，得阿罗汉。"

③诸根：佛学用语，一般指眼、耳、鼻、舌、身、意六根。

**【译文】**

第十一尊者，焚香跌坐。侍者拱手在旁，一个胡人捧函而立。颂词说：

一代代的圣僧，都是用经义来宣法。说的话就像在播撒谷种滔滔不绝，可是真妙之意却是不能靠嘴来说清的。用鼻观空寂之道，各种感观都是如此。谁能知道这燃烧的香，一炷便已诵千偈。

第十二尊者，正坐入定枯木中①。其神腾出于上，有大蟒出其下。颂曰：

　　默坐者形，空飞者神。二俱非是，孰为此身？佛子何为<sup>②</sup>，怀毒不已<sup>③</sup>。愿解此相，问谁缚尔。

**【注释】**

①入定：佛教语。指修习禅观时，闭目静坐，不起杂念，使心定于一处。

②佛子：泛指一切众生，因为其悉具佛性。这里指蟒蛇。

③怀毒：佛教以贪、嗔、痴为三毒，怀毒即怀有贪、嗔、痴之诸多烦恼。

**【译文】**

　　第十二尊者，在枯树中端坐禅定。他的魂灵从身体中飞腾而出，一条大蟒从身下爬过。颂词说：

　　端坐的是形骸，飞上天空的是灵魂。两者都不是实有的，那么究竟什么才是真身？佛子要做什么呢，为什么仍然心怀烦恼？愿你解脱现在的示相，问是谁束缚了你。


　　第十三尊者，倚杖垂足侧坐。侍者捧函而立，有虎过前，有童子怖匿而窃窥之<sup>①</sup>。颂曰：

　　是与我同，不噬其妃<sup>②</sup>。一念之差<sup>③</sup>，堕此髭髯<sup>④</sup>。道师悲愍<sup>⑤</sup>，为尔鞶叹<sup>⑥</sup>。以尔猛烈，复性不难。


**【注释】**

①窥：偷看。

②噬：吞，咬。妃：某一事物的对立面。因其既相反又相成，故称。

③一念之差：一个念头的差错，导致严重后果。《高僧传》载：袁州有一僧偶得一虎皮，戏披于身，人皆惊惧而走。一日忽变为真虎，往来山中，苦不堪言。自思一念不善而堕为虎，后一念向善，宁馁不

食,复为人形。

④鬃鬜(pī ér):猛兽怒而鬃张的样子。这里指猛虎。

⑤道师:对道行高深者的敬称。悲愍:怜悯同情。

⑥颦(pín):皱眉。

【译文】

第十三尊者,倚着手杖垂足侧坐。侍从手捧木函站立,一只老虎走过面前,有小童惊恐在躲起来偷看。颂词说:

他和我相同,都不会吞食对手。由于一念之差,变成这可怖的猛兽。佛对它怀有悲悯之心,为它皱眉长叹。以你猛烈的性情,恢复你的本性不算难。


第十四尊者,持铃杵①,正坐诵咒。侍者整衣于右,胡人横短锡跪坐于左②,有虬一角③,若仰诉者。颂曰:

彼髯而虬④,长跪自言。特角亦来,身移怨存。以无言音,诵无说法。风止火灭,无相仇者。


【注释】

①铃杵:僧道游方时手持的响器。

②锡:锡杖。

③虬:古代传说中的有角的龙。

④髯而虬:指虬龙的须髯弯曲。

【译文】

第十四尊者,手拿铃杵,端坐着诵经咒。侍从在他右边整理衣衫,一个胡人横着短锡杖跪坐在尊者左边。一条独角的虬龙,像在诉说着什么。颂词说:

那个胡人长髯弯曲,长跪着独自诉说。只有一只角的虬也要前来,移动身躯满怀怨念。用不能说话的声音,念诵着没有语言的佛法。风停火灭,再没有互相仇视的众生。

　　第十五尊者,须眉皆白,袖手趺坐①。胡人拜伏于前,蛮奴手持拄杖,侍者合掌而立。颂曰:

　　闻法最先,事佛亦久。耄然众中②,是大长老。薪水井臼③,老矣不能。摧伏魔军,不战而胜。

**【注释】**

①袖手:藏手于袖。表示闲逸的神态

②耄(mào)然:谓年老貌。

③薪水井臼:指砍柴、烧水、打水、舂米这些事。

**【译文】**

　　第十五尊者,须发都已经白了,手缩在袖中趺坐。一个胡人拜伏在面前,蛮奴手拿拄杖,侍者双手合十而立。颂词说:

　　最先听闻佛法,事奉佛祖时日也很长。在众多高僧当中,他是其中的大长老。劈柴汲水淘井舂米这些事,因为年老已无力再做。而论到驱除邪魔外道,却能够不战自胜。

　　第十六尊者,横如意趺坐①。下有童子发香篆②,侍者注水花盆中。颂曰:

　　盆花浮红,篆烟缭青。无问无答,如意自横。点瑟既希③,昭琴不鼓④。此间有曲,可歌可舞。

**【注释】**

①如意:梵语阿那律之意译,古之爪杖,手所不能到之处,用此可搔

抓如意,故名。

②香篆:香的一种,因其状如篆文得名。洪刍《香谱·香篆》:"香篆,镂木以为之,以范香尘,为篆文,燃于饮席或佛像前,往往有至二三尺径者。"

③点瑟:指曾点鼓瑟。典出《论语·先进》:"(曾点)鼓瑟希,铿尔,舍瑟而作。"

④昭琴:昭氏鼓琴。典出《庄子·齐物论》:"有成与亏,故昭氏之鼓琴也;无成与亏,故昭氏之不鼓琴也。"

【译文】

第十六尊者,横着一柄如意趺坐。脚下有小童打开香盒,侍从把水浇在花盆里。颂词说:

盆里的鲜花泛出红光,刻满花纹的炉香缭绕着青烟。没有问询也无须回答,只有一把如意横在腿上。拨弄曾点之瑟的时间稀少,昭氏之琴也不再弹奏。这里在演奏乐曲,令人欢歌起舞。

第十七尊者,临水侧坐,仰观飞鹤。其一既下集矣①,侍者以手拊之。有童子提竹篮,取果实投水中。颂曰:

引之浩茫,与鹤皆翔。藏之幽深,与鱼皆沉。大阿罗汉,入佛三昧②。俯仰之间,再拊海外。

【注释】

①下集:落到地面。集,降。

②三昧:佛家谓专心致志于一境而不散乱的精神状态。

【译文】

第十七尊者,临水侧坐,仰头看着天上的飞鹤。有一只飞落到地面,侍从用手抚摸它。有小童手提竹篮,取出果实扔进水里。颂词说:

引向浩渺的天空，与鹤一同飞翔。也可以隐没在幽深的河谷，与游鱼一同沉潜。大阿罗汉，已得到佛的真谛。俯仰之间，再次抚慰海外众生。

第十八尊者，植拂支颐①，瞪目而坐。下有二童子，破石榴以献②。颂曰：

植拂支颐，寂然跏趺。尊者所游，物之初耶。闻之于佛，及吾子思③。名不用处，是未发时。

**【注释】**

①植拂：立起拂尘。拂，即拂尘、拂子，古代拂虫之具。

②破：剖开。

③子思：孔子之孙，著名儒家学者。相传《中庸》为子思所作，其中有"喜怒哀乐之未发"之语。

**【译文】**

第十八尊者，用拂尘支着下巴，瞪着眼睛坐在那里。身前有两个小童，剖开石榴向尊者敬献。颂词说：

拿着拂尘托着腮，静默地跏坐。尊者所游历的尘世，是浑沌初开之时吗？从佛祖那里闻法，从儒家子思那里也有听闻。无名无相之地，是没有发生之时。

佛灭度后①，阎浮提众生刚狠自用②，莫肯信入③。故诸贤圣皆隐不现，独以像设遗言，提引未悟，而峨眉、五台、庐山、天台犹出光景变异④，使人了然见之⑤。轼家藏十六罗汉像⑥，每设茶供，则化为白乳，或凝为雪花桃李芍药，仅可指名。或云："罗汉慈悲深重，急于接物，故多现神变。"傥其然乎？今于海南得此十八罗汉像，以授子由弟，使以时修敬，遇夫妇生日，辄设供以祈年集福，并以前所作颂寄之。子由以二月二十日生，其妇德阳郡夫人史氏<sup>⑦</sup>，以十一月十七日生。是岁中元日题<sup>⑧</sup>。先生自跋。

东坡所作禅家文字多矣。然皆一时率笔成趣，独此沉思而得之。景既幽澹，句复渊妙，当为独步。王圣俞

## 【注释】

①灭度：佛教语。灭烦恼，度苦海。涅槃的意译。亦指僧人死亡。

②阎浮提：梵语，即南赡部洲，俗谓阎浮提洲指中华及东方诸国。刚狠：犹刚愎、凶狠。

③信入：信奉加入，皈依。

④峨眉、五台、庐山、天台：皆为佛教名山。峨眉山为普贤菩萨显灵说法之道场。五台山为文殊菩萨示现之道场。庐山为佛教净土宗之圣地。天台山为天台宗之根本道场。

⑤了然：清楚的样子。

⑥十六罗汉：罗汉数量有一个演变的过程，十六罗汉主要流行于唐代，至唐末，开始出现十八罗汉，到宋代时，则盛行十八罗汉了。

⑦德阳郡夫人：至和二年（1055）苏辙娶史氏，后于元祐年间（1086—1094）封德阳郡夫人。

⑧中元：农历七月十五日，僧寺于此日作盂兰盆会，苏轼此文及叙乃为四月十五日作，后跋为七月十五日作。

## 【译文】

佛涅槃之后，阎浮提的民众刚愎凶狠，自以为是，不愿信佛入教。所以许多贤圣都隐而不现，只留下佛像与遗言，以此来开导那些不悟之人。峨眉山、五台山、庐山、天台山还示现了各种奇异光景，使人们看得清清

楚楚。我家中收藏了十六大罗汉像，每当陈设清茶供奉罗汉时，水就变成了乳白的汁液，或者凝结成雪花、桃花、李花、芍药花等形状，这些仅是能叫得上名称的。有人说："罗汉大慈大悲，他们急于接引凡物，所以往往示现出多种神奇的变异。"这说法或许有些道理吧？如今我把在海南得到的十八罗汉画像，送给弟弟子由，让他按时敬奉。逢到他们夫妇的生日，可摆设供品祈求长寿福佑。又把我以前所写作的颂词一并寄给他。子由二月二十日出生，他夫人德阳郡夫人史氏十一月十七日出生。本年中元日题。先生自跋。

东坡所写的禅家文章很多，但都是偶然随笔而写即成趣文，只有这篇文章是经过深思而写成。景象既幽淡，语句也渊妙，可谓独一无二。

王圣俞

# 十八大阿罗汉赞

**【题解】**

本文作于苏轼北归时，途经清远峡宝林寺时所作。苏轼此前曾作《十八大阿罗汉颂》，此时又作《十八大阿罗汉赞》，他对于罗汉的赞叹之情可以推知。有趣的是，苏轼的这两篇文章还为古代"十八罗汉"的来历提供了佐证。因为佛教在印度时，本来有"十六罗汉"，后来流传到中国后，逐渐演变成"十八罗汉"。苏轼所撰的这两篇文章虽然"十八罗汉"的具体组成不同，但证明至迟在唐末五代十国时期，"十八罗汉"的说法已经开始流传。

自海南归，过清远峡宝林寺①，敬赞禅月所画十八大阿罗汉②。

## 第一宾度罗跋啰隋阇尊者③

白氎在膝④,贝多在巾⑤。目视超然,忘经与人。面颅百皱,不受刀籋⑥。无心扫除,留此残雪⑦。

**【注释】**

①清远峡:又称飞来峡,在今广东清远城北。

②禅月:唐末五代诗僧贯休,本姓姜,字德隐,号禅月大师。善诗,工书画,以画罗汉著名。所作水墨罗汉及释迦弟子诸像,笔法坚劲,形象夸张,所谓"梵相"。兼善草书,时人比之为阎立本、怀素。苏轼所见禅月所画十八罗汉今已不传,其所画十六罗汉保存到现在最著名的是现藏日本宫内厅者,为北宋初摹本,原系禅月为浙江怀玉和尚所画。最为常见的是杭州圣因寺经乾隆题赞、译名、排位后的石刻版本。

③宾度罗跋啰隋阇尊者:据玄奘所译《大阿罗汉难提密多罗所说法住记》,此尊者头发皓白,且有白色长眉,俗称为"长眉罗汉"。中土禅林食堂所供奉者。又译为宾头卢颇罗堕阇,又简称宾头卢。日本宫内厅藏禅月大师所画之像,为箕坐岩上,左手持杖,伸右手倚岩,于膝上置经典,睥睨前方。

④白氎(dié):白色的细棉布,这里指白巾。

⑤贝多:古代印度人将佛经书写于贝多树的叶子上,借指佛经。

⑥刀籋(niè):剃刀与镊子,用以去除毛发。

⑦留此残雪:这里指留着白发。

**【译文】**

自海南北归,路过清远峡宝林寺,敬赞禅月所画十八大阿罗汉。

第一宾度罗跋啰隋阇尊者

白巾铺在双膝上,贝叶经文书写于白巾。双目远望神情超然,似乎忘记了经文和世人。脸上布满皱纹,不用剃刀和镊子修饰。无心去除,保留这些白色须发。

## 第二迦诺迦伐蹉尊者<sup>①</sup>

耆年何老，粲然复少<sup>②</sup>。我知其心，佛不妄笑。嗔喜虽幻<sup>③</sup>，笑则非瞋。施此无忧，与无量人。

**【注释】**

①迦诺迦伐嗟尊者：与其眷属五百阿罗汉共住于北方迦湿弥罗国，系护持正法，饶益众生之圣者。日本宫内厅藏禅月大师所画之像，作左肩负杖，双手结印之相。

②粲然：笑容满面的样子。

③嗔喜：嗔怒喜悦。

**【译文】**

第二迦诺迦伐嗟尊者

这个老人哪里老迈，笑容满面如同少年。我了解尊者之心，佛不会随便发笑。喜怒虽然只是幻相，但笑容不是嗔怒。把这无忧之心，传达给无量多的众生。

## 第三迦诺迦跋梨隋阇尊者<sup>①</sup>

扬眉注目，拊膝横拂<sup>②</sup>。问此大士，为言为默？默如雷霆，言如墙壁<sup>③</sup>。非言非默，百祖是式<sup>④</sup>。

**【注释】**

①迦诺迦跋梨隋阇尊者：与其眷属六百阿罗汉共住于东胜身洲，系护持正法，饶益众生之圣者。日本宫内厅藏禅月大师所画之像，作瘦骨嶙峋，瞠目，眉横如剑，右手执拂，左手按膝之相。

②拊膝：抚摸膝部。

③言如墙壁：其言语时令人感到坚实可信。

④式：榜样。

【译文】

第三迦诺迦跋梨隋阇尊者

扬起眉毛凝神注目，一手抚膝一手横执拂尘。敬问大士，在说话还是在静默？静默不言如同雷霆万钧，言语之时如同墙壁坚实可信。既不说话也不静默，这就是百世僧伽的榜样。

# 第四苏频陀尊者①

聃耳属肩②，绮眉覆颧③。佛在世时，见此耆年。开口诵经，四十余齿④。时闻雷霆，出一弹指。

## 【注释】

①苏频陀尊者：与七百位罗汉眷属共住于北俱卢洲，护持正法，饶益众生。日本宫内厅藏禅月大师所画之像，为趺坐石上，着通肩法衣，右手握拳，置于胸前，左手安于膝上。

②聃（dān）耳：长大的耳朵。

③绮：本为华丽、精妙之意，这里用以形容眉毛秀长。

④四十余齿：如来三十二相之一。

## 【译文】

第四苏频陀尊者

长大的双耳垂肩，秀长双眉覆盖在颧骨之上。佛祖在世时，见到这位长者。开口诵经文，露出四十多颗牙齿。不时听到雷霆巨响，是尊者在弹指赞叹。

## 第五诺矩罗尊者[①]

善心为男,其室法喜[②]。背痒孰爬[③]? 有木童子[④]。高下适当,轻重得宜。使真童子,能如兹乎?

【注释】

①诺矩罗尊者:传说即《阿罗汉具德经》中之诺酤罗长者,彼与其眷属八百阿罗汉共住于南赡部洲,护持正法,饶益众生。《梦溪笔谈》曰:"按《西域书》,阿罗汉诺矩罗,居震旦东南大海际雁荡山芙蓉峰龙湫。"日本官内厅藏禅月大师所画之像,为倚坐石上,双手执如意形之木童子置左肩,作搔背状。

②其室法喜:典出《维摩诘经·佛道品》:"法喜以为妻,慈悲心为女。"室,妻子。法喜,佛教语。谓闻见、参悟佛法而产生的喜悦。

③爬:用指甲搔。

④木童子:指木制搔背的器具。

【译文】

第五诺矩罗尊者

这个充满善心的男子,以法喜为妻室。背上痒了谁挠? 自有木童子。高低适度,轻重合适。如果是真童子的话,能有这样称心吗?

## 第六跋陀罗尊者[①]

美狠恶婉[②],自昔所闻。不圆其辅,有圆者存[③]。现六极相[④],代众生报[⑤]。使诸佛子,具佛相好。

【注释】

①跋陀罗尊者:意译作贤。与其眷属九百阿罗汉共住于耽没罗洲,为护持正法,饶益众生之圣者。日本官内厅藏禅月大师所画之

像,此罗汉趺坐于岩上,右手隐于法衣中,左手执念珠,安于膝上。

②美狠恶婉:指形貌凶恶而内心美好。

③不圆其辅,有圆者存:指面貌不圆润,而功德圆满。辅,脸颊骨,这里指面部。

④六极:中医学名词。即气极、血极、筋极、骨极、精极、髓极,均为虚劳重症。

⑤报:业报,报应。

**【译文】**

### 第六跋陀罗尊者

形貌凶恶而内心美好,自古以来便如此。面颊不够圆润,但内在功德圆满。展现六极重病之相,代众生承受业报之苦。使得向佛众生,都具有佛陀圆满庄严的法象。

## 第七迦理迦尊者①

佛子三毛,发眉与须。既去其二②,一则有余。因以示众,物无两遂③。既得无生,则无生死。

**【注释】**

①迦理迦尊者:与其眷属千阿罗汉共住于僧伽荼州,为一护持正法、饶益众生之圣者。日本宫内厅藏禅月大师所画之像,作宴坐石上,长眉绕身之相。

②其二:指发与须。

③两遂:两两相安,指两个都称心如意。

**【译文】**

### 第七迦理迦尊者

佛子有三处毛发,头发、眉毛和胡须。既然已经去掉了须发,剩余的眉毛更为修长。用此来展示给众生,事物无法两两相安。如果没有了生,也就没有了生和死。

## 第八伐阇罗弗多尊者①

两眼方用,两手自寂②。用者注经,寂者寄膝。二法相忘③,亦不相捐。是四句偈,在我指端。

**【注释】**

①伐阇罗弗多尊者:意译金刚子。与其眷属千百阿罗汉共住于钵剌拏洲,护持正法,饶益众生之圣者。日本宫内厅藏禅月大师所画之像,其上半身脱法衣,坐石上,两臂交于膝上,垂掌,做沉思状,其右侧置贝叶。

②寂:静止不动。

③二法:指佛教中用、寂两种法门。

**【译文】**

第八伐阇罗弗多尊者

双眼正在使用,两手自然静置。眼睛用以看经,双手放于膝上。用、寂两法彼此忘却,却不互相舍弃。这四句偈语,就在我的指尖。

## 第九戌博迦尊者①

一劫七日②,刹那三世③。何念之勤,屈指默计。屈者已往,信者未然④。孰能住此? 屈伸之间。

**【注释】**

①戌博迦尊者:与其眷属九百阿罗汉同住于香醉山中,护持正法,饶益众生。日本宫内厅藏禅月大师所画之像,侧坐石上,左手持拂扇,右手屈三指,仰掌安膝上,眼光炯炯凝视前方。

②劫：一指极久远之时间，世界毁灭重生一次，谓之一劫，包括成、
　住、坏、空四个时期。

③刹那：形容时间极端。按照佛教的观点，一弹指有六十刹那。

④信：通"伸"。

**【译文】**

第九戍博迦尊者

一劫有七日之久，一刹那便经过三世。动念何其快，弯着手指默默计算。弯曲的手指代表过去，伸着的手指表示未来。谁能够停留在这里？在这手指屈伸之间。

# 第十半托迦尊者①

垂头没肩②，俯目注视。不知有经，而况字义。佛子云何，饱食昼眠。勤苦功用，诸佛亦然。

**【注释】**

①半托迦尊者：意译作道生、大路边生、大路。为中印度舍卫城婆罗
　门之子。长于书算、唱诵、四明、六作诸学，具大智慧，有五百童子就
　其受教。后闻佛陀说法出家，未久即证得阿罗汉果。日本宫内厅藏
　禅月大师所画之像，于石上敷坐具趺坐，通肩法衣，做两手持经卷读
　诵之相。

②垂头没肩：将头垂到肩膀之下。

**【译文】**

第十半托迦尊者

将头垂到双肩之下，眼睛注视下方。不知道有经文，更何况经中的字义。佛子怎么样？吃饱了白天睡觉。勤奋辛苦做功德，诸佛都是如此。

## 第十一罗怙罗尊者[①]

面门月满[②]，瞳子电烂[③]。示和猛容，作威喜观。龙象之姿[④]，鱼鸟所惊。以是幻身，为护法城[⑤]。

**【注释】**

①罗怙罗尊者：又译为罗睺罗、罗何罗，释迦牟尼在俗世时所生唯一之子。在胎六年，于佛成道之夜月食时生，故曰"障月"（罗怙罗之汉译）。十五岁出家，在十大弟子中为密行第一。日本官内厅藏禅月大师所画之像，跌坐石上，右手举于胸前，左手安于膝上，双目圆睁。

②面门：面容。月满：圆形，犹如满月。

③电烂：炯炯有神，明亮如闪电。

④龙象：龙与象。水行龙力最大，陆行象力最大，故佛教以此喻诸阿罗汉中修行勇猛有最大能力者。

⑤护法城：指护法坚实如坚城。

**【译文】**

### 第十一罗怙罗尊者

面容如同满月，瞳子就像耀眼的闪电。显现宽和却又威猛的神色，让人感到既威严又慈爱。龙象的雄姿，使鱼和鸟儿惊畏。用这样的佛身，担起护法的重任。

## 第十二那迦犀那尊者[①]

以恶辖物[②]，如火自热[③]。以信入佛[④]，如水自湿。垂眉捧手[⑤]，为谁虔恭。大师无德，水火无功。

**【注释】**

①那迦犀那尊者：出生于佛灭度之后。俗称为那先比丘。与其眷属千二百阿罗汉共住于半度波山，护持正法，饶益众生。日本宫内厅藏禅月大师所画之像，为坐于巉岩之上，着通肩法衣，双手拱于颔下，开口露舌，风貌甚奇。

②恶：恶行。辁：车轮辗轧。

③热：苏轼文集通行本作"爇（ruò）"，烧。

④信：信仰。

⑤捧手：拱手。表示敬意。

**【译文】**

### 第十二那迦犀那尊者

以恶行碾物，如同以火自烧。秉持信仰信奉佛法，如同水本来就湿。垂眉双手合十，向谁表示虔敬？如果大师没有功德，那么水火也就失去了功用。

### 第十三因揭陀尊者①

捧经持珠，杖则倚肩。植杖而起②，经珠乃闲。不行不立，不坐不卧。问师此时，经杖何在？

**【注释】**

①因揭陀尊者：与其眷属一千三百阿罗汉住于广胁山中，护持正法，饶益众生。日本宫内厅藏禅月大师所画之像，为杖藜倚肩，左手托经，垂头注视，右手掐珠。

②植杖：倚杖，扶杖。

**【译文】**

### 第十三因揭陀尊者

捧着经书持着念珠，禅杖斜靠肩上。拄着禅杖站起来，经书念珠就闲置一旁。如果不行也不站,不坐也不卧。请问尊者当此之时,经书和禅杖在什么地方?

## 第十四伐那婆斯尊者①

六尘既空②,出入息灭。松摧石陨,路迷草合③。逐兽于原,得箭忘弓。偶然汲水,忽然相逢。

**【注释】**

①伐那婆斯尊者:与眷属同住于可住山中,护持正法,饶益众生。日本宫内厅藏禅月大师所画之像,为跌坐岩窟内,衣盖肩,隐两手,闭目入禅定。

②六尘:佛教语,指色、声、香、味、触、法,会导致烦恼。

③草合:形容草茂密,将路都遮挡了。

**【译文】**

### 第十四伐那婆斯尊者

六尘都已清除,出入气息都已寂灭。松树摧折石头陨落,路径被野草淹没。在原野上追逐野兽,拿出箭来却忘记了弓。偶然去汲水,忽然却又相逢。

## 第十五阿氏多尊者①

劳我者皙②,休我者黔③。如晏如岳④,鲜不僻淫⑤。是哀骀它⑥,澹台灭明⑦。各妍于心,得法眼正⑧。

**【注释】**

①阿氏多尊者:与其眷属一千五百阿罗汉共住于鹫峰山,为护持正法,饶益众生。日本宫内厅藏禅月大师所画之像,为双手抱膝,开

口仰视,齿牙毕露,脱掉数枚。

②皙:白皙,这里指肤色白皙的人。

③黔:黑色,这里指肤色黝黑的罗汉。

④如晏如岳:如同何晏、潘岳,二人都是魏晋时有名的美男子。

⑤僻淫:邪僻淫佚。

⑥哀骀它:《庄子·德充符》中的人物,相貌丑陋却有德行。

⑦澹台灭明:孔子弟子,即子羽,有贤德,但是相貌丑陋。

⑧法眼:佛教语。"五眼"之一。谓菩萨为度脱众生而照见一切法门
　之眼。

**【译文】**

第十五阿氏多尊者

白皙者使我劳苦,黔黑者使我休歇。俊美如何晏、潘岳这样的人,多
为邪僻淫佚之人。哀骀它和澹台灭明,相貌丑陋而内有贤德。在心中各
擅其美,都得到了真正的法眼。

# 第十六注荼半托迦尊者①

以口说法,法不可说②。以手示人,手去法灭。生灭之
中,自然真常③。是故我法,不离色声。

**【注释】**

①注荼半托迦尊者:意译小路、路边生等。是第十位尊者半托迦之
　弟,生性愚钝,然亦出家证果。日本宫内厅藏禅月大师所画之像,
　为坐于枯树下,右手持扇靠于肩上,左手前伸,屈两指前指。口半
　张,作讲话状。

②法不可说:佛法不可言说。

③真常:佛法真实常住。

**【译文】**

第十六注荼半托迦尊者

用嘴来讲述佛法，但佛法不可言说。用手来向人演示，停止演示佛法也随之消失。在生灭之中，佛法自然真实常住。所以我佛为众说法，没有离开色声。

# 第十七庆友尊者①

以口诵经，以手叹法②。是二道场③，各自起灭。孰知毛窍？八万四千。皆作佛事，说法炽然。

**【注释】**

①庆友尊者：为难提蜜多罗之译名，即《法住记》之著者。《法住记》全称《大阿罗汉难提蜜多罗所说法住记》，唐玄奘译。为说十六大阿罗汉及其眷属名称与住处。并答诸比丘、比丘尼等所问正法住世之时限。庆友尊者本不在《法住记》阿罗汉之列，后为凑成"十八"之数，将其列为第十七位住世罗汉。

②叹法：这里指用手示意。

③道场：宣扬佛法、修炼道行的场所。

**【译文】**

第十七庆友尊者

用嘴念诵经文，用手比划佛法。这两个道场，分别兴起和止灭。有谁知道尊者身上那八万四千的毛孔？它们都在展现佛的功德，所说的佛法像火焰般光亮。

# 第十八宾头卢尊者①

右手持杖，左手拊石②。为手持杖，为杖持手。宴坐石上③，安以杖为。无用之用，世人莫知。

**【注释】**

①宾头卢尊者：即第一尊者"宾度罗跋啰惰阇"之异译。

②拊：抚摸。

③宴坐：闲坐。

**【译文】**

第十八宾头卢尊者

右手拄着拐杖，左手抚着石头。究竟是手拄拐杖，还是拐杖握着手？安然地坐在石头上，哪里还用拐杖？这看似没用的用处，世俗之人完全不知。

此等文字，韩欧所不欲为①；此等见解，韩欧所不能及。由苏长公少悟禅宗，及过南海后，遍历劫幻②，以此心性超朗③，乃至于此。可谓绝世之文矣。茅鹿门

**【注释】**

①韩欧：韩愈和欧阳修。

②劫幻：劫难。

③超朗：高爽明亮。

**【译文】**

这样的文字，韩愈和欧阳修不想写；这样的见解，韩愈和欧阳修也达不到。由于苏东坡很早就对禅宗有所领悟，等到过南海后，遍历各种劫难，因此心性超然爽朗，才能达到这样的境界。可谓是绝世的文章。茅鹿门

# 灵感观音偈①并引

## 【题解】

此文作于建中靖国元年（1101），苏轼北归路过虔州，游览景德寺时所作。灵感观音当是供奉在该寺中的佛像。

或问居士：“佛无不在②，云何僧荣③，所常供养，观世音像，独称灵感？”居士答言：“譬如静夜，天清无云，我目无病，未有举头，而不见月。今此画像，方其画时，工适清净④。又此僧荣，方供养时⑤，秉心端严，不入诸相，无有我人。众生寿者⑥，则观世音，廓然自现⑦。”尔时居士，作此言已，心开形解，随其所得，而说偈言：

## 【注释】

①灵感观音：民间因观音菩萨具有强大的感应能力，能够迅速感应众生的祈求，并给予相应的帮助和救度，故称其为“灵感观音”。灵感，有灵验或感应的意思。

②无不在：无所不在。

③僧荣：指景德寺僧人显荣。

④工：画工。

⑤供养：佛教用语。佛教徒以香花、饮食等物品或种种善行，献给佛、法、僧或一切众生。

⑥寿：本意为祝福，这里指祈祷。

⑦廓然：阻滞尽除的样子。

## 【译文】

有人问东坡居士：“佛无所不在，为什么僧人显荣所供养的观世音像最为灵验?"居士回答道:"比如宁静的夜晚,天空清朗无云,我的眼睛没有疾病,没有抬头,也看不见月亮。如今这画像,当绘制之时,画工正好心中清净。加上显荣和尚在供养时,诚心诚意,严肃端庄,没有掺入杂念,忘记自我与他人,众生祈祷,则观世音就会清楚地显灵。"当时东坡居士回答完毕后,心中开朗身体放松,根据内心所得,写下偈语:

　　夫物芸芸①,各升其英②。为天苍苍,为日月星。无在不在,容光则明③。矧我大士④,渊兮净神⑤。妙湛生光⑥,即光为形。亭亭空中⑦,靡所倚凭。眷此幻身⑧,如鬼如氓⑨。生则圃物⑩,轩昂权衡⑪。地所不载,而能空行。灭则荡空,附离四生⑫。不可控抟⑬,矧此亭亭。涕泪请救,搏颡顿缨⑭。如月下照,着心寒清。不因修为,得法眼净⑮。碎身微尘,莫报圣灵。

**【注释】**

①芸芸:众多的样子。

②英:精华。

③容光:光彩,光辉。

④矧(shěn):何况。大士:指观音菩萨。

⑤渊:深邃,深沉。净神:心神宁静。

⑥妙湛:精微澄澈。

⑦亭亭:明亮威严的样子。

⑧幻身:佛教谓身躯由地、水、火、风假合而成,无实如幻,故曰幻身。

⑨氓:民,百姓。

⑩圃物:被物所束缚。

⑪轩昂权衡:指俗世之人斤斤计较于锱铢之间。轩昂,形容音调高昂。

⑫附离：附着，依附。四生：佛教分世界众生为四大类：一为胎生，如人畜；二为卵生，如禽鸟鱼鳖；三为湿生，如昆虫之属；四为化生，无所依托，唯借业力而忽然出现者，如诸天与地狱及劫初众生。泛指一切之有情众生，或作为有情众生之别称。

⑬控抟：控制。

⑭搏颊：打嘴巴。顿缨：挣脱冠缨，这里指叩头。

⑮法眼净：佛教语。指具有观见真理，而没有障碍、疑惑之眼。

**【译文】**

芸芸万物，都在展示自己的英华。苍茫的天空，日月星辰高悬。佛法无处不在，始终散发光明。何况观音大士，如此深邃清净神妙。灵感观音精微澄澈生发光辉，由光芒聚合成形。明亮威严地显现在空中，全然没有依托。人们眷恋幻化的身体，如同鬼魅和愚民。一生被外物所束缚，斤斤计较算计权衡。大地上无法承载，却能在空中游荡。涅槃之后飘荡在空中，依附在众生身上。没有办法捉摸控制，何况这凭空无依明亮威严的形象。众生哭泣着求救，又是自己掌嘴又是叩头。如同月亮照向人间，使人们内心清净。不须修行，便会获得法眼净。即便碎身为微尘，也没有办法报答圣灵。


子瞻此等偈，绝似汉人诗。锺伯敬


**【译文】**

子瞻这样的偈文，非常像汉代人所写的诗。锺伯敬


# 寒热偈

**【题解】**

苏轼写这篇《寒热偈》的时候，正在黄州贬地，处于人生的低谷。这

篇文章被江夏的友人带走了。七年之后，元祐六年（1091），两人又在京师再次相遇，重读这篇文章，自然生发了无限感慨，正如苏轼在跋文中自言："茫然如梦中语也。"

今岁大热，八十余日，物我同病，是热非虚①。方其热时，谓不复凉。及其既凉，热复安在。凡此寒热，更相显见。热既无有，凉从何立。令我又复，认此为凉。后日更凉，此还是热。毕竟寒热，为无为有。如此分别，皆是众生。客尘浮想②，以此为达。无有是处，使谓为迷。则又不可，如火烧木。从木成炭，从炭成灰。为灰不已，了无一物③。当以此偈，更问子由。

### 【注释】

①虚：虚假。

②客尘：佛教语。指尘世的种种烦恼。浮想：不断涌现的想象。

③了无：全无。

### 【译文】

今年十分炎热，持续了八十多天，万物和我同遭此荼毒，这个热可并非虚言。当天气酷热时，以为不会再凉快了。等到天气转凉，炎热又去哪儿了呢？世间的寒冷和炎热，是互相比较而显现的。如果没有热，从哪里来的凉？让我又认为这是凉。过些日子更凉，又会认为此时是热。所以所谓的寒冷炎热，说无就无，说有就有。把冷和热分开来看的，都是天下众生。尘世的种种烦恼都是不断的想象，人们还自以为这想法十分高妙。如果冷热真的无法分开，这就会使人感觉迷惑不解。又觉得自己的想法没有道理，就像是大火烧着了树木。树木变成了炭，炭又化成了灰。灰再继续地变化，最终什么也没有。应当拿着这个偈，再去问子由。

　　仆在黄州戏书，为江夏李乐道持去①。后七年，复相见京师，出此书，茫然如梦中语也。元祐戊辰六年三月三日。先生自跋。

　　只从客感上破除②。

**【注释】**

　　①江夏：地名。今湖北武汉江夏区。北宋时期，江夏属荆湖北路，为鄂州治所。李乐道：李康年，字乐道。好古博雅，而小篆尤精。

　　②客感：尘世烦恼的感受。破除：消除。

**【译文】**

　　这是我在黄州时的游戏笔墨，被江夏人李乐道拿去。七年后，我和李乐道又在京城相遇，他拿出这篇文字，我感到茫茫然像是梦中说的话。元祐戊辰六年三月三日。先生自跋。

　　只从尘世烦恼感受的角度加以破除。

# 玉石偈

**【题解】**

　　《玉石偈》与《寒热偈》所表达的内容相近，都是对冷、热进行哲理的探讨。

　　嘻嘻呀呀三伏中①，草木生烟地生火。遣君玉石百有八，愿君置之白石盆。注以碧庐井中泉，遣君肝肺凉如水。热恼既除心自定，当观热相无去来。寒至折胶热流金②，是我法身一呼吸。寒人者冰热者火，冰火初不自寒热。一切世间我四大③，毕竟谁受寒热者。愿以法水浸摩尼④，当观此石如瓦砾。

**【注释】**

①嘻嘻呀呀：形容唉声叹气的声音。

②折胶：形容严寒，胶都可以折断。

③四大：佛教以地、水、火、风为四大。认为四者分别包含坚、湿、暖、动四种性能，人身即由此构成。因亦用作人身的代称。

④摩尼：梵语宝珠的译音，泛指佛珠。

**【译文】**

三伏天热得唉声叹气，草木似在冒烟地像着了火。送您一百零八颗玉石，请放在白色的石盆中。把碧庐井中的清泉注入石盆，使您内心清凉如水。炎热的烦恼消除内心自然安定，再看那炎热之相没有来也没有去。天气寒冷胶能折断，炎热时又热得溶化金属，这只是法身的呼吸没有分别。使人感到寒冷的是冰，使人感到炎热的是火，冰和火自身并无冷和热。世间一切都由四大组成，究竟谁能耐受寒冷和炎热。希望用法水浸摩尼宝珠，应当视这玉石就如同瓦砾。

与《寒热偈》合看。

**【译文】**

与《寒热偈》合在一起看。

# 南屏激水偈①

## 【题解】

善思者,生活中处处都能有感悟。苏轼这篇偈文,不过24个字,但却意味无穷。

水激之高,如所从来②。屈伸相报,报尽而止。止不失平,于以观法。

## 【注释】

①南屏:今浙江杭州南屏山。激水:湍急的水流。

②如所从来:如同从水降落的天空而来。

## 【译文】

水流冲激溅起水花如此之高,就像是从空中落下。水流弯折互相激荡,势头耗尽才会停止。停止下来水面不失平静,我从这里领悟佛法。

熙宁中作此偈①,以示用文阇黎②。后十六年③,再过南屏,复录以示云玩上座④。元祐四年九月望日。先生自跋。

一切愚圣尽出入南屏激水中。

## 【注释】

①熙宁:宋神宗赵顼年号(1068—1077)。一般认为此偈作于熙宁五年(1072)苏轼任杭州通判时。

②阇(shé)黎:梵语“阿阇梨”的省称。意谓高僧。佛教上指能教授弟子法式,纠正弟子行为,并为其模范的人,故又称导师。

③后十六年:即下文之元祐四年(1089)。

④上座：寺院三纲之一，为全寺之长。

**【译文】**

熙宁中写下这篇偈，请用文阇黎指教。十六年后，再次路过南屏，又抄录给云玩长老。元祐四年九月望日。先生自跋。

一切愚人和圣人，都在南屏的激水中受到启发。

# 十二时中偈

**【题解】**

以"十二时"为由头来作偈，苏轼并非第一人，唐代文偃、宋代释德洪等都留下过以此为名的偈语。不过，在梦中得到启示而写成的十二时偈语，苏轼则无疑是第一人。

十二时中，尝切觉察①，遮个是什么②。十二月二十日，自泗守席上回③，忽然梦得个消息。乃作偈曰：

百滚油铛里④，恁把心肝炸。遮个在其中，不寒亦不热。似则是似，是则未是。不惟遮个不寒热，那个也不寒热，咄⑤！甚叫做遮个那个。

**【注释】**

①常切觉察：宋朝公文常用语，意为随时切实监督检查。常，随时，时刻。切，切实，严格。

②遮个：这个。

③泗守：泗州太守。

④油铛（chēng）：盛有沸油的锅。

⑤咄（duō）：表示呵叱。

**【译文】**

在每天的十二个时辰中,随时切实考察,这个是什么。十二月二十日,从泗州太守酒宴回家,忽然做了个梦受到启发。于是写下偈语:

滚沸的油锅里,随意把心肝煎炸。这个就在油锅里,它不觉得冷也不觉得热。说像这个就像这个,说是这个却不是这个。不仅是这个不知冷热,那个也不知冷热。咄!什么叫这个、那个。

令人各自推求。

**【译文】**

让人各自去推求。

# 东莞资福寺老柏再生赞①

**【题解】**

苏轼和东莞资福寺颇有渊源,除了本文之外,苏东坡还为资福寺写下了《罗汉阁记》《舍利塔铭》《祖堂长老赞》《宿资福禅寺》《与朱行中十首之九》等诗文,资福寺也由此而名声大噪,成为岭南名刹之一。

生石首肯②,枭松肘回③。是心苟真,金石为开。堂去柏枯,其留复生。此柏无我,谁为枯荣?方其枯时,不枯者存。一枯一荣,皆方便门④。世人不闻,瓦砾说法。今闻此柏,炽然常说。

**【注释】**

①资福寺:古寺庙名,位于今广东东莞西南。始建于公元962年。

②生石首肯：这里用"生公讲经，顽石点头"的典故。据《佛祖历代通载》记载，道生法师在虎丘讲《涅槃经》，"至阐提有佛性处，曰：'如我所说义，契佛心不？'群石皆首肯之。"生，竺道生，又称道生法师。东晋时之《涅槃经》学者。主张"阐提成佛""顿悟成佛"说。

③奘松肘回：这里用玄奘摩顶松的典故。《佛祖统纪·玄奘传》曰："（玄奘）初游天竺，手摩门径松曰：'吾西求法，可枝向西，吾若言归，枝可东指。'既往枝果西，一日忽东指，弟子曰：教主归矣。因号摩顶松。"奘，唐高僧玄奘。

④方便门：佛教称随机度人的法门。即用善巧、权宜的方式宣讲佛法，使人容易信解。

**【译文】**

道生法师讲经顽石点头，玄奘法师取经松柏枝向回弯曲。如果心意真诚，金石都能为之裂开。庙堂消失柏树就枯萎，庙堂留存柏树就枯而复活。柏树如果无我，是为了谁枯萎和复生？当它枯萎的时候，不枯的枝叶还存留。一枯一荣，都是让人领悟佛法的方便门。世人没有听说过，瓦砾也能讲说佛法。如今听到柏树枯荣之事，都在不断热情传颂。

# 玉岩隐居阳行先真赞①

**【题解】**

苏轼和阳行先可谓是一见如故，虽相聚时间不长，但感情深厚，曾为其写有《和阳行先》诗，将之喻为唐代著名隐士元德秀。后来苏轼遇赦北归途中，又前去拜访，并写下此篇文章，足见友谊深厚。文中以"德不孤"来比喻二人的相知，是非常恰当的。

道不二，德不孤②。无人所有，有人所无。世之所争者五③，天啬其三，而畀其二④。是以日计之不足，岁计之有余也。

**【注释】**

①玉岩：即通天岩。在今江西赣州西北。唐宋以来为赣南佛教胜
地。阳行先：阳孝本，字行先。年轻时曾入汴京太学学习，因才华
出众，被左丞蒲宗孟聘为教师。后辞职还乡，在通天岩隐居，苏东
坡称他为玉岩居士。隐遁二十年，一时名士，多从之游。徽宗崇
宁中举，解褐为国子录，再转博士。以直秘阁归，卒，年八十四。
真：画像。

②德不孤：有道德之人不会感到孤单。语出《论语·里仁》：“德不
孤，必有邻。”

③世之所争者五：指财、色、子孙、寿考、康宁。

④天啬其三，而畀（bì）其二：这里指上天没有给阳行先财、色、子孙
三者，而给予他寿考、康宁二者。阳行先此时年近六十尚未娶妻
生子。啬，爱惜。畀，给予。

**【译文】**

学道没有二心，有道德的人不孤单。别人有的他没有，他有的别人
却没有。俗世所争夺的五项，上天爱惜其中三项，只给予他两项。因此
用日来计算不足，用年来计算却有余了。

阳孝本，字行先，居虔州城西一圃①，甚幽邃，学博行
高。东坡谪惠州②，过而爱之，为留月余，号曰玉岩居士，仍
作真赞。居士平生不娶，坡每来谒，直造其室，尝戏以元德
秀呼之③。

**【注释】**

①虔州：古地名，治今江西赣州。

②东坡谪惠州：事在宋哲宗绍圣元年（1094）。

③元德秀：字紫芝，唐代诗人。性格恬淡，宰相房琯叹赏"见紫芝眉宇，使人名利之心都尽"（《新唐书·卓行传》），后隐居山林，与山水为伴，终身未娶。性介洁质朴，乐天知命，名重当世，门弟子云集，卒后门人共谥曰文行先生。

**【译文】**

阳孝本，字行先，住在虔州城西一个幽邃的园子里，学问渊博品行高尚。东坡谪惠州，路过时拜访，非常喜欢他，为他停留了一个多月，取号为玉岩居士，还为他的画像做了赞语。居士平生不娶，东坡每次来拜访，都直接进入室内，曾戏称他为元德秀。

# 光道人真赞

**【题解】**

关于光道人，只从文中推知其字或为"晏然"，其余事迹不详。但寥寥几笔，一个清瘦、神定的僧人形象便跃然纸上。

海口山巅①，犀颅鹤肩②。定眼水止③，秀眉月弦。自一而两，至百亿千④。即妄而真⑤，是真晏然⑥。

**【注释】**

①山巅：形容颧骨高耸。

②犀颅：额角骨突出如犀。

③定眼：眼神专注。

④自一而两，至百亿千：意即道家所说"一生二，二生三，三生万物"。

⑤即妄而真：由虚妄至真实。

⑥晏然：安定，安闲。

**【译文】**

海一般宽的嘴巴山一样高的颧骨，犀牛般的头颅白鹤般的肩。眼神专注像静止的清潭，秀丽的双眉像弯弯的弦月。从一到二，直到百千万亿。由虚妄而求得真心，这才是真的晏然。

道人，字晏然。

**【译文】**

光道人，字晏然。

# 元华子真赞

**【题解】**

元华子的事迹不详，但苏轼一生之中结交的方外之士很多，其中没有名姓的高人很多，因此也不足为奇。

方口而髯，秀眉覆颧①。示我其华，我识其元②。我来从之，目击道存。我有陋室，茅茨采椽③。洒扫庭户，窗牖廓然④。虚空无人，愿受予言。

**【注释】**

①秀眉：老人眉毛中的长毛，古代以其为长寿的象征。桓宽《盐铁论·散不足》："故尧秀眉高彩，享国百载。"

②元：指内心。

③茅茨（cí）：茅草盖的屋顶。亦指茅屋。采椽（chuán）：栎木或柞
　木椽子，喻指生活俭朴。

④窗牖（yǒu）：窗户。这里指整个庭院。廓然：空旷寂静的样子。

**【译文】**

　　方口大嘴浓密的须髯，长长的眉毛覆盖到颧骨。展示的是外表，我
却看到了他的内心。我追随着他，亲眼见到道德的显现。我有简陋的住
室，茅草作顶椽子简陋。清扫庭院门户，庭院空旷清爽。空荡荡没有旁
人，请听我言说。

　　静邈。

**【译文】**

宁静渺远。

# 参寥子真赞

**【题解】**

　　苏轼与参寥子交情非比寻常，彼此十分了解，所以描述起来既精当，
又无需客套，通过寥寥数语，便将参寥子枯形灰心的诗僧形象刻画得活
灵活现。

　　东坡居士曰：维参寥子，身寒而道富①。辩于文而讷于
口。外尪柔而中健武②。与人无竞③，而好刺讥朋友之过。
枯形灰心④，而喜为感时玩物不能忘情之语⑤。此余所谓参
寥子有不可晓者五也。

**【注释】**

①寒：穷困。

②尪（wāng）柔：孱弱，瘦弱。

③无竞：不争。

④枯形灰心：形如枯木，心如死灰。谓悟道之心，不为外界所动，枯寂如死灰。语本《庄子·齐物论》："形固可使如槁木，而心固可使如死灰乎？"

⑤玩物：犹玩世。谓以游戏态度对待事物。忘情：不能控制自己的感情。

**【译文】**

东坡居士说：这个参寥子，家境贫寒而富有道行。文章雄辩而口不善言。外表瘦弱而内心刚健。与人无争，却喜好讥讽朋友的过失。道心如枯木死灰不为外界所动，却喜欢写些感慨时事游戏玩世难以忘情的文章。这是我认为参寥子难以为人所理解的五个方面。

　　妆点得妙。

**【译文】**

修饰得巧妙。

# 问养生

**【题解】**

养生是一个说不尽的话题，既复杂又简单。说它复杂，历代的相关论述数不胜数，汗牛充栋；说它简单，几个字就可以概括要旨，像吴复古所说的"和"与"安"。吴复古是苏轼的好友，精于养生，"和"与"安"可谓他的经验总结，言简而意赅，其要旨就是人要善于自我调摄，保持内心的安宁,顺应自然,求得生理、心理与自然和社会的和谐。传统养生学中,"天人合一"向来就是养生的一大法则,如《黄帝内经·上古天真论》所云:"夫上古圣人之教也,下皆为之。虚邪贼风,避之有时,恬惔虚无,真气从之,精神内守,病安从来。是以志闲而少欲,心安而不惧,形劳而不倦,气从以顺,各从其欲,皆得所愿。"养生的方法纵然多,但大体可以分为两方面,一是外在的调养,如运动、药物等等,一是内心的调节,两者之中,又以内心的调节更为重要,故此有"养生先养心"的说法。

　　余问养生于吴子①,得二言焉:曰和,曰安。"何谓和?"曰:"子不见天地之为寒暑乎?寒暑之极,至于折胶流金②,而物不以为病,其变者微也。寒暑之变,昼与日俱逝,夜与月并驰,俯仰之间,屡变而人不知者,微之至,和之极也。使此二极者,相寻而狃至③,则人之死久矣。""何谓安?"曰:"吾尝自牢山浮海达于淮④,遇大风焉,舟中之人,如附于桔槔⑤,而与之上下,如蹈车轮而行⑥,反逆眩乱不可止⑦。而吾饮食起居如他日。吾非有异术也,惟莫与之争,而听其所为。故凡病我者,举非物也。食中有蛆,人之见者必呕也,其不见而食者,未尝呕也。请察其所从生。论八珍者必咽⑧,言粪秽者必唾。二者未尝与我接也,唾与咽何从生哉?果生于物乎?果生于我乎?知其生于我也,则虽与之接而不变,安之至也。安则物之感我者轻,和则我之应物者顺。外轻内顺,而生理备矣⑨。"吴子,古之静者也。其观于物也审矣⑩,是以私识其言⑪,而时省观焉。

**【注释】**

①吴子:即吴复古,字子野,号远游先生。与苏轼交游数十年,于绍圣三年(1096)至惠州,同游罗浮。及苏轼安置儋州,复古又从之游。精于养生,"谕出世间法,以长不死为余事,而以练气服药为土苴"(苏轼《答吴秀才》)。

②折胶流金:比喻极端寒冷与炽热。

③狎至:接连而来。

④牢山:在今广东新兴。

⑤桔槔(gāo):亦作"桔皋",井上汲水的工具。在井旁架上设一杠杆,一端系汲器,一端悬绑石块等重物,通过杠杆原理一上一下将灌满水的器具提起来。

⑥蹈:踏。

⑦反逆眩乱:谓因晕船而造成的恶心呕吐、神智昏迷。逆,谓反胃欲吐的感觉。眩,谓头晕目眩。

⑧八珍:八种珍贵食品。俗以龙肝、凤髓、豹胎、鲤尾、鸮炙、猩唇、熊掌、酥酪蝉为八珍,这里泛指珍馐美味。

⑨生理:养生之理。

⑩审:详细,周密。

⑪识(zhì):记录。

**【译文】**

　　我向吴子请教养生的方法,回答我两个字:一为和,一为安。我问:"什么是和?"他回答:"你没有看到天地之间有寒有暑吗?冷热到了极限,可以断胶熔金,但人并不因此而患病,这是因为气候变化的过程非常缓慢。寒来暑往,昼夜变化,日月流转,年复一年,屡屡变化但人们并未察觉,是因为变化极为缓慢,和谐到了极致。假使寒暑的变化,瞬息即至,接连而来,人早就死亡了。""什么是安呢?"他说:"我曾从牢山坐船前往两淮一带,遇到大风,船上的人,就好像附在汲水的桔皋上一样,跟着上下颠簸，如同踏在车轮上滚动，眩晕呕吐不止。但我饮食起居和平时一样。并不是我有什么奇异的法术，只是不要与之抗争，听任其所为罢了。所以，凡是导致我们患病的，都不是外在事物。饭菜中有虫蛆，看到的人一定会作呕，那些没有看到而食用的人，就不会呕吐。请观察这种现象产生的原因。谈到山珍海味人必会咽口水，说到粪便污秽一定会唾弃。二者都并未和人直接接触，唾与咽的行为从哪里产生的呢？究竟是外物导致的呢？究竟是我自己导致的呢？知道是源于自我的道理，即使接触到外物，内心也不动摇，可说心安到极点了。心安则外物对我的影响就轻微，和谐则易于顺应外物。外在影响很轻，内心又能和顺，养生之理就完备了。"吴子，就是古人所说的清静之人。他观察事物非常精审，所以我私下记录下来，时时查看。

从涉世看出养生[①]，善读《庄子》。锺伯敬

吴子，即吴远游。先生云"《养生》一篇，为子野出也[②]。"远游尝绝粒不睡，苏叔党作诗戏之[③]。芝上人、陆道士皆有诗[④]，先生亦次其韵。

**【注释】**

①涉世：经历世事。

②《养生》一篇，为子野出也：引文出自苏轼《答吴秀才》。

③苏叔党：苏过，字叔党。苏东坡第三子。

④芝上人：诗僧昙秀。能诗善文，与苏轼、晁补之等名士交往，诗歌唱和。陆道士：陆惟忠，字子厚。眉山人，好丹药，通术数，能诗。与苏轼交游十数年，去世后苏轼为他写了墓志铭，称他"呜呼多艺此黄冠，诗棋医卜内外丹"。

**【译文】**

从经历的世事能看出养生之道，善于读《庄子》。锺伯敬

吴子就是吴远游。先生云："《养生》这篇文章,为子野所写。"远游曾绝食不睡,苏叔党写诗和他开玩笑,芝上人、陆道士都有诗,先生也次其韵和诗。

# 修养帖

【题解】

这篇《修养帖》是写给苏辙的。有趣的是,这篇文章是在苏轼给苏辙写好书信已经封口后,又有所感而写,于是便连同书信一起寄给了子由。二人兄弟情深,无话不谈的情谊由此可见一斑。

任性逍遥,随缘放旷①,但尽凡心,别无圣解②。以我观之,凡心尽处,胜解卓然③。但此胜解不属有无④,不通言语,故祖师教人到此便住。如眼翳尽⑤,眼自有明,医师只有除翳药,何曾有求明药? 明若可求,即还是翳。固不可于翳中求明,即不可言翳外无明。而世之昧者⑥,便将颓然无知认作佛地⑦,若如此是佛,猫儿狗儿得饱熟睡,腹摇鼻息与土木同,当恁么时⑧,可谓无一毫思念,岂可谓猫儿狗子已入佛地? 故凡学者,但当观妄除爱,自粗及细,念念不忘,会作一日,得无所住。弟所教我者,是如此否? 因见二偈儆策⑨,孔君不觉耸然⑩,更以闻之。书至此,墙外有悍妇与夫相殴,詈声飞灰火⑪,如猪嘶狗嗥。因念他一点员明⑫,正在猪嘶狗嗥里面,譬如江河鉴物之性,长在飞砂走石之中。寻常静中推求,常患不见,今日闹里忽捉得些子⑬,如何,如何。元丰六年三月二十五日夜。

已封书讫,复以此寄子由。

## 【注释】

①放旷:豪放旷达。

②圣解:深刻的理解。佛教中常指对于佛理的深刻感悟。

③卓然:卓越,突出。

④不属有无:既不属于有,也不属于没有。

⑤翳(yì):目疾引起的障膜。

⑥昧者:愚昧的人。

⑦颓然:糊涂无知的样子。佛地:谓超脱生死、灭绝烦恼的境界。达
　　到成佛的地位。

⑧恁(rèn)么:这样,如此。

⑨二偈:指苏辙的《答孔平仲二偈》。其一为:"熟睡将经作枕头,
　　君家事业太悠悠。要须睡着元非睡,未可昏昏便尔休。"其二为:
　　"龟毛兔角号空虚,既被无收岂是无。自有真无遍诸有,灯光何碍
　　也嫌渠。"

⑩孔君:孔平仲,字义甫,一作毅父。长于史学,工文辞,与其二兄文
　　仲、武仲并称于时,号"清江三孔"。

⑪詈声:叫骂声。

⑫员明:即圆明,佛教语。谓彻底领悟。

⑬些子:一点,一部分。

## 【译文】

任性逍遥,顺其自然豪放旷达,只有尽力消解凡心,没有其他更深
刻的理解。在我看来,凡心消解净尽,就会有卓绝的理解。但是这种理
解不能用有无来表示,也无法用语言说清楚,所以祖师对凡人的教诲到
这里便停止了。就像眼睛上的翳病除去,眼睛自己便能见到光明。医师
只有除去翳病的药,何曾有求得光明的药? 光明如若可以求得,那就是

说还有翳病。当然不可在翳病中求得光明,也不能说翳病之外就没有光明。而世上那些愚昧的人,便将糊涂无知看作成佛境界,如果这就能说是成佛境界,那猫狗吃饱睡足,摇着肚子喘着气与土壤树木一样,在这时候,可以说没有一丝一毫的想法,难道能说猫狗已入成佛境界吗?所以说凡是学佛的人,只要体察妄念去除爱恋,由粗糙到细致,念念不忘,积累到有一天,终于能没有任何执着。弟弟你所教给我的,是不是这样?因为看见你的两篇偈语警策,孔君不知不觉中生出敬畏,就多说一些告诉你。写到这里,屋子外面有个悍妇在与她的丈夫厮打,叫骂声都能让炉灰飞起来,如同猪嘶狗吠。于是想到:他们的一点灵明佛性,正隐于这猪嘶狗吠之中,犹如江河映照事物的本性,蕴于飞沙走石之中。平常在宁静的环境中要推求,常担心没有结果,今天在喧闹中忽然捕捉到这些。怎么样?怎么样?元丰六年三月二十五日。

已封好书信,又写了这篇文章寄给子由。

# 答孔子君颂

**【题解】**

此文借着梦中掉落井中之事阐发禅理。徐长孺在《东坡禅喜集》的评点文中曾说《答孔子君颂》文字来自《楞严经》,确实如此。

梦中投井,及半而止①。出入不能,本非住处。我今何为,日作此苦②。忽然梦觉,身在床上。不知向来,本元无井。不应复作,出入住想。道无深浅,亦无远近。见物失空③,空未尝灭。物去空现,亦未尝生。应当正念④,作如是观。

**【注释】**

①及半：到了一半。

②日作此苦：苏轼文集通行本作"自此作苦"。

③见物：事物出现。见，同"现"。

④正念：佛教语。觉照，即深入地观察。苏轼文集通行本作"正远"。

**【译文】**

在梦中我掉入井中，掉了一半却停了下来。出不来，也下不去，这儿本不应该是停留的地方。自问我做了什么，何以陷此苦境？忽然从梦中醒来，原来身在床上。不知道刚才根本就没有什么井，不应再想什么出来下去的事了。道没有深浅，也没有远近之分。事物出现空就消失，但空并没有消亡。事物消失空又出现，空也从没有生出。应当抱持正念，进行深入观照。

　　解理处尤能劈空①。

**【注释】**

①劈空：意为分析透彻。

**【译文】**

剖解道理之处，尤其能直指空性本质。

# 书黄鲁直《李氏传》后①

**【题解】**

《李氏传》是黄庭坚所作的一篇传奇，主要是讲某女子皈依佛法之事，充满了因果报应的气息。不过，对佛法感兴趣的苏轼似对这个故事颇有感悟，曾经为此文写过两篇文章，除了本文之外，还有一篇《跋鲁直李氏传》。

　　无所厌离②,何从出世? 无所欣慕,何从入道? 忻慕之至,亡子见父。厌离之极,焊鸡出汤③。不极不至,心地不净。如饭中沙,与饭皆熟。若不含糊,与饭俱咽。即须吐出,与沙俱弃。善哉佛子,作清净饭。淘米去沙,终不能尽。不如即用,本所自种。元无沙米,此米无沙。亦不受沙,非不受也,无受处故。

**【注释】**

①《李氏传》:一名《李氏女》,是黄庭坚所作传奇,主题是宣扬佛教的因果报应思想。

②厌离:厌恶离弃。

③焊(xún)鸡出汤:指鸡被拔除毛后干干净净,一切杂物都没有了。焊鸡,用开水烫鸡并拔掉鸡毛。汤,开水。

**【译文】**

　　如果什么都不厌弃,为什么要摆脱尘世? 假如什么都不羡慕,为什么还要入道? 羡慕到了极点,就像流亡的儿子见到了父亲。厌弃到了极点,就像要用开水把鸡烫过把鸡毛拔得干干净净。如果不是到了极致,心中就会有杂念。这就像米饭中的沙子,与饭一起被煮熟。如果不含糊,同饭一道咽到肚中。如果必须吐出,饭和沙子就一起丢弃。佛子慈悲,做清净饭。把沙从米中淘出,始终淘不干净。不如就用这种米,它原本就是自己种出来的。原本没有含沙的米,这种米中没有沙。米是不接受沙的,并不是它不愿接受,而是没有接受地方的缘故。

　　层层剥入。

**【译文】**

一层层分析深入。

# 书若逵所书经后<sup>①</sup>

**【题解】**

此文作于元祐七年（1092），当时苏轼正在扬州任上。文章主题是表达对若逵和尚抄写经书字迹整齐划一的赞叹之情，而在感叹之余，苏轼又对其中的道理进行了思索，将之归结于"忘我"的高妙境界。为了说明这一点，苏轼还巧妙地以"海上沙""空中雨"来作比喻，十分贴切形象。

怀楚比丘<sup>②</sup>，示我若逵所书二经。经为几品<sup>③</sup>，品为几偈，偈为几句，句为几字，字为几画，其数无量。而此字画，平等若一，无有高下，轻重大小。云何能一？以忘我故。若不忘我，一画之中，已现二相<sup>④</sup>，而况多画。如海上沙，是谁磋磨<sup>⑤</sup>，自然均平，无有粗细。如空中雨，是谁挥洒，自然萧散，无有疏密。若能一念，了是法门<sup>⑥</sup>，于刹那顷，转八千藏<sup>⑦</sup>，无有忘失，一句一偈。东坡居士，说是法已，复还其经。

**【注释】**

①若逵：扬州僧人，长于书法。所书经：即《圆觉经》与《法华经》。

②怀楚：僧人名。辩才大师的弟子。

③品：佛经之篇章。

④二相：本性相与影像相。

⑤磋磨：切磋琢磨。

⑥法门：指修行者入道的门径。

⑦藏：佛教经典的总称，这里指佛经。

**【译文】**

怀楚和尚向我展示若逵和尚所抄写的两部经书。经书有多少品，每品有多少偈，每偈有多少句，每句有多少字，每字有多少画，数目没有办法计算。而这两部经书的字画，却都一样整齐，没有高低、轻重、大小的差别。敢问怎么能如此一致？是因为若逵和尚忘掉自我的缘故。如果不能忘我，一画之中，便会显现二相，更何况许多笔画。如海边的细沙，不知是谁琢磨，天然的均匀，没有粗细之分。又如空中雨点，不知是谁挥洒，自然离散，没有疏密之别。如果能坚守一念，明了这个法门，在刹那之间，遍阅八千藏佛经，没有忘失，一句一偈。东坡居士说完此法义，将经书归还。

# 书《醉翁操》后

**【题解】**

《醉翁操》是宋代音乐家沈遵所谱琴曲，苏轼曾为之写词，即《醉翁操·琅然》。其序中有云："琅邪幽谷，山水奇丽，泉鸣空涧，若中音会。醉翁喜之。……而好奇之士沈遵闻之，往游焉。以琴写其声，曰《醉翁操》，节奏疏宕而音指华畅，知琴者以为绝伦。……有庐山玉涧道人崔闲，特妙于琴，恨此曲之无词，乃谱其声，而请于东坡居士以补之云。"于是琴曲歌词在当时传唱一时。本文是苏轼写给沈遵之子的书信，信中再次提及了这段乐坛佳话。

二水同器①，有不相入；二琴同手，有不相应。今沈君信手弹琴②，而与泉合；居士纵笔作诗③，而与琴会。此必有真同者矣。本觉法真禅师，沈君之子也，故书以记之。愿师宴坐静室,自以为琴④,而以学者为琴工,有能不谋而同三合无际者⑤,愿师取之。元祐七年四月二十四日。

**【注释】**

①器:这里指装水的容器。

②沈君:指沈遵。

③居士:苏轼自指。

④自以为琴:将自己当作琴。

⑤三合:指泉、琴、诗三者相合。苏轼文集通行本作"三令"。

**【译文】**

两种不同的水放入同一容器,可能会不相融合;一只手弹奏两张琴,也会不相应和。现在沈君信手弹琴,却能与泉声相和;居士提笔写诗,而能与琴韵相应。这其中一定有真正相同的东西啊。本觉法真禅师是沈君的儿子,所以写信给他记下此事。希望禅师能安坐静室,以自己为琴,以学者为琴师,如果有能不商量就能使琴、泉、诗三者相融无痕迹的人,希望禅师能够收取。元祐七年四月二十四日。

奥渺中有巧思。

**【译文】**

奥妙中有巧思。

# 跋王巩所收藏真书①

**【题解】**

这是为王巩收藏的怀素《自叙帖》所写的跋文。虽然苏轼是在谈论书艺,但却富有人生哲理,"本不求工,所以能工"一语,可谓道出了艺术之道的要谛。

　　僧藏真书七纸，开封王君巩所藏。君侍亲平凉②，始得其二。而两纸在张邓公家③。其后冯公当世④，又获其三。虽所从分异者不可考，然笔势奕奕，七纸意相属也。君邓公外孙，而与当世相善，乃得而合之。余尝爱梁武帝评书，善取物象⑤。而此公尤能自誉，观者不以为过，信乎其书之工也。然其为人傥荡⑥，本不求工，所以能工。此如没人之操舟⑦，无意于济否，是以覆却万变⑧，而举止自若，其近于有道者耶？

## 【注释】

①藏真书：指唐代书法家、僧人怀素所书的《自叙帖》。在帖中，怀素叙述了北上向名家求教书法的经历。藏真，即怀素，字藏真。俗姓钱，长沙人。唐朝大书法家。其草书狂纵放逸，圆转飞动，继承张旭而有所发展，卓然而为大家。与张旭齐名，后世有"颠张狂素"之目。《自叙帖》通篇狂草，为草书名帖。

②君侍亲平凉：王巩之父王素时知渭州，王巩随侍。平凉，渭州州治，今甘肃平凉。

③张邓公：张士逊，字顺之。淳化进士。真宗天禧间擢枢密副使。仁宗朝，三次入相。西夏扰边，朝廷多事，他因无所建明，被谏官论劾，遂封邓国公致仕。

④冯公当世：冯京，字当世。宋仁宗皇祐元年（1049）己丑科状元。累官宣徽南院使，以太子少师致仕。追赠司徒，谥号文简，著有《灊山集》。

⑤梁武帝评书，善取物象：南朝梁武帝，名萧衍，多才多艺，具有政

治、军事才能,在书法和文学方面也有一定成就,曾对从汉代至梁共34位书法家进行过评点。如"王右军（羲之）书,字势雄强,如龙跳天门,虎卧凤阁";"桓玄书,如快马入阵,随人屈曲,岂须文谱";"孔琳之书,如散花空中,流徽自得";"锺繇书,如云鹤游天,群鸿戏海"等。

⑥倜荡:疏放无拘检。

⑦没（mò）人:潜水的人。

⑧覆:翻倒。却:后退。

**【译文】**

僧人怀素的书帖共有七张纸,被开封的王巩收藏。王君在平凉随侍父亲时,得到最初的两张。还有两张在张邓公家。后来冯当世又得到三张。虽然它们为什么会被分开难以考证,然而笔势神采焕发,七张纸上的笔意是互相连属的。王巩是邓公的外孙,又和冯当世关系亲密,才能得到这七幅纸合在一起。我曾喜欢梁武帝的书法评论,善于选取物象。而怀素尤其能称誉自己,观赏的人却不认为过分,可见他的书法确实是非常精妙的。然而怀素为人疏放不拘,本来并不追求精巧,所以能够达到这样精巧的程度。这如同会潜水的人操纵船,并不在乎能否渡到对岸,所以尽管船只在水中倾倒后退变化万端,而其举止自如,这大概接近有道之人了吧?

"后其身而身先,外其身而身存"①,老氏之所以言长久也。

**【注释】**

①后其身而身先,外其身而身存:出自《老子》第七章。

**【译文】**

"退让反能领先,将生死置之度外反能保全自身",老子这样讲求长久之道。

# 跋文与可墨竹①

## 【题解】

文与可以墨竹出名，不但在当时，即便在绘画史上也是赫赫有名。明代徐渭《画竹》诗中，有"万物贵取影，写竹更宜然……直须文与可，把笔取神传"之句，足见对其画作评价之高。而文与可之所以墨竹画得好，从他的回答中可以看出，他的绘画是精神和情感的宣泄，在墨竹中倾注了自己内心的感情。

昔时与可墨竹，见精练良纸②，辄奋笔挥洒，不能自已③。坐客争夺持去，与可亦不甚惜。后来见人设置笔研，即逡巡避去④。人就求索，至终岁不可得。或问其故，与可曰："吾乃者学道未至，意有所不适，而无所遣之，故一发于墨竹，是病也。今吾病良已，可若何？"然以余观之，与可之病，亦未得为已也，独不容有不发乎？余将伺其发而掩取之⑤。彼方以为病，而吾又利其病，是吾亦病也。熙宁庚戌七月二十一日，子瞻书，通叔篆⑥。

## 【注释】

①文与可：文同，字与可，苏轼表兄。博学多才艺，擅长书法、绘画。

②精练：精美的白绢。

③自已：抑制自己。

④逡（qūn）巡：退避，退让。

⑤掩取：乘其不意而夺取或捕捉。

⑥通叔：李元直，字通叔。

**【译文】**

从前文与可画墨竹，只要见到精良的绢和上好的纸，就奋笔挥洒，不能抑制自己。座中宾客争着拿去，与可也不太珍惜。后来看到有人设置笔砚，就退避离去了。有人向他求画，甚至一年也得不到。有人问他原因，与可说："我从前学道未成，心中不快时，没有地方释放，所以用画墨竹来发泄，这是病。现在我的病好了，可以怎么样呢？"然而依我来看，与可的病，也没有全好，怎么可能不发呢？我将等他病发时偷偷拿走他的画。他把作画看成是病，我却又以他的病来获利，这样看来我也病了。熙宁庚戌七月二十一日，子瞻书，通叔篆书。

李元直，长安人。其先出于唐让帝①。学篆书数十年，覃思甚苦②，晓字法，得古意。用铦锋笔③，纵手疾书。初不省度，见余所藏与可墨竹，求题其后。因戏书此数百言。通叔，其字云。

**【注释】**

①唐让帝：指唐朝宗室李宪，系唐睿宗李旦嫡长子，曾拒绝成为皇太子，让位于平王李隆基（即后来的唐玄宗）。去世后，追封皇帝，谥号为让。

②覃（tán）思：深思。覃，深。

③铦（xiān）锋：刚锐的锋芒。

**【译文】**

李元直，长安人，祖先出自唐让帝一支。李元直学习篆书有几十年，好深思很用功，通晓字法，颇有古意。他用铦锋笔，纵手疾书。开始没有想法，等看到我收藏的文与可墨竹后，请求在后面题字。因此开玩笑地写下几百字。通叔，是元直的字。

# 录赵贫子语

## 【题解】

赵贫子其人事迹不详,是否真有其人也未可知,但从文中来看,或是一个有道之人,对于道家思想的理解颇为精深。而且,赵贫子显然具有很好的辩才,善于运用比喻,又富有逻辑,故此具有很强的说服力。

赵贫子谓人曰:"子神不全①。"其人不服,曰:"吾僚友万乘②,蝼蚁三军③,糠秕富贵,而昼夜生死④,何谓神不全乎?"贫子笑曰:"是血气所挟⑤,名义所激⑥,非神之功也。"明日,问其人曰:"子父母在乎?"曰:"亡久矣。""尝梦见乎?"曰:"多矣。""梦中知其亡乎?抑以为存也?"曰:"皆有之。"贫子笑曰:"父母之存亡,不待计议而知者也。昼日问子,则不思而对;夜梦见之,则以亡为存。死生之于梦觉有间矣⑦,物之眩子而难知者,甚于父母之存亡。子自以神全而不学,可忧也哉!"予尝与闻其语,故录之。

## 【注释】

①全:完备。

②万乘:本意万辆兵车,代指天子。按照周代制度规定,天子地方千里,能出兵车万乘。

③蝼蚁三军:将三军人马视作蝼蚁。

④昼夜生死:把生死看得如同昼夜交替一样平常。

⑤挟:夹持,佐助。

⑥激:激励。

⑦间:差别。

**【译文】**

　　赵贫子对人说:"你的精神不完备。"那人不服气,说:"我把君主当作僚友,把三军看作蝼蚁,视富贵如糟糠,把生死看得像昼夜交替那么平常,怎么能说精神不完备呢?"贫子笑着说:"这些是被血气佐助,被名义激发,并非精神的功劳。"第二天,赵贫子又问这个人说:"你的父母在世吗?"回答说:"去世很久了。""曾经梦见过他们吗?"回答说:"梦到过很多次。""梦里知道他们已经去世了吗? 还是以为他们还活着?"回答说:"都有。"贫子笑着说:"父母的生死,是不用思考就能知道的事情。白天问你,你不用想就回答我;晚上做梦时见到他们,则把去世的父母当成还活着。生死这件事情在睡觉做梦时都有不同,让你迷惑的事物,要比父母存亡这件事还要更难理解。你自认为精神完备就不再学习,真令人担忧啊!"我曾经听到过赵贫子的话,所以记录下来。

　　此最吃紧语①,但思何以全其神耳。

**【注释】**

　　①吃紧:重要。

**【译文】**

　　这是最重要的话,只是要思索如何能保全精神。

# 书《孟德传》后

**【题解】**

　　这是一篇有趣生动的文章。苏辙寄给苏轼一篇《孟德传》,孟德是当时一名逃兵,独自逃到深山里生存多年,多次遇到猛兽而不死。他说:"凡猛兽类能识人气,未至百步,辄伏而号,其声震山谷。德以不顾死,未尝为动。须臾,奋跃如将拚焉,不至十数步,则止而坐,逡巡弭耳而去。

试之前后如一。"苏轼对此产生了兴趣,于是对老虎的心理进行了一番探讨。苏轼想要表达的观点是:老虎吃人之前,必先"被之以威",慑于威而惧者方食之,相反,不惧者则不敢食。但他并没有讲什么大道理,而是列举了三个轶事,用天真小儿、醉酒者、不知者遇到老虎而没有危险的例子来说明,可说是颇具说服力。

苏轼写此文时,或只是出于兴趣,不一定有更深的涵意,但读者可以从中领悟出一些言外之意。每个人都有害怕的东西,但实际上,事物之所以看上去恐怖,倒不一定是它真的有多么凶恶,而是人内心深处的怯懦放大了这种效应而已,只要心理上能够无所畏惧,再困难的事情也可以勇敢面对。


子由书孟德事见寄,余既闻而异之,以为虎畏不惧己者①,其理似可信。然世未有见虎而不惧者,则斯言之有无,终无所试之。然曩予闻忠、万、云安多虎②,有妇人昼日置二小儿沙上而浣衣于水者,虎自山上驰来,妇人仓皇沉水避之,二小儿戏沙上自若。虎熟视久之③,至以首抵触,庶几其一惧,而儿痴④,竟不知怪⑤,虎亦卒去。意虎之食人,先被之以威⑥,而不惧之人,威无所从施与?

**【注释】**

①虎畏不惧己者:老虎害怕不畏惧它的人。

②曩:过去,先前。忠:忠州,治今重庆忠县。万:万州,治今重庆万州。云安:云安军,治今重庆云阳。

③熟视:注目细看。

④痴:天真无邪。

⑤怪:惊怪,害怕。

⑥被：施加。

**【译文】**

　　子由写了《孟德传》寄给我，我知道这件事后觉得很奇异，认为老虎害怕不畏惧它的人，这道理似乎可信。但是世上还没有见到老虎而不害怕的人，那么这种事究竟有没有，终究没有办法试验。但我过去听说忠州、万州、云安这些地方有很多老虎，有妇女白天把两个小孩放在水边沙滩上，自己去河边洗衣服。有一只老虎从山上奔来，妇人忙乱中潜入水里躲避，两个小孩子依然在沙上自在玩耍。老虎仔细注视了很久，甚至用头去触碰小孩子，可能希望其中一个小孩害怕，但是小孩天真无邪，竟不知道惊怪，老虎也最终离开。推想老虎吃人，先要对其施加虎威，而面对不感到害怕的人，虎威没有地方施加了吧？

　　有言虎不食醉人，必坐守之，以俟其醒，俟其惧也①。有人夜自外归，见有物蹲其门，以为猪狗类也，以杖击之，即逸去，至山下月明处，则虎也。是人非有以胜虎，而气已盖之矣②。使人之不惧，皆如婴儿、醉人与其未及知之时，则虎畏之，无足怪者。故书其末，以信子由之说③。

**【注释】**

　　①俟其惧也：此句前苏轼文集通行本有"非俟其醒"一句。

　　②气：气势。

　　③信：表明，明确。

**【译文】**

　　有人说老虎不吃醉汉，必定蹲坐着看守，等待醉汉醒来。实际上并非等醉汉醒来，而是为了等他害怕。有人晚上在从外面回家，看见有个东西蹲在门口，以为是猪狗之类，就用木棍打它，那个东西就逃走了，到了山下月色明亮处,才发现原来是老虎。这个人并不是有能力战胜老虎,而是他的气势已经超过老虎了。假使人不害怕老虎,都像婴儿、醉汉和当下不知道的人,则老虎害怕他们,也不值得奇怪。所以写在末尾,申明子由的说法。

正此三项人境地未易到,即至人亦何以加此?

**【译文】**

正是这三种人的境界不易达到,即便是至人又如何能超过这个呢?

# 书《六一居士传》后

**【题解】**

"六一居士"欧阳修在《六一居士传》中,描述了自己的晚年生活状态,表达了想摆脱世间烦扰而寄情山水的愿望。但当时有人认为欧阳修的选择并非是有道者应该有的选择,苏轼此文便是对这种说法的驳斥。文章开篇即直接表达了自己的观点:"居士可谓有道者也。"全文不但观点鲜明,而且由于苏轼与欧阳修交往很深,故此行文中真挚的感情自然流露,使得文章读来颇为感人,具有情理兼胜的特色。

苏子曰:"居士可谓有道者也。"或曰:"居士非有道者也。有道者,无所挟而安①。居士之于五物②,捐世俗之所争③,而拾其所弃者也。乌得为有道乎?"苏子曰:"不然。挟五物而后安者,惑也;释五物而后安者,又惑也。且物未始能累人也,轩裳圭组且不能为累④,而况此五物乎? 物之所以能累人者,以吾有之也。吾与物俱不得已而受形于天地之间，其孰能有之？而或者以为己有，得之则喜，丧之则悲。今居士自谓六一，是其身均与五物为一也，不知其有物耶，物有之也？居士与物均为不能有，其孰能置得丧于其间⑤？故曰：'居士可谓有道者也。'虽然，自一观五，居士犹可见也；与五为六，居士不可见也。居士殆将隐矣。"

**【注释】**

①挟：持有，占有。

②五物：指欧阳修所说的藏书一万卷、金石遗文一千卷、琴一张、棋一局、酒一壶。

③捐：舍弃，抛弃。

④轩裳：古代卿大夫以上的车服，指高官厚爵。圭组：印绶，借指官爵。

⑤得丧：得失。

**【译文】**

苏子说："六一居士可说是有道之人。"有人说："六一居士并不算是有道者。有道之人，不占有外物而安心。居士对于五物，丢掉了世俗之人争抢的，却拾取了世俗之人抛弃的。他怎能算是有道的人呢？"苏轼说："并非如此。拥有五物以后使人心安，是迷惑；丢弃五物以后使人心安，同样也是迷惑。况且外物并不会牵累人，官位爵禄尚且不能牵累人，更何况那五种东西呢？外物之所以会牵累人，是因为人想占有它们。我们与外物都不得已在天地之间被赋予了形体，谁又能占有谁呢？但有人认为外物为自己所据有，得到了就高兴，丧失了就悲哀。现在居士自称六一，这是将他自己与五物看成一体，不知道是居士占有了外物呢，还是外物占有了居士。居士与万物都不曾属于对方，谁能将得失放置在其间？所以说：'居士可说是有道者了。'虽然这样说，但是从居士的视角去观察那五种东西，还是能够看到居士；如果把他与五物合在一起，居士就看不出来了。居士大概要隐藏其中吧。"

　　妙诘澜翻①。卓吾曰："善为居士出脱。"

**【注释】**

①澜翻：波涛翻腾。比喻文章或说话的气势雄壮，变化激烈诡奇。

**【译文】**

巧妙的诘问变化诡奇。李卓吾说："善于为六一居士开脱。"

# 论《六祖坛经》①

**【题解】**

　　《坛经》对于苏轼的影响很大，其诗文中提到《坛经》内容的地方不少，这篇文章中，苏轼以眼为比喻，围绕着所谓"三身"（法身、报身、化身），进行了简明扼要的分析。

　　近读《六祖坛经》，指说法、报、化三身②，使人心开目明，然尚少一喻③。试以喻眼：见是法身，能见是报身，所见是化身。何谓见是法身？眼之见性，非有非无。无眼之人，不免见黑。眼枯睛亡，见性不灭。则是见性，不缘眼有无，无来无去，无起无灭，故云见是法身。何谓能见是报身？见性虽存，眼根不具④，则不能见。若能安养其根，不为物障⑤，常使光明洞彻，见性乃全，故云能见是报身。何谓所见是化身？根性既全，一弹指顷，所见千万，纵横变化，俱是妙用，故云所见是化身。此喻既立，三身愈明。如此是否？

**【注释】**

①《六祖坛经》：禅宗重要经典，亦称《六祖大师法宝坛经》，简称《坛经》。系六祖慧能口述，弟子法海集录。

②三身：佛教语。指法身、报身和化身。法身，也称为"自性身"，指证得清净自性，成就一切功德之身。报身，指以法身为因，经过修习而获得佛果之身。化身，指佛、菩萨为化度众生，在世上现身说法时变化的种种形象。

③喻：比喻。

④眼根：佛教语。六根之一。指眼睛因接触客观事物而产生的视觉和认识。

⑤障：遮蔽。

**【译文】**

近来读《六祖坛经》，其中对法、报、化三身的譬讲，使人心目豁然开朗，但是感到还少了一个比喻。试以眼睛打比方：见就是法身，能见就是报身，所见就是化身。什么叫见是法身？眼所具有的"见"的本性，非有非无。眼盲之人，所见不免昏黑。即使眼睛枯亡了，它所具有的"见"的本性也不会消失。那么这种"见"的本性，不因眼的有无而存在，它无来无去，无起无灭，所以说"见是法身"。什么叫能见是报身？"见"的本性虽然存在，但眼"见"的功能若不具备的话，则不能看见。如果能够安养其根，使它不为外物障蔽，经常让它保持光明洞彻，"见"的本性才能全面，所以说"能见是报身"。什么叫所见是化身？"见"的本性与功能都已经完全时，一弹指间，所见万千世界，纵横变化，都是妙用显现，所以说"所见是化身"。这一比喻既然确立了，三身就更明晰。这样讲对不对呢？

凡疑义难析者，一经先生手，无不划然①。

**【注释】**

①划然：豁然开朗的样子。

**【译文】**

凡是难以解析的疑难之义，一经先生的手写出，没有不豁然开朗的。

# 书《品茶要录》后

**【题解】**

本文是苏轼为宋代黄儒所撰茶书《品茶要录》所作的跋文。《品茶要录》的关注点与众不同，主要探讨了茶叶采制中的工艺细节以及地理条件对茶叶品质的影响，总结了采制茶叶的得失，为茶叶欣赏和鉴别的标准提供了重要依据。这些看似是极为细微的末技，但实际上其中亦有道存在。苏轼在文中以轮扁、庖丁来比喻黄儒，也正是体现了这种思想。

物有畛而理无方①，穷天下之辩，不足以尽一物之理。达者寓物以发其辩，则一物之变，可以尽南山之竹②。学者观物之极，而游于物之表，则何求而不得。故轮扁行年七十而老于斫轮③，庖丁自技而进乎道，由此其选也。

**【注释】**

①畛（zhěn）：田地间的小路，指界限。

②南山之竹：用南山之竹书写，谓书写不尽。语出《汉书·公孙贺传》："安世者，京师大侠也，闻（公孙）贺欲以赎子，笑曰：'丞相祸及宗矣。南山之竹不足受我辞，斜谷之木不足为我械。'"

③轮扁：春秋时齐国人，名扁，善作轮。后多指技艺高超的工匠。

**【译文】**

事物有界限而道理却无限，穷尽天下的辩论，都不足以说透一件事物的道理。通达的人把道理蕴藏在事物之中来阐发，而一种事物的变化，可以用尽南山的竹子也写不完。学者观察事物的最深奥的道理，又能超越事物的表象，那么有什么求不到呢？所以轮扁都快七十岁了还可以斫车轮，庖丁自己追求解牛的技艺而悟道，这都是从他们自己选择的工作中达到的。

　　黄君道辅讳儒①，建安人。博学能文，淡然精深，有道之士也。作《品茶要录》十篇，委曲微妙，皆陆鸿渐以来论茶者所未及②。非至静无求，虚中不留③，乌能察物之情如此其详哉？昔张机有精理④，而韵不能高，故卒为名医。今道辅无所发其辩，而寓之于茶，为世外淡泊之好⑤，此以高韵辅精理者。予悲其不幸早亡，独此书传于世，故发其篇末云。

**【注释】**

①黄君道辅讳儒：黄儒，字道辅。北宋建安（今福建建瓯）人。熙宁六年（1073）进士。

②陆鸿渐：指茶圣陆羽，字鸿渐。

③虚中：没有杂念，心神专注。不留：不拘泥，不执著。

④张机：张仲景，名机，字仲景。东汉末年著名医学家，被后人尊称为"医圣"。

⑤为世外淡泊之好：泊，底本作"薄"，苏轼文集通行本均作"泊"，据改。

**【译文】**

　　黄道辅，名儒，是建安人。博学能文，淡于名利而学问精深，是有道之人。他写了《品茶要录》十篇，内容详尽精微深奥，是陆鸿渐以来论茶之人都赶不上的。如果不是达到淡泊宁静无欲无求，心无杂念无所执著的境界，怎么能把事物的情况考察得如此详尽呢？过去张仲景确实有精微的义理，但韵致不高，所以最终只能成为一位名医。如今黄道辅无处展示自己的才华，于是就寄托在茶中，展现出世淡泊的爱好，这是以高雅的韵致承载精深学识。我为他的不幸早逝而悲伤，他只有此书流传，因此在书末写下这篇跋文。

　　寓物以发其辩，凡立言者类皆然。

**【译文】**

通过寄托于物来发表看法，凡是著书写文章的人大都是如此。

# 与庞安常

**【题解】**

　　庞安常是苏轼在黄州时认识的奇人，医术极为高明，在医学史上也大为有名。爱好医药的苏轼与其一见如故，不但在黄州时来往密切，后来离开黄州后二人也书信不断，保持了长久的友谊。这封书信中，苏轼主要对一些医学理论问题心存疑惑，所以提出来与庞安常进行探讨。

　　端居静念，思五脏皆止一①，而肾独二，盖万物之所终始，生之所出，死之所入故也。《太玄》②："罔、直、蒙、酋、冥。"罔为冬，直为春，蒙为夏，酋为秋，冥复为冬，则此理也。人之四肢九窍，凡两者，皆水属也。两肾、两足、两外肾、两手、两目、两鼻孔，皆水之升降出入也。手、足、外肾，旧说固与肾相表里，而鼻与目，皆古未之言也，岂亦有之，而仆观书少不见耶？以理推之，此两者，其液皆咸③，非水而何？仆以为不得此理，则内丹不成，此又未易以笔墨究也。古人作明目方，皆先养肾水，而以心火暖之，以脾土固之。脾气盛则水不下泄，心气下则水上行，水不下泄而上行，目安得不明哉！孙思邈用磁石为主，而以朱砂、神曲佐之④，岂此理也夫？安常博极群书，而善穷物理⑤，当为仆思之是否？一报。某书。

**【注释】**

①止：只有。

②《太玄》：西汉扬雄仿《周易》而作。

③咸：按五味与五行对应，咸属水。

④孙思邈用磁石为主，而以朱砂、神曲佐之：当指《千金要方》中的"磁朱丸"，配方包括磁石、朱砂和神曲，主要治疗肾虚内障、视物模糊等症。孙思邈，唐朝医学家，并博涉经史百家学术，兼通佛典。一生刻苦钻研医学，医德高尚，学广而术精，被尊称为"药王"。他总结唐以前的临床经验和医学理论，收集方药、针灸等内容，著《千金要方》《千金翼方》，倡立脏病、腑病分类，为中医学的发展做出了极其重要的贡献。

⑤穷：推求到极点。

**【译文】**

平常居处沉思默念，想到人的五脏都只有一个，而唯独肾有两个，大概因为它是万物的初生和终结，是生所产生的地方，死所归结的处所。所以《太玄》经中说："罔、直、蒙、酋、冥。"罔为冬，直为春，蒙为夏，酋为秋，冥又为冬，就是这个道理。人的四肢九窍，凡是成双的，都和水有关。一双肾、一双脚、一双外肾、一双手、一双眼、一双鼻孔，都是水升降出入之处。手、脚、外肾，以前的说法已经和肾相互关联，而鼻和眼，都是古人没有说过的，或者也许曾说过，但我看书少没有见到吧？用道理来推论，鼻与眼流出的液体都是咸的，不属水又属什么呢？我认为不懂这个道理，内丹就修炼不成，而这道理是不容易用笔墨谈清楚的。古人发明的明目方，都是先养肾水，而用心火来暖它，用脾土来稳固它。脾气旺盛水就会不下泄，心气向下水就向上行，水不下泄而向上行，目怎么能不明呢！孙思邈用药以磁石为主，而用朱砂、神曲辅助，恐怕就是这个道理吧？安常读书渊博，又善于穷究事物原理，请为我思考一下是不是这个道理？来信说一下。某书。

参得有悟头①。

**【注释】**

①悟头：悟性，窍门。

**【译文】**

参验具有悟性。

# 大还丹诀

**【题解】**

本文元祐三年（1088）作于开封。所谓"大还丹"是丹药，又称九还金丹，据云服用可以白日飞升。不过苏轼这篇《大还丹诀》重点谈论的并非炼丹术，而是由道教的大还丹诀，敷衍当下妙悟的思想，通过内有英华而"形自若"，说明人不为外物所迁、妙然契会于英华之中的"无还"之理。

凡物皆有英华，轶于形器之外①。为人所喜者，皆其华也。形自若也，而不见可喜，其华亡也。故凡作而为声，发而为光，流而为味，蓄而为力，浮而为膏者，皆其华也。吾有了然常知者存乎其内,而不物于物②,则此六华者,苟与吾接,必为吾所取。非取之也,此了然常知者与是六华者盖常合而生我矣。我生之初,其所安在,此了然常知者苟存乎中,则必与是六华者皆处于此矣。其凡与吾接者,又安得不赴其类,而归其根乎?吾方养之以至静,守之以至虚,则火自炼之,水自伏之③,升降开阖,彼自有数,日月既至,自变自成,吾预知可也④。《易》曰:"精气为物,游魂为变⑤。"《传》曰⑥:"用物精多则魂魄强⑦。"《礼》曰:"体魄则降,志气在上⑧。"人不为是道,则了然常知者生为志气,死为魂神,而升于天;此六华者,生为体为精,死为魄为鬼而降于地。其知是道者,魂魄合,形气一。其至者,至骑箕尾而为列星⑨。敬之信之,密之行之,守之终之。元祐三年九月二十八日书。

【注释】

①轶:超越。形器:物质,形体。与精神相对。

②不物于物:不受制于物。语出《庄子·山木》。

③火自炼之,水自伏之:内丹家认为,人体之中,上而炎者为火为阳,下而润者为水为阴。这里指修炼时火与水顺应自己的意念而上炎下润。

④吾预知可也:底本作"吾不预知可也",意不通。苏轼文集通行本无"不"字,意通。据改。

⑤精气为物,游魂为变:语出《周易·系辞上》。意谓精气聚集在一起就会变成人身和生物,精气游离于魂魄之外就会改变这种情况。精气,指阴阳聚合着生灵之气,即精神。游魂,指精气散去离

开人身。

⑥《传》：这里指《左传》，全称《春秋左氏传》。儒家十三经之一，编年体断代史。相传为春秋时鲁国史官左丘明撰，多用事实解释《春秋》。记事详明，文笔生动，对后世史学与文学影响深远。

⑦用物精多则魂魄强：语出《左传·昭公七年》。物，养生之物。精多，精美丰富。

⑧体魄则降，志气在上：语出《礼记·礼运》。意谓人死后形体葬入地下，精气则上升到天上。

⑨骑箕尾：骑着箕尾星，喻指去世。《庄子·大宗师》："以相武丁，奄有天下，乘东维、骑箕尾而比于列星。"

【译文】

凡物都有精华，超越于形体之外。被人所喜爱的，都是精华所在。形体虽然没有变化，如果不被人们喜爱，那是因为精华已不存在了。因此，凡是发出的声，发出的光，传出的味，蓄成的力，浮起的膏，都是其精华的呈现。我心中有常理，而不受制于物，那么这些精华，如果与我接触，必定会被我所汲取。不是取用它，是常理与这些精华相合才生成了我。我刚生下时，它们在哪里？如果这些常理已存于心中，那么它们必定与这些精华都在那里了。凡是与我接触的，又哪能不从属同类而复归本源呢？当我以至静将养、以至虚守护时，那么体内火与水都会顺应本性，升降开合，都有自身的规律，时间一到，就自然发生变化而生成，我预知它是可行的。《周易》说："精气聚集在一起形成有形万物，气魄消散就产生变化。"《左传》说："用以养生之物精美丰富，则魂魄更强。"《礼记》说："形体葬入地下，精气则上升到天上。"人如果不为此道，那么常理就生为志气，死为魂神而升于上天；这些精华就生为身体精气，死为鬼魄而降沉于地下。如果懂得这个道，就会魂魄相合，形气为一。达到极致的人，死后就会飞升成为列星。对此诀要尊重、相信、保密、奉行，坚持到底。元祐三年九月二十八日写。

精华迸溢①，熀熀煜煜②，如百千日。《淮南子》得意文字，略可拟之。王圣俞

**【注释】**

①迸溢：迸射，四射。

②熀熀（huǎng）煜煜（yù）：明亮光耀的样子。熀，明亮。煜，照耀。

**【译文】**

精华迸射，明亮光耀，如同百千太阳照耀。《淮南子》中的得意文字，大略可以比拟。王圣俞

# 书赠邵道士

**【题解】**

苏轼文中自言书中写给邵道士的这些《楞严经》中的话"世未有知之者也"，足见其读书之广博，悟性之高妙，其自信的程度也令人忍俊不禁。

身如芭蕉，心如莲花，百节疏通①，万窍玲珑。来时一，去时八万四千。此义出《楞严》②，世未有知之者也。元符三年九月二十一日，书赠都峤邵道士③。

**【注释】**

①百节：指人体的各个关节。

②《楞严》：《楞严经》是重要的佛教经典，全名《大佛顶如来密因修证了义诸菩萨万行首楞严经》。中国历代皆视此经为佛教主要经典之一。阐明心性本体，文义皆妙，属大乘秘密部，可说是一部佛教修行大全。在内容上，包含了显密性相各方面重要的道理；

在宗派上则横跨禅净密律，均衡发挥，皆详尽剖析开示。

③都峤：山名，在今广西容县。都峤山是我国道教第二十洞天。邵
道士：邵琥，年少时曾与兄邵玘、弟邵珪同游太学，从而结识了苏
东坡。后邵琥遇异人，归都峤山草庵修炼，改名彦肃。

**【译文】**

身体如同芭蕉，心灵像莲花一样，全身的关节疏通，诸窍玲珑通透。来时只有一身，去的时候却有了八万四千。这个意思是出自《楞严经》，世上没有知道的人啊。元符三年九月二十日，写下来赠给都峤邵道士。

是修养家彻首尾语。

**【译文】**

这是修炼养性人的透彻之语。

# 动静

**【题解】**

王安石与苏轼之间的种种轶事，在北宋就已经广为流传，这则轶事见于宋人吴坰的《五总志》，充分反映了苏轼的捷才无碍。"动静"二字，看似平常，但真要解释清楚并不容易，苏轼博学多识，以"精神"二字来解释，虽然并不全面，也未必符合"动静"的原意，但却入情入理，抓住了精主动，神主静的特点，而且是应声而答，其智识过人可见一斑。王安石的击节称叹，一方面是赞其回答得体，另一方面当是赞其机敏过人耳。

王介甫一夕以"动静"二字问诸门生①，诸生作答皆数百言，公不然之②。时东坡维舟秦淮③，公曰："俟苏轼明日来问之。"既至，果诘前语。东坡应声曰："精出为动，神守

为静，动静即精神也。"公击节称叹④。

**【注释】**

①王介甫：王安石，字介甫。

②然：称许，满意。

③维舟：系船停泊。秦淮：秦淮河，王安石当时居住在金陵（今南京），苏轼乘船路过金陵，特来拜访。

④击节：形容十分赞赏。

**【译文】**

王安石一天晚上询问门生们当如何理解"动静"二字，门生们的回答都有好几百字，王安石不满意。此时，苏东坡正好停船秦淮河边，王安石便说："等苏轼明天来问他。"苏轼到了以后，王安石果然问他同样的问题。苏轼应声答道："精出为动，神守为静，动静就是精神。"王安石为之击节赞赏。

　　荆公原有理会①，在先生一语刺着。

**【注释】**

①荆公：王安石。元丰三年（1081）王安石受封荆国公。

**【译文】**

荆公原本就明白，先生一句话正中下怀。

# 书苏子美金鱼诗

**【题解】**

金鱼是我国本土的观赏鱼，观赏和训育金鱼在唐代就已出现，在宋代已经是很常见的了。金鱼不但能引发诗人骚客的雅兴，而且也受到达官贵族,特别是皇族的赏识,在古代的皇宫及豪门府第、宗教寺庙的水池中,多半都会投放一些金鱼来观赏。金鱼身姿奇异,色彩绚丽,在水中游动时飘逸灵动,堪称是天然的艺术品,时常观赏,可以放松心情,愉悦身心,对养生有益,是一项高雅的爱好。

不过,苏轼在六和寺观看金鱼时则另有一番感触:他在桥边投饵等待鱼儿出现,鱼儿迟迟不出现,待出来后,并不食饵又回去了。苏轼不由心生感慨,莫非这儿的金鱼是懂得难进易退之道? 潜台词是很明显的,连鱼儿都懂得这个道理,能够逍遥长生,而自己却宦海沉浮,身不由己,东奔西走,不知何时是个尽头!

在苏轼之后近三十年,宋代观元殿学士蒋之奇也曾来到这座桥上观赏金鱼,也看到了苏东坡曾见到的金鲫不食投饵的情形,赋《金鱼池》诗道:"通体若金银,深藏如自珍。应知嗅饵者,固自是常鳞。"

旧读苏子美《六和寺》诗云[①]:"松桥待金鱼,竟日独迟留[②]。"初不喻此语。及倅钱塘[③],乃知寺后池中有此鱼如金色也。昨日复游池上,投饼饵,久之,乃略出,不食,复入,不可复见。自子美作诗,至今四十余年。子美已有"迟留"之语,苟非难进易退而不妄食[④],安能如此寿耶!

**【注释】**

①苏子美:苏舜钦,字子美。北宋著名诗人,与梅尧臣齐名,人称"梅苏",有《苏学士文集》。六和寺:杭州六和塔下之寺院。

②迟留:停留,逗留。

③倅(cuì):副,辅助的。苏轼时为杭州通判,是知州副职,故称。

④难进易退:谓慎于进取,勇于退让。《礼记·儒行》:"儒有衣冠中,动作慎;其大让如慢,小让如伪;大则如威,小则如愧;其难进而易

　　退也,粥粥若无能也。"

## 【译文】

　　以前读苏子美写的《六和寺》诗云:"松桥待金鱼,竟日独迟留。"当初不理解这句话。等到我做了杭州通判,才知道六和寺后面的水池中有这样金色的鱼。昨天再一次到水池游览,往水里扔饼饵喂鱼,等了很久,鱼才稍稍游出来,没有吃东西,又游了回去,再也不出来。从子美写诗到现在已经四十多年了,子美诗中已经有"迟留"的话,如果不是慎于进取、勇于退让而且不胡乱进食,怎么能如此长寿呢?

# 池鱼踊起

## 【题解】

　　水池中的鱼儿日日有飞升的志向,时间长了果然飞升,这当然只能当作寓言来看待。但是苏轼所言如果用于人的志向,则无疑是上佳的励志格言。

　　眉州人任达为余言:"少时见人家畜数百鱼深池中,沿池砖甃①,四周皆屋舍,环绕方丈间。凡三十余年,日加长。一日天清无雷,池中忽发大声如风雨,鱼皆踊起,羊角而上②,不知所往。"达云:"旧说不以神守,则为蛟龙所取,此殆是尔。"余以为蛟龙必因风雨,疑此鱼圈局三十余年,日有腾拔之念③,精神不衰,久而自达,理自然尔。

## 【注释】

　　①甃(zhòu):砖砌的池壁。
　　②羊角:弯曲向上的旋风。

③腾拔：升腾。

**【译文】**

眉州人任达对我说："小时候，见有人在深池中养了数百条鱼。池是用砖砌的，四周都有房子，环绕于丈方之间。总共过了三十多年，池中鱼日益长大。一天，天晴无雷，池中忽然发出很大的声音，像刮风下雨一样，池中鱼都跳跃而起，像旋风一样盘旋而上，不知往哪里去了。"任达说："旧时传说没有神看守，就会被蛟龙所取，大概这就是吧。"我认为如果是蛟龙必是乘风雨而来，怀疑这些鱼儿圈在池子里困了三十余年了，每天都有腾拔向上的志向，精神不衰，时间长了自然能够达到，这是必然的道理。

可以坚人向往之志。

**【译文】**

可以坚定人追求志向的决心。

# 斗蛇

**【题解】**

艺术家受到外物的启发而灵感迸发的事情并不鲜见，如有"草圣"之称的张旭，便是见到公主与担夫争道，又在河南邺县时看到公孙大娘舞西河剑器，由此受到启发，书法大进。

文与可云："余学草书凡十年，终未得古人用笔相传之法。后因见道上斗蛇①，遂得其妙。乃知颠素之各有所悟②，然后止于此耳。"

**【注释】**

①斗蛇:蛇争斗。

②颠素之各有所悟:颠素,唐代书法家张旭和怀素的并称。二人皆行为狂放,且以狂草闻名。张旭自言始见公主、担夫争道,又闻鼓吹而得笔法意;观公孙大娘舞剑器而得其神。怀素一夕观夏云随风,顿悟笔意,自谓得草书三昧。

**【译文】**

文与可说:"我学写草书几十年,始终未能得到古人用笔的传世之法。后来因为见到路上相斗的蛇,于是体会到用笔的奥妙。才知道张旭、怀素各自有所参悟,然后才能达到如此境界。"

留意于物,往往成趣①。昔人有好草书,夜梦则见蛟蛇纠结,数年,或昼日见之。草书则工矣,而所见亦可患。与可之所见,岂真蛇耶? 抑草书之精也? 予平生好与与可剧谈大噱②,此语恨不令与可闻之,令其捧腹绝倒也。

**【注释】**

①成趣:这里指出现趣事。

②剧谈:畅谈,畅所欲言。大噱(jué):大笑。

**【译文】**

留意于各种事物,往往能出现趣事。从前有人喜欢草书,夜间做梦便看见蛟蛇纠缠盘结,数年后,有时白天也能看见这种情况。草书倒是写得好了,而看见这些也令人不安。与可所见到的,是真蛇呢? 还是草书之精灵呢? 我平生最爱和与可畅谈大笑,这话恨不能让与可听见,让他捧腹大笑。

# 题万松岭惠明院壁①

## 【题解】

不管是对茶性的探究，还是对琴理的思考，文中体现的都是苏轼好学善思，对于探究物理的浓厚兴趣。

予去此十七年，复与彭城张圣途、丹阳陈辅之同来②。院僧梵英，葺治堂宇③，比旧加严洁④。茗饮芳烈，问：“此新茶耶？”英曰：“茶性新旧交，则香味复。”予尝见知琴者，言琴不百年，则桐之生意不尽⑤，缓急清浊，尝与雨旸寒暑相应⑥。此理与茶相近，故并记之。

## 【注释】

①万松岭：地名。位于杭州西湖岸与钱塘江中间，原为杭州城墙所在，是当时城区与山林的交界。

②张圣途：张天骥，字圣途。东坡知徐州时交往的高士，家有放鹤亭，东坡曾为之作记。丹阳：今江苏镇江。陈辅之：陈辅，字辅之。少负俊才，不屑事科举。文辞雄伟，不蹈故常。尤工于诗。自号南郭子，人因称南郭先生。

③葺治：修葺整治。

④严洁：整肃洁净。

⑤桐之生意不尽：桐木的生机还没有完全消失。古琴由桐木制成，故有是说。生意，生机，生命力。

⑥尝：通“常”。旸（yáng）：晴天。

## 【译文】

我离开此地十七年后，再次与彭城张圣途、丹阳陈辅之一同前来。

寺院梵英和尚，修建整治堂宇，比过去更加严整精洁。茶味非常香烈，我询问："这是新茶吗？"梵英答道："茶性新旧相交，则香味更浓郁。"我曾拜会过懂琴的人，说琴不到百年，则桐木的生气没有完全消失，琴音的缓急清浊，常与天气的阴晴寒暑相应。此理与茶性相近，所以一并记下来。

　　此茶之所以贵新，而琴之所以贵古也。

**【译文】**

这就是茶所以以新为贵，而琴则以古为贵的原因。

# 黍麦

**【题解】**

　　苏轼不但喜欢酿酒，而且对于酿酒之道颇有心得。本文名为"黍麦"，实为言酒，其重点在于讨论何处的黍麦酿酒更为适合。苏轼以为酒乃黍麦阴阳调和之产物，酿酒之时，当取北方之麦以为酒母，以南方之黍稻酿之，如此，阴阳调和，乃有美酒，若取南麦为酒母，阴阳失和，则酒必寡然无味。这种观点与古代的哲学观念是符合的，具有趣味性和说服力，也体现了苏轼的善于思考。

　　昔醉客云："麦熟头昂，黍熟头低。黍麦皆熟，是以低昂。"[1]此虽戏语，然古人造酒，理盖如此。黍稻之出穗也，必直而仰。其熟也，必曲而俯。麦则反是。此阴阳之物也。北方之稻不足于阴，南方之麦不足于阳，故南方无佳酒者，以曲麦杂阴气也[2]，又况如海南无麦而用米作曲耶？吾尝在京师，载麦百斛至钱塘以踏曲[3]，是岁官酒比京酝[4]。而北方造酒,皆用南米,故当有善酒。吾昔在高密,用土米作酒⑤,皆无味。今在海南,取舶上面作曲,则酒亦绝佳。以此知其验也。

**【注释】**

①"昔醉客云"几句:据《谈薮》记载:"王元景尝大醉,杨遵彦谓之曰:'何太低昂?'元景曰:'黍熟头低,麦熟头昂。黍麦俱有,所以低昂矣。'"醉客,指北齐的王昕。王昕,字元景。清谈名士,行止诞慢,具晋人遗风。黍,黍子,抗旱力强。北方通称黄米,性黏,可酿酒。黍麦皆熟,这里指用成熟的黍麦酿成酒。低昂,指酒醉后一会儿低头一会儿昂头的样子。

②曲:酒母。

③载:运送。踏曲:制作酒母。

④官酒:官酿官卖的酒。在古代,国家设置官营酒坊,其酿造出的酒被称为官酒。这里指杭州的官酒。

⑤土米:当地所产的米。

**【译文】**

过去醉客王元景曾说:"麦子成熟时麦穗是直立的,黍成熟时却低着头。黍麦都成熟用以酿酒,所以一会儿低头一会儿仰头。"这虽然是开玩笑的话,但古人造酒,道理就是这样。黍稻抽穗时必定是昂头向上的,等它成熟时必定低头向下,麦子却相反。这是阴阳属性不同之物。北方的稻子阴气不足,南方的麦子阳气不足,因此南方没有好酒,因为麦曲杂有阴气,又何况像海南没有麦子而用米做曲呢?我曾经从京城将百斛麦子运到钱塘制作酒母,这一年钱塘官酒如同京城的酒一样好。北方造酒都用南方的米,因此应当有好酒。我过去在高密时,用当地米造酒,都没有味道。如今在海南,用船上的面做曲,酿成的酒也很好。因此验证了前面所说的道理。

魏贾锵有苍头①,常令乘小艇于黄河中,接河源水以酿酒,名昆仑觞,芳味世中所绝。以此知水品亦觞政中要事②。

**【注释】**

①贾锵:一作贾璘。北魏人,家资豪富。苍头:指奴仆。

②觞政:这里指酿酒之事。

**【译文】**

北魏贾锵家中有一奴仆,常派其坐着小船到黄河中间,盛取黄河源头的水来酿酒,取名昆仑觞,酒的香味绝伦。由此知道水的品质也是酿酒的关键。

## 海南菊

**【题解】**

本文作于元符二年(1099)十一月。苏轼来到海南,发现当地菊花与中原开放时间有别,故此对其原因进行了探讨。虽然是考究性的文字,但亦清新可喜。"菊性介烈,不与百卉并盛衰"云云拟人化的写法,更容易让读者联想到苏轼这个贬谪之人的不幸遭遇和刚正节操。

菊,黄中之色①,香味和正,花叶根实,皆长生药也。北方随秋之早晚,大略至菊有黄花乃开②。独岭南不然,至冬乃盛发。岭南地暖,百卉造作无时③,而菊独后开。考其理④,菊性介烈⑤,不与百卉并盛衰,须霜降乃发,而岭南常以冬至微霜故也。其天姿高洁如此,宜其通仙灵也。吾在海南,艺菊九畹⑥,以十一月望,与客泛菊作重九⑦。书此为记。

**【注释】**

①黄中：古代以五色配五行五方，土居中，色为黄，为中央正色。

②菊有黄花：指农历九月。语出《礼记·月令》："季秋之月……鞠（古'菊'字）有黄华（古'花'字）。"

③百卉：泛指各种花草。造作：造化生长。

④考：探究。

⑤介烈：正直刚烈。

⑥艺菊九畹（wǎn）：语本《楚辞·离骚》："余既滋兰之九畹兮，又树蕙之百亩。"艺，种。畹，古代地积单位，说法不一，后泛指花圃。

⑦泛菊：指古人重阳节宴饮菊花酒的活动。重九：重阳节别称。

**【译文】**

菊花，是中正的黄色，香味和正。花、叶、根和果实，都是长生药。北方随秋天到来的早晚，大略到了九月菊花才盛开。只有岭南不同，到冬天才盛开。岭南地气温暖，百花生长没有特定的时间，只有菊花比北方开得晚。考究其中的原因，菊花生性刚烈，不与百花同时盛衰，必须等到霜降后才开花，但岭南经常到冬至才降微霜。菊花天姿如此高洁，它通灵气也是应该的。我在海南，种了很多菊花，到十一月望日，与朋友赏菊饮酒过重九。写下本文作为记录。


　　物性不可移如此。


**【译文】**

物体的特性如此不可改变。

# 金多少

## 【题解】

苏轼从史书中发现古代得到记载的黄金动辄万金,但到了后世则越来越少,这实际上是一个颇为值得探讨的问题。"西汉多金"的问题早就为后世所关注,宋太宗就曾经询问过大臣:"西汉赐与悉用黄金,而近代为难得之货,何也?"(《宋史·杜镐传》)这与苏轼的疑问几乎是一模一样。顾炎武《日知录》、赵翼《二十二史札记》等书中,也均涉及汉代黄金多的疑问。苏轼推测是"宝货神变",复归于山泽之中,这当然是不可能的事情。从学界的探讨来看,尽管有若干种推测,如币制改革、佛寺兴起等,但迄今仍未有公认的结论。


王莽败时,省中黄金三十万斤[①],为匮者尚余十许[②]。陈平用四万斤间楚[③],董卓郿坞金亦至多[④],其余赐三五十斤者,不可胜数。近世金以两计,虽人主未尝以百金与人者,何古多而今少也?凿山披沙无虚日,糜坏至少,金为何往哉?疑宝货神变不可知,复归山泽耶?吾闻盐亦然。峡中大宁监[⑤],日有定数,若大商覆舟,则盐泉顿增。乃知寻常随便液出,不以远近,皆归本原也。


## 【注释】

①省:古代称王宫禁地。

②为匮者尚余十许:匮,柜子,每个柜子约有黄金万斤。《汉书·王莽传》:"时省中黄金万斤者为一匮,尚有六十匮,黄门、钩盾、臧府、中尚方处处各有数匮。"

③陈平用四万斤间(jiàn)楚:楚汉相争时,陈平向汉高祖刘邦献计离

间楚君臣，刘邦于是给陈平黄金四万斤，任其使用，果然奏效。陈
平，西汉开国功臣，为刘邦重要谋士，封曲逆侯。刘邦去世后，又与
宗室功臣灭吕氏集团，扶立汉文帝，为丞相。

④董卓郿坞金亦至多：据《三国志·魏书·董卓传》裴松之注引
《英雄记》记载，董卓被除掉后：“卓坞中金有二三万斤，银八九万
斤，珠玉锦绮奇玩杂物皆山崇阜积，不可知数。”郿坞，董卓在迁
都至长安后，在长安以西建的院邸。据《后汉书·董卓传》记载，
董卓筑坞于郿，高厚七丈，与长安城相埒，号曰“万岁坞”，世称
“郿坞”。

⑤大宁监：北宋开宝六年（973）以大昌县盐泉所置，治所在今重庆
巫溪县北。底本作“天宁监”，误。径改。

【译文】

王莽失败时，宫中有黄金三十万斤，装在柜子里的还有十几柜。陈
平用黄金四万斤离间楚军，董卓的郿坞中也有很多黄金，其余赏赐三五
十斤黄金的情况，多得数不过来。近世黄金以两计算，即使是皇帝也不
曾将百金给人，为什么古代黄金多而现在黄金少呢？整日地开山挖沙淘
金，损坏极少，金都到哪里去了呢？难道这宝物神变不可知晓，又回归山
泽中了吗？我听说盐也是这样。峡中的大宁监，盐泉所出每天有一定的
数量，如果大商贾翻船，盐泉就会马上增多。于是知道平常看似随意而
出的矿液，不论远近，都要归于本源。

# 地气

【题解】

本文一名《金谷说》，作于苏轼在海南期间。苏轼所谓的“地气”，其
实就是现在所说的土壤的“肥力”。作物生长需要消耗肥力，因此土壤
也需要休养生息，不能长期过度种植作物。这些道理在古代虽然人们还

很难解释，但是却从实践中观察到了这样的现象，以其所有的知识水平进行解释，并作为经验传授下来。苏轼颇能举一反三，他从这一现象中想到了养生之道，这是颇有见地的，值得珍视。

吾尝求田蕲水①，田在山谷间者，投种一斗，得稻十斛②。问其故，云："连山皆野草散木③，不生五谷，地气不耗，故发如此。"吾是以知五谷耗地气为最甚也。王莽末，天下旱蝗，黄金一斤易粟一斛。建武二年④，野谷旅生⑤，麻菽尤盛，野蚕成茧，被于山泽，人收其利，岁以为常。至五年，谷渐少，而农事益修。盖久不生谷，地气无所耗，蕴蓄自发而为野蚕、旅谷，其理明甚。庚辰岁正月六日⑥，读《世祖本纪》⑦，书其事，以为卫生之方⑧。地不生草木者，多产金锡珠贝，亦此理也。

**【注释】**

①蕲水：地名。宋代属于蕲州，位于黄州附近。

②斛（hú）：古代量器，合十斗。

③散木：无用的木材。

④建武二年：26年。建武，东汉光武帝刘秀年号（25—56）。

⑤旅生：野生，不种而生。

⑥庚辰岁：当为宋哲宗元符三年（1100）。

⑦《世祖本纪》：指《后汉书·光武帝纪》。世祖，指光武帝刘秀。

⑧卫生：即养生。

**【译文】**

我当年在蕲水附近买田，这块田在山谷中间，种下一斗种子，得到了一斛稻子。我询问其中的道理，有人回答说："满山都是野草杂木，不长五谷,不耗费地气,所以才这样。"从此我便知道五谷是最耗费地气的。王莽末年,全国发生了大规模的旱灾和蝗灾,一斤黄金只能买一斛粟。到了东汉建武二年,野谷不种自生,麻与豆尤其繁茂,野蚕大量繁殖,漫山遍野都是,人们收获得利,年年习以为常。到建武五年,野谷渐渐减少,而农田开辟越来越多了。大概是因为土地长期没有种植庄稼,地气没有损耗,积蓄下来进而自然发散导致生出野蚕、野谷,其道理是非常明显了。庚辰年正月六日,我读到《世祖本纪》时,记下这件事,作为养生的方法。凡是草木不生的地方,大多有金、锡、珠、贝等宝物出产,也是同样的道理。

　　余宅后有菊圃,每秋英灿发①,艳如缬锦②,然辄岁更一地。询之艺菊者,曰:"不尔,便不繁茂。"乃知物之精华迸窣者③,即化工亦须休息以应之④,不独盈虚之理为然也⑤。

**【注释】**

①灿发:盛开。

②缬(xié)锦:有花纹的丝织品。

③迸窣(sū):迸发。

④化工:自然造化。休息:休养生息。

⑤盈虚:盛衰。

**【译文】**

　　我的住宅后有菊圃,每年秋天菊花盛开,娇艳如同锦缎,但是每年需要换一个地方。我询问种菊人,回答说:"不这样做,花朵便不繁茂。"于是才知道事物的精华迸发,即便是自然造化也需要相应的休养生息,不只是盛衰之理的缘故。

# 措大言志①

**【题解】**

本文一名《措大吃饭》，当是东坡1084年游庐山时所作，故文中有"吾来庐山，闻马道士善睡"之句。作为一则讽刺小品，文章并未直白地进行批评，而是以幽默的话语将生活中并不"现实"的极端的事，直白地描摹出来，其中蕴含的幽默与韵味，足能令人捧腹，达到了非常强烈的对比效果。

有二措大相与言志，一云："我平生不足惟饭与睡耳。他日得志，当饱吃饭了便睡，睡了又吃饭。"一云："我则异于是，当吃了又吃，何暇复睡耶！"吾来庐山，闻马道士善睡，于睡中得妙②。然吾观之，终不如彼措大得吃饭三昧也③。

**【注释】**

①措大：旧称贫寒失意的读书人。《类说》引唐代《朝野佥载》："江陵号衣冠薮泽，人言琵琶多于饭甑，措大多于鲫鱼。"称人为"措大"一般有轻蔑之意。

②得妙：悟道。

③三昧：奥秘，窍门。

**【译文】**

有两个贫寒的读书人一起谈论理想，其中一个说："我平生最缺的就是食物和睡觉，等我得了志，一定要先吃饱饭，吃完就睡觉，睡醒再吃饭。"另外一个说："我和你不一样，应该不停地吃饭，哪有空闲来睡觉！"我到庐山来，听说马道士喜欢睡觉，还能在睡觉中悟道。不过就我观察，还是不如那个贫寒读书人得出的吃饭的要诀。

形容是赞是诋<sup>①</sup>?

**【注释】**

①诋：批评。

**【译文】**

描述的是称赞还是批评?

# 题李岩老

**【题解】**

苏轼是极风趣的人，不管当时，还是身后，类似于"东坡善嘲谑""东坡滑稽""东坡以文滑稽""子瞻之清谈善谑"这样的评论极多。苏轼才华既高，又有捷思，故此他的玩笑经常是以"雅谑"的形式出现的，极有趣味，这则故事可谓典型一例。能将睡觉和下棋巧妙作喻，中间还夹有典故，"着时自有输赢，着了并无一物"又有禅意，可谓精彩。以养生之道而论，自然不是睡觉越多越好。陈抟也好，李岩老也罢，他们看似睡觉，其实极可能是似睡非睡，闭目养神，或者在行气练功，世传陈抟老祖有"睡功"流传，是符合情理的，否则一睡三年，是难以用常理解释的。

南岳李岩老好睡<sup>①</sup>，众人食饱下棋，岩老辄就枕，阅数局乃一展转<sup>②</sup>，云："我始一局，君几局矣?"东坡曰："岩老常用四脚棋盘<sup>③</sup>，只着一色黑子<sup>④</sup>。昔与边韶敌手<sup>⑤</sup>，今被陈抟饶先<sup>⑥</sup>。着时自有输赢，着了并无一物。"欧阳公梦中作诗云<sup>⑦</sup>："夜凉吹笛千山月，路暗迷人百种花。棋罢不知人换世，酒阑无奈客思家。"殆是类也。

## 【注释】

①李岩老：生平不详，从本文看，或为湖南衡阳衡山附近人氏。或说李岩老名樵，黄州名士。苏东坡有《黄州李樵卧帐颂》和《与岩老一首》，即此人也。

②展转：翻身。

③四脚棋盘：为东坡戏语，将李岩老身体比喻成棋盘。

④黑子：意谓睡觉眼睛闭着，只有黑色。

⑤边韶：字孝先。东汉学者，以文章知名，教授数百学生。《后汉书》记载他曾白天和衣而睡，学生偷偷嘲笑他说："边孝先，腹便便。懒读书，但欲眠。"不想被边韶听到，立刻回答："边为姓，孝为字。腹便便，五经笥。但欲眠，思经事。寐与周公通梦，静与孔子同意。师而可嘲，出何典记？"嘲者大感惭愧。

⑥陈抟：五代北宋初年著名道士，字图南，号扶摇子，常被尊称为陈抟老祖。精通养生之术，又有"睡仙"之称，"每寝处，多百余日不起"。

⑦欧阳公：即欧阳修。下文所引诗为《梦中作》。是皇祐元年（1049）欧阳修因支持范仲淹新政而被贬谪到颍州时所作。

## 【译文】

南岳的李岩老特别爱睡觉，大家吃饱了饭下棋，李岩老就睡觉，经过几局棋后他才翻一下身，问："我才下了一盘，你们下了几盘了？"东坡戏谑说："岩老经常使用四脚棋盘，只用黑色棋子。过去你可以和边韶匹敌，现在被陈抟占先。睡梦里有输有赢，醒了以后什么也没有。"欧阳公有诗说："夜凉吹笛千山月，路暗迷人百种花。棋罢不知人换世，酒阑无奈客思家。"大概就是说这种情况吧。

华山处士如容见，不觅仙方觅睡方①。

**【注释】**

①华山处士如容见，不觅仙方觅睡方：有人说这是王安石的诗句，然今本王集中未见。

**【译文】**

华山处士如果能让我见到，不向他求仙方而要求睡方。

# 醉中书

**【题解】**

这段文字最早见于北宋何薳的笔记集《春渚纪闻》，书中解释这段话的来历："皆东坡醉墨，薳家宝之甚久，后入御府，世无传此语者，故录于此。""薳"即指该书的作者何薳，按照何薳所说，这段话是东坡在酒醉后所写，被其父收藏在家，后来被收入皇家书库，所以世上没有流传。苏轼虽然是在酒后所写，但借助酒兴，反而将世间万事看得更为清醒，他所写的这些话看似俚俗，实则含意无穷，蕴含着丰富的人生哲理，值得每个人去细细体味。后来明代李贽在《与焦弱侯书》中也引用了这段话。

处贫贱易，耐富贵难。安劳苦易，安闲散难。忍痛易，忍痒难。人能安闲散，耐富贵，忍痒，真有道之士也。

**【译文】**

过贫贱的生活容易，忍耐富贵的生活困难。安于劳苦容易，安于闲散困难。忍痛容易，忍痒很难。如果有人能安于闲散，耐受富贵，忍得住痒，真是得道之人啊！

不独切中人情①，亦且剀发玄致②。

**【注释】**

①切中：能确切地与事实相合，说到关键。

②畅：通"畅"，旺盛。玄致：奥妙的旨趣。

**【译文】**

不但切中人情，而且舒畅地抒发了玄妙旨趣。

# 梦客携诗

**【题解】**

这是一首苏轼在梦中得到的诗句和铭赞，不但诗句完整，而且还富有哲理色彩，难道苏大才子梦中也在作诗不成？

予尝梦客有携诗相过者①，觉而记其一诗云："道恶贼其身②，忠先爱厥亲。谁知畏九折，亦自是忠臣③。"又有数句若铭赞者④，云："道之所以成，不害其耕⑤；德之所以修，不贼其牛⑥。"

**【注释】**

①相过：拜访。

②贼：伤害。

③谁知畏九折，亦自是忠臣：《汉书·王尊传》记载：西汉王阳为益州刺史，巡查至邛崃山九折阪，感叹说："我的身体是父母给的，怎么能屡次经历这样的危险！"于是称病辞官。到王尊为刺史，至九折阪，问手下小吏："这不是王阳所害怕的道路吗？"小吏回答说："是。"王尊对驾车人说："驱车向前！王阳为孝子，王尊为忠臣。"这里反用事典，说即使害怕九折阪的危险，也是忠臣。

④铭赞：文体名称。

⑤道之所以成，不害其耕：道之所以能修成，是因为不断耕耘。

⑥不贼其牛：不损害其心性。北宋禅宗以牛喻心。凡修养者皆欲心性圆满，不为外惑。

【译文】

我曾经梦见有客人带着诗文来拜访我，醒来记得其中一首诗："道恶贼其身，忠先爱厥亲。谁知畏九折，亦自是忠臣。"还有几句好像是铭文赞词，说："道之所以成，不害其耕；德之所以修，不贼其牛。"

"不贼其牛"，真梦中句也。然饶有深意。

【译文】

"不贼其牛"，真是梦中的诗句啊。然而饶有深意。

# 记白鹤观诗

【题解】

此文是苏轼回忆与父亲、弟弟经三峡往京城时，游览白鹤观时所见壁上题诗。当时苏轼作《仙都山鹿帖》云："轼至丰都县，将游仙都观，见知县李长官，云：'固知君之将至也。此山有鹿甚老，而猛兽猎人，终莫能害。将有客来游，辄夜鸣，故常以此候之。'"可以参看。

昔游忠州白鹤观①，壁上高绝处有小诗，不知何人题也。诗云："仙人未必皆仙去，还在人间人不知。手把白髦从两鹿②，相逢聊问姓名谁。"

## 【注释】

①忠州：地名。今重庆忠县。白鹤观：又称仙都观。

②白髦（máo）：牦牛的毛，这里指牦牛毛制作的拂尘。两鹿：这里指仙鹿。

## 【译文】

从前在忠州白鹤观游览时，看到崖壁高险处有一首小诗，不知是什么人所题。诗云："仙人未必皆仙去，还在人间人不知。手把白髦从两鹿，相逢聊问姓名谁。"

# 邸壁诗

## 【题解】

此诗中的"无眼禅"是一个颇为有趣的比喻，人闭上眼睛睡着之后不见一切，不辨好恶，也就没有烦恼。除了苏轼之外，其他诗人也用过这个妙喻，如杨万里《戏用禅观答曾无逸问山谷语》中便写道："前世人间无漏仙，后说世上无眼禅。衲子若全信佛语，生天定在灵运前。"

人间无漏仙①，兀兀三杯醉②。世上无眼禅③，昏昏一觉睡。虽然无交涉④，其奈略相似⑤。相似尚如此，何况真个是。

余奉使关西，见邸店壁上，书此数句，爱而诵之。故海上作《浊醪有妙理赋》曰⑥："尝因既醉之适，方识此心之正。"

## 【注释】

①无漏：佛教语。谓涅槃、菩提和一切能断绝烦恼根源之法。漏，烦恼的异名。

②兀兀：浑沌无知貌。

③无眼禅：睡眠的雅称。

④交涉：关联。

⑤其奈：无奈，怎奈。

⑥《浊醪有妙理赋》：苏轼于元符二、三年间（1099—1100）谪居海南
　　儋州时作。表达随缘自适，顺其自然，保持主体人格的独立和自
　　由，既不与邪恶势力同流合污，又不与社会格格不入的处世之道。

## 【译文】

人间没有烦恼的仙人，三杯酒便昏昏醉醉。世上的无眼禅法，沉沉
倒头便睡。

虽然没有什么关联，无奈还是有些相似。相似的话尚且如此，何况
真的是这样。

我奉命前往关西，看见客店的墙壁上，写着这几句诗，喜欢而背诵下
来。所以海上写的《浊醪有妙理赋》中说："曾因为醉后的舒畅安适，才
明白自己内心的中正。"

　　子由论书曰：见其似犹爱之，况其真者乎！然人则无不
贵似而贱真。

## 【译文】

　　子由论书法说：看着相似的尚且喜欢，何况是真迹呢！但是人们却
没有不重视相似而轻视真迹的。

# 梦寄朱行中诗

## 【题解】

　　此诗写于建中靖国元年（1101）七月，苏轼当时在常州，已经进入生命
的最后时刻，这首诗也被视为其绝笔之作。在这首写给友人的诗中，苏轼

运用了多个比喻来赞扬友人的廉洁奉公、品行高洁。虽然看似是在颂扬友人，但这些又何尝不是在表达自己的人生志向与孜孜以求的目标呢？此文最早见于南宋人编的《东坡诗话》。

　　东坡将亡前数日，梦中作诗寄朱行中<sup>①</sup>，云：“舜不作六器<sup>②</sup>，谁知贵玙璠<sup>③</sup>。哀哉楚狂士，抱璞号空山<sup>④</sup>。相如起睨柱，头璧相与还<sup>⑤</sup>。何如郑子产<sup>⑥</sup>，有礼国自闲。虽微韩宣子，鄙夫亦辞环<sup>⑦</sup>。至今不贪宝<sup>⑧</sup>，凛然照尘寰。”觉而记之，不晓所谓，乃绝笔也。

**【注释】**

①朱行中：朱服，字行中。进士出身，历任知州、中书舍人、礼部侍郎等职，后受苏轼牵连，被贬海州团练副使、蕲州安置。朱服善诗文，与苏轼颇友善，以廉洁著称，但不为时俗所容。

②六器：祭享天地四方的六种玉器，即苍璧、黄琮、青圭、赤璋、白琥、玄璜。

③玙璠（yú fán）：美玉。

④哀哉楚狂士，抱璞号空山：指春秋时楚国的和氏，在山中发现了玉璞，先后献给楚厉王和楚武王，却因玉工不识而被判欺君之罪被砍去双足。楚文王时，和氏抱着这块玉璞在楚山之下哭了三日三夜，文王派人加工后便是后来有名的和氏璧。

⑤相如起睨柱，头璧相与还：这是指蔺相如完璧归赵之事。

⑥郑子产：春秋时郑国名臣子产。姬姓，名侨。博识多闻，为政贤明。郑简公十二年（前554）为卿当国，历简公、定公、献公、声公四朝。时当晋楚争霸，郑处两强之间，子产能以礼周旋其间，使郑国得以安定且有一定发展。

⑦虽微韩宣子，鄙夫亦辞环：据《左传·昭公十六年》记载，玉环原本一对，一只在晋卿韩宣子手里，另一只在郑国商人手里。宣子向郑公请求得到那只玉环，子产认为于国不利而不同意。于是韩宣子向郑商人购买玉环，已经成交，郑商人要求韩宣子必须取得郑国君臣同意，子产认为这违反了郑国君主与商人互不干涉的约定，并会使晋国因此而失去诸侯支持，依然不同意，于是韩宣子退回了玉环。韩宣子，韩起，谥号宣子。春秋时期晋国正卿，主持国政。

⑧不贪宝：以不贪为可贵、崇高，也表示廉洁奉公。典出《左传·襄公十五年》记载："子罕曰：'我以不贪为宝，尔以玉为宝。若以与我皆丧宝也。不若人有其宝。'"

【译文】

东坡临终前几天，在梦中写诗寄给朱行中，诗句如下："舜不作六器，谁知贵玙璠。哀哉楚狂士，抱璞号空山。相如起睨柱，头璧相与还。何如郑子产，有礼国自闲。虽微韩宣子，鄙夫亦辞环。至今不贪宝，凛然照尘寰。"醒来以后记下来，但不明白写的是什么，这是绝笔之作。

坡公临终作此诗，高峻千仞之上，严冷百世之下矣①。夫弃五百缗卒于僦舍②，细事耳③，乃举以称公，何待公之浅哉。谭友夏

【注释】

①严冷：严肃而冷峻。

②僦（jiù）舍：租赁的房子。

③细事：小事。

【译文】

东坡临终前写的这首诗，比千仞的高山还要高峻，在百世之后仍严肃而冷峻。至于他在租赁的房屋中留下五百缗钱，只是琐细之事，竟被

拿来称颂苏公,为什么对苏公了解得这么肤浅呢? 谭友夏

# 送蹇道士归庐山①

**【题解】**

这首诗作于元祐三年（1088），苏轼当时正在汴京任职,蹇道士要回庐山,苏轼遂写了这首送别诗,其中主要体现的是道家的思想,但亦夹杂有禅语。

物之有知盖恃息②,孰居无事使出入③。

心无天游室不空,六凿相攘妇争席④。

法师逃人入庐山,山中无人自往还。

往者一空还者失,此身正在无还间。

绵绵不绝微风里,内外丹成一弹指。

人间俯仰三千秋,骑鹤归来与子游⑤。

**【注释】**

①蹇道士:名拱辰,字翊之,又称葆光道师,是位在京师为人医病的道士。东坡在京师供职时,与其多有往来,曾为其画像题赞。

②恃息:依赖气息。

③出入:气息出入,即呼吸。

④心无天游室不空,六凿相攘妇争席:心灵不能任其自然,则六凿便会互相干扰,室内没有空地,妇人则互相争抢。典出《庄子·外物》:"室无空虚,则妇姑勃溪;心无天游,则六凿相攘。"天游,谓放任自然。六凿,指耳、目等六孔。一说,犹六情,喜、怒、哀、乐、爱、恶。攘,扰乱。

⑤骑鹤：喻指驾鹤成仙。

**【译文】**

有知觉的万物都依赖气息，是什么在无事的时候让气息出入于身体呢？

心灵不能任其自然，六凿会互相干扰，室内没有空地，妇人们会互相争抢。

法师逃离人世进入庐山，山中没有人，只有与自己打交道。

过往成空，归处也失去踪迹，这个身体应该在往还之间。

在绵绵不绝的微风吹拂下，内外丹的炼成在弹指之间。

俯仰之间人间已经过了三千年，驾鹤归来与你一同遨游。

　　此道士必尝语及此，自记其功。刘须溪

**【译文】**

这些话一定是道士曾经说到过，自己记述他的成就。刘须溪

# 藤州江下夜起对月赠邵道士

**【题解】**

元符三年（1100）九月，苏轼奉诏自海南北归，路过藤州（今广西藤县）时，与邵道士相遇，苏轼遂写了这首诗相赠。

江月照我心，江水洗我肝①。端如径寸珠②，堕此白玉盘。
我心本如此，月满江不湍③。起舞者谁与，莫作三人看④。
峤南瘴毒地⑤，有此江月寒。乃知天壤间，何人不清安。
床头有白酒，盎若白露溥⑥。独醉还独醒，夜气清漫漫。
仍呼邵道士，取琴月下弹。相将乘一叶，夜下苍梧滩。

**【注释】**

①洗我肝：犹言涤荡心胸。

②径寸珠：直径达寸的珠子。苏轼《记导引家语》："真人之心，如珠在渊。"

③湍（tuān）：急流的水，

④起舞者谁与，莫作三人看：化自李白《月下独酌》"举杯邀明月，对影成三人"，"我歌月徘徊，我舞影凌乱"的诗意。

⑤峤（qiáo）南：都峤山以南。都峤山在今广西容县，邵道士居于此山。

⑥盎：充盈的样子。一说指盎齐，一种白色的酒。《周礼·天官·酒正》："辨五齐之名，一曰泛齐，二曰醴齐，三曰盎齐，四曰缇齐，五曰沈齐。"溥（tuán）：露多的样子。

**【译文】**

江上明月照着我的心，江中清水涤洗我的心胸。宛如径寸的宝珠，落在洁白的玉盘中。

我心本如明月，圆满时照在平缓的江上。翩翩独舞的是谁，不要像李白一样将影子当作三人去看。

峤南是遍布瘴疠的地方，居然有如此明澈的月光照映下的江天。方知天地之间，哪里不能寻求到清静平安。

床头放着的白酒，如同露珠充盈其中。我独自饮醉，又独自醒来，漫漫清明的夜气萦绕身边。

于是呼唤邵道士，拿出琴在月下轻弹。同乘着一只小船，趁着夜色顺水直下苍梧滩。


芟去"我心本如此"四句①，是一首李青莲诗②。


**【注释】**

①芟（shān）：删除。

②李青莲:李白,字太白,号青莲居士。

【译文】

芟去"我心本如此"四句,就是一首李白的诗。

# 众妙堂①

【题解】

此诗作于元符三年(1100)十月,系为天庆观道士崇道大师何德顺而作。诗作充满高妙的道意,借着众妙堂的堂名"众妙"层层展开,末尾一句"欲收月魄餐日魂,我自日月谁使吞"气魄雄奇,非有大气量写不出这样的诗句。更多背景可参看本卷《众妙堂记》一文。

湛然无观古真人②,我独观此众妙门。
夫物芸芸各归根③,众中得一道乃存④。
道人晨起开东轩,趺坐一醉扶桑暾⑤。
余光照我玻璃盆,倒射窗几清而温。
欲收月魄餐日魂⑥,我自日月谁使吞。

【注释】

①众妙堂:堂室名,在当时广州天庆观内。众妙,一切深奥玄妙的道理。
②湛然:淡泊虚静。无观:不刻意观察。真人:道家对修真得道之人的称谓。
③夫物芸芸各归根:语出《老子》十六章:"夫物芸芸,各复归其根。"意谓各种事物都将回归本原。根,本原。
④众中得一道乃存:语本《老子》四章:"天得一以清,地得一以宁,神得一以灵,谷得一以盈,万物得一以生,侯王得一以为天下贞。"

一,这里与"众"相对,指根本、本原,宇宙万物的原始状态。

⑤跌坐:盘腿端坐。扶桑:神木名。传说日出其下。《山海经·海外东经》:"汤谷上有扶桑,十日所浴。"暾(tūn):日初出的样子。

⑥月魄:月之精华。日魂:日之精华。古代炼养之术中有吸纳日月精华之术,云能修此道,则奔日月而成神仙。

**【译文】**

上古真人淡泊虚静不刻意观察,我独独静观这里的众妙堂。

万物纷纭终究各自复归本源,只要得道便能长久存在。

道人早上打开东边的窗户,在这里跌坐被朝阳照耀欲醉。

余光照在我的玻璃盆上,倒射在窗边的几上清亮而温暖。

想要吸收日月的精华,我自己是日月的话谁能吞服呢?

"我自日月"是先生口头语,他人卒难得此,便惊以为奇。

**【译文】**

"我自日月"是先生的口头语,他人终究难以写出这样的句子,便都感到吃惊。

# 秀州僧本莹静照堂①

**【题解】**

这首诗作于熙宁二年(1069),苏轼时在汴京。当时秀州招提寺的僧人本莹在汴京为静照堂求诗,除了苏轼之外,还拜访过苏辙,苏辙有诗《秀州僧本莹静照堂》记述其事。所谓"静照堂",着眼点自然应在于"静",但是苏轼在诗中却并不以一味追求静是正确的,所以刘辰翁认为"讥其未必能静",这是颇能体味苏轼诗旨的。

鸟囚不忘飞，马系常念驰。静中不自胜<sup>②</sup>，不若听所之。

君看厌事人<sup>③</sup>，无事乃更悲。贫贱苦形劳，富贵嗟神疲。

作堂名静照，此语子谓谁。江湖隐沦士<sup>④</sup>，岂无适时资<sup>⑤</sup>。

老死不自惜，扁舟自娱嬉。从之恐莫见，况肯从我为。

**【注释】**

①秀州：治今浙江嘉兴。本莹：招提寺住持慧空。静照堂：在秀州嘉兴县西招提寺内。

②自胜：克制自己。

③厌事人：厌倦世事的人。

④隐沦：隐居。

⑤适时：适合时宜。

**【译文】**

被囚禁的鸟儿向往自由飞翔，被系住的马常想着奔驰。追求虚静如果无法克制，不如就顺其自然听之任之。

你看那些厌倦世事之人，如果真无一事却又更感悲哀。贫贱的人苦于形体劳累，富贵的人嗟叹精神疲倦。

建造堂室起名静照，这两个字是对谁所说呢？江湖中隐居的人，难道没有适合时宜的能力吗？

到老到死都不为自己的出世而哀伤，乘坐小舟自己戏乐。追随他们恐怕连面都见不到，何况让他们肯依从我们。

此诗讥其未必能静。刘须溪

**【译文】**

这首诗讥讽本莹未必能静。刘须溪

# 戏钱道人①

## 【题解】

苏轼于熙宁六年（1073）撰写。苏轼与钱道人，以及钱道人的兄长钱颛（安道）都很相熟，故此作诗互相嘲谑。

道人有诗云"直须认取主人翁"，作两绝戏之。
首断故应无断者②，冰消那复有冰知③。
主人若苦令侬认，认主人人竟是谁④。

## 【注释】

①钱道人：常州无锡人（今江苏无锡），号惠山山人，苏轼诗文中称其为"惠山老"。

②首断故应无断者：化自《圆觉经》："譬如有人，自断其首；首已断故，无能断者。"

③冰消那复有冰知：化自《圆觉经》："如汤消冰，无别有冰。知冰销者，存我觉我，亦复如是。"

④认主人人：即认主人的人。

## 【译文】

钱道人诗句说"直须认取主人翁"，写了两首绝句与他戏谑。
头已经断了所以应该没有断头人，坚冰消融后哪里还会有冰再知道。
主人如果苦苦地命令你来相认，认主人的人到底是谁。

有主还须更有宾，不知无镜自无尘①。
只从半夜安心后，失却当年觉痛人②。

【注释】

①不知无镜自无尘：化自慧能的偈语："菩提本非树，明镜亦非台。本来无一物，何处惹尘埃？"

②觉痛人：指禅宗二祖慧可。慧可为了表达自己求法的虔心和决心，曾在雪地中矗立拜师，并拿刀自断左臂，是为"立雪断臂"。另一说，慧可终日宴坐，忽然见一神人命其往南求道，觉得头痛如刺，空中传来声音："此乃换骨，非常痛也。"

【译文】

有主人还应该有客人，不知没有明镜自然没有尘埃。

只是自从半夜安心之后，失掉了当年感觉到痛苦的人。


是会心偈。陆君启


【译文】

这是会心的偈语。陆君启


# 日喻

【题解】

苏轼之文长于说理，充满了诗一样的情趣和哲理，耐人寻味。《日喻》一文从表面来看并不难理解，作者采用通俗生动而又很贴切的比喻来说明求知不可像眇者猜日，脱离实际，自以为是，而应像南方的潜水者一样，日与水居，从学习和实践中求得真知。文章譬喻生动，说理深入浅出，自是佳作。不过，要更深刻地理解这篇文章，还需要简单了解一下其背景。本文作于宋神宗元丰元年（1078），苏轼时任徐州知州。王安石执掌大权之后，于1071年正式宣布罢除明经及诸科进士试诗赋，而以经义论策取士。关键在于，随后颁行了王安石所作的《三经新义》，这也意味着,要想通过进士科考试,必然要以王安石的经书为旨归。于是王说就此大行天下,也带来不少流弊,士人只知道钻研经义,视野狭隘,学识浅陋,全然不懂经世致用。苏轼与王安石政见不合,对于王安石这种近乎独断专行的做法当然不满,但又无法公开表达,只能在文章中曲笔阐述。《日喻》一文,在表面阐述学理之下,实有讽喻之义。

　　生而眇者不识日①,问之有目者。或告之曰:"日之状如铜槃②。"扣槃而得其声。他日闻钟,以为日也。或告之曰:"日之光如烛。"扪烛而得其形③。他日揣籥④,以为日也。日之与钟、籥亦远矣,而眇者不知其异,以其未尝见而求之人也。

**【注释】**

　　①眇(miǎo):原指一目失明,这里指双目失明。

　　②槃(pán):同"盘"。

　　③扪(mén):用手摸。

　　④籥(yuè):古代一种管乐器,形似笛子而略短。

**【译文】**

　　生来就双目失明的人没见过太阳,向有眼睛的人询问。有人告诉他说:"太阳的样子像铜盘。"他敲铜盘就听到了它的声音。有一天听到了钟声,他就把发出声音的钟当作太阳。有人告诉他说:"太阳的光像蜡烛。"他用手摸蜡烛了解了蜡烛的形状。有一天他揣摩一支形状像蜡烛的籥时,以为它是太阳。太阳和敲的钟、吹奏的籥差别也太远了,但是天生双眼失明的人却不知道它们之间有很大的差别,因为他不曾亲眼看见而是向他人求得太阳的知识啊。

　　道之难见也甚于日，而人之未达也，无以异于眇。达者告之，虽有巧譬善导①，亦无以过于槃与烛也。自槃而之钟，自烛而之籥，转而相之②，岂有既乎！故世之言道者，或即其所见而名之，或莫之见而意之，皆求道之过也。

**【注释】**

①譬（pì）：巧妙的比喻。

②转而相之：指连续不断地运用比喻来说明什么是道。相，形容，比喻。

**【译文】**

　　抽象的大道比太阳更难见到，而一般人不能理解它，与盲人不知道太阳没有什么两样。理解了道的人告诉不理解的人，即使用巧妙的比喻去很好地引导，也并不比铜盘与蜡烛的比喻更形象。从铜盘到钟，从蜡烛到籥，一个譬喻接着一个譬喻来说明道，这还有尽头吗？所以世上谈论道的人，有的是就其看到的来解释道，有的是尚未见道而全然猜想，这都是求道的弊病。

　　然则道卒不可求与？苏子曰："道可致而不可求。"何谓致？孙武曰①："善战者致人不致于人②。"孔子曰："百工居肆以成其事，君子学以致其道③。"莫之求而自致，斯以为致也与？

**【注释】**

①孙武：春秋时著名军事家，世称孙子，著有《孙子兵法》。

②善战者致人不致于人：语出《孙子兵法·虚实》篇。意为善于打仗的人要掌握主动权，不要陷于被动。

③百工居肆以成其事，君子学以致其道：语出《论语·子张》。大意为

借助于学可以掌握道。按，此句《论语》记作是孔子弟子子夏所说。

**【译文】**

既然这样那么道终究不能寻求到吗？我说："道可以自然而然地来到而不可强求。"什么叫自然而然地来到？孙武说："善于用兵的人掌握主动使敌人自投罗网，而不被动地陷入敌人的圈套。"孔子说："各行各业的工匠在作坊里完成他们的工作，君子通过学习而得到道。"不去强求而自然获得，这就是致的含义吧！

　　南方多没人①，日与水居也，七岁而能涉②，十岁而能浮，十五而能没矣。夫没者，岂苟然哉③？必将有得于水之道者。日与水居，则十五而得其道。生不识水，则虽壮④，见舟而畏之。故北方之勇者，问于没人，而求其所以没，以其言试之河，未有不溺者也。故凡不学而务求道⑤，皆北方之学没者也。

**【注释】**

①没：潜水。

②涉：涉水，指徒步涉水。

③苟：随随便便。

④壮：男子三十为"壮"。后泛指成年。

⑤务：致力，从事。

**【译文】**

南方有很多会潜水的人，这是因为每天和水为伴，七岁就能涉水，十岁就会游泳，十五岁就会潜水了。潜水，难道是随随便便就能会的吗？一定得是掌握了水性。每天与水同处，那么十五岁就了解了水性。生来不接触水的人，即使是壮年人，看到舟船也会害怕。所以北方的勇士，向会潜水的人询问怎么样潜水,按照他们的话到河里去试,没有不溺水的。所以凡是不学习而从事求道的,都和北方人学潜水一样。

　　昔者以声律取士①,士杂学而不志于道;今者以经术取士②,士求道而不务学。渤海吴君彦律③,有志于学者也,方求举于礼部④,作《日喻》以告之。

**【注释】**

①声律:五声六律,这里指讲究声律的诗赋。《全唐诗序》说:"盖唐当开国之初,即用声律取士。"

②经术:经学,指以儒家经典为核心,解释其字面意义、阐明其蕴含义理的学问。经学是中国古代学术的主体。王安石当政后,推崇经学,熙宁四年(1071)"罢贡举辞赋科,以经术取士"。

③渤海:古郡名,在今河北沧州一带。吴君彦律:吴瑄,字彦律。苏轼在徐州时,其曾任监酒。

④求举于礼部:参加礼部进士科考试。宋代礼部的职责之一是负责科举考试。

**【译文】**

过去以诗赋考试录取士人,士人所学驳杂而不崇尚道;现在用经学选取士人,士人试图求道却不肯专心学习。渤海人吴彦律,是位立志勤学的人,将去礼部应进士科考试,我写了《日喻》以勉励他。

　　千古谈道者,依附影响之习①,被公一口打并尽②。郑孔肩

**【注释】**

①影响:传闻不实或空泛无据。

②打并:收拾,清理。

**【译文】**

千古谈论道的人,空泛不实的习气,被苏公一句话清理干净了。 郑孔肩

# 跋《荆溪外集》①

**【题解】**

本文乃苏轼为友人蒋之奇文集所写跋文。文章自"颜渊死"以后的文字,主要论述儒学,与前文不相连属,当为苏轼另一篇文章《辨曾参说》中文字。

苏轼在文中主要探讨的是玄学与义学。所谓玄学,即玄妙之学,这里指禅学而言;而"义学",则为讲求经义之学,这里指论名相因果等有关佛教教义的学说,如般若学、法相学等。通常将玄学与义学视为相对立的学术思想,在苏轼的时代,还出现了"以玄相高"的风气。不过,苏轼认为二者其实是一致的,"世有达者,义学皆玄;如其不达,玄学皆义",这是透过现象看本质的思考方式。蒋之奇所写的《传灯传》等文重在阐释义学,苏轼评价其功"扶奖义学,以救玄之弊",放在当时来看,无疑是较为公允的观点,也是苏轼文中所论孔子"叩其两端"中道思想的灵活运用。

玄学、义学,一也。世有达者,义学皆玄;如其不达,玄学皆义。近世学者,以玄相高,习其径庭②,了其度数③,问答纷然④,应诺无穷。至于死生之际一大事因缘,鲜有不败绩者。孔子曰:"有鄙夫问于我,空空如也,我叩其两端而竭焉⑤。"世无孔子,莫或叩之,故使鄙夫得挟其空空以欺世取名,此可笑也。荆溪居士作《传灯传》若干篇⑥,扶奖义学⑦,

以救玄之弊。譬如牧羊然，视其后者而鞭之，无常羊也[8]。

**【注释】**

①《荆溪外集》：或系蒋之奇的作品集。蒋之奇，字颖叔，号荆溪居士。与苏轼同科进士，长于理财，治漕运，以干练称。工于书法，尤工篆书，著述颇丰。蒋之奇与黄庭坚等苏门中人也交往密切，黄庭坚《别蒋颖叔》诗中赞其"荆溪居士傲轩冕，胸吞云梦如秋毫"。

②径庭：谓从庭中横绝而过。这里指门径。

③度数：标准。

④问答：这里指参禅者一问一答的参悟方式。

⑤"有鄙夫问我"几句：语出《论语·子罕》。叩，询问。

⑥传灯：佛教指传法。佛法犹如明灯，能破除迷暗，故称。

⑦扶奖：扶助奖掖。

⑧常羊：徜徉，自由漫步，这里指掉队的羊。

**【译文】**

玄学与义学是一致的。若世人能通达其理，则义学都可成玄学；如果不通达，玄学亦成为义学。近来的学者以谈玄互相推崇，学习玄学的门径，了解玄学的标准，问答不断，应诺无穷。至于死生解脱等根本问题，却很少有不失败的。孔子说："有乡野之人向我求教，我虽毫不了解，通过虚心叩问事物始终缘由，直到有了答案为止。"世上没有孔子，就没有可以请教的人了，所以使得那些浅陋之人什么也不知道而欺世盗名，这真可笑啊。荆溪居士写了若干篇《传灯传》，旨在扶持奖励义学，想借此挽救玄学的弊病。这就好像牧羊，看哪只羊落后就去鞭打它，就不会有掉队的羊了。

　　颜渊死，弟子无可与微言者[1]。性与天道，自子贡不得闻②，唯曾子信道，笃学不仕，从孔子最久。师弟子答问，未尝不唯者③，而曾子之唯，独记于《论语》④。是吾以知孔子之妙传于一唯。枘凿相应⑤，间不容发，一唯之外，口耳皆丧⑥，而门人区区方欲问其所谓⑦，此乃袭风捕影之流，不足以实告者，悲夫。

**【注释】**

①微言：精微的道理。

②性与天道，自子贡不得闻：语本《论语·公冶长》："子贡曰：'夫子之文章，可得而闻也。夫子之言性与天道，不可得而闻也。'"

③唯：是，应答声。

④曾子之唯，独记于《论语》：《论语·里仁》："子曰：'参乎！吾道一以贯之。'曾子曰：'唯。'"

⑤枘（ruì）凿：榫头和卯眼。枘，榫头。底本误作"柄"，径改。

⑥一唯之外，口耳皆丧：意谓曾子对孔子的意思完全了解，孔子不需要再做另外的解释，曾子也不需多答一字。邢昺疏："曾子曰唯者，曾子直晓其理，更不须问，故答曰唯。"

⑦门人区区方欲问其所谓：《论语·里仁》下文作："门人问曰：'何谓也？'曾子曰：'夫子之道，忠恕而已矣。'"门人，曾子的学生。区区，愚拙，凡庸。

**【译文】**

颜渊死后，孔子弟子中没人能和他谈论精微的道理了。关于人性与天道的言论，从子贡开始便没人听到过了，只有曾子信道，勤奋学习不出去做官，跟从孔子的时间最长。弟子与老师谈话时，没有不说"是"的，但唯独只有曾子说"是"在《论语》中有记载，我因此知道孔子的精妙之论都由一个"唯"字传达出来。就像榫头和卯眼一样相应，中间连头发那样细小的缝隙都没有。一个"唯"字以外,所有的口耳相承的解释都不需要了,而门人却笨拙地询问说的是什么。这是捕风捉影之类的人,不值得以实相告。可悲啊!

　　鄙夫空空,如此作解。

**【译文】**

鄙陋的人一点也不知道,可以这样来化解。

# 记袁宏论佛①

**【题解】**

　　袁宏《后汉纪》中对于佛教的描述虽然并不完全准确,但正如苏东坡所言,大体上是对的。而苏东坡所列举的"野人得鹿"的比喻更是恰当,将原始佛教与当时流行的佛教加以对比,极为贴切形象。

　　袁宏《汉纪》曰②:"浮屠,佛也。西域天竺国,有佛道焉。佛者,汉言'觉'也,将以觉悟群生也。其教也,以修善慈心为主,不杀生,专务清净,其精者为沙门③。沙门,汉言'息'也。盖息意去欲,归于无为。又以为人死精神不灭,随复受形,生时善恶皆有报应,故贵行修善道以炼精神,以至无生④,而得为佛也。"东坡居士曰:"此殆中国始知有佛时语也。虽浅近,大略具足矣⑤。野人得鹿,正尔煮食之耳,其后卖与市人,遂入公庖中,馔之百方。然鹿之所以美,未有丝毫加于煮食时也⑥。"

## 【注释】

①袁宏：字彦伯，小字虎，时称袁虎。东晋文学家、史学家。继荀悦编著《汉纪》后，编著了《后汉纪》。

②《汉纪》：此指《后汉纪》。编年体东汉史，三十卷。据《东观汉记》及谢承、司马彪、华峤、谢沈诸家所撰的《后汉书》等史料编订，叙述自东汉初至曹魏代汉共198年间的史事，取材广泛，简明扼要。

③沙门：梵语音译，在印度泛指出家修苦行、禁欲，或因宗教的理由以乞食为生的人。在中国则专指佛教的出家人。

④无生：佛教语。谓没有生灭，不生不灭。

⑤具足：具备。

⑥未有丝毫加于煮食时也：意谓佛教原本并不深奥，但被抬举过高，令人觉得深不可测，实则无非还是一些最根本的道理。

## 【译文】

　　袁宏在《后汉纪》中说："浮屠就是佛。西域天竺国中有佛道。佛，就是汉语中'觉'的意思，将用它来使众生觉悟。其教以修行善慈之心为主，不杀生，专求清净，修行精深的人叫沙门。沙门就是汉语中'息'的意思，大致是止息思虑、除去欲念，回归到无为。又认为人死后精神不灭，随即再次受形转生，而生前所行的善恶都有报应，所以推崇行善修道，炼精养神，以至不生不灭，而最终能够成佛。"东坡居士说："这大概是中国开始知道有佛时所说的话。虽然浅近，但大略都具备了。这就像山野之人捉到了鹿，只是用来煮食，后来把鹿肉卖给市井之人，于是就进了王公的厨房，用各种方法来烹饪。其实，鹿肉的美味，并没有一丝一毫比煮食时有所增加。"

　　大率论之益详者，行之益远。

## 【译文】

通常论述越详细的,距离践行就越远。

# 跋刘咸临墓记①

## 【题解】

梁武帝是史上有名的推崇佛教的皇帝,不过苏东坡却讥讽他不知佛,看似荒谬,实则极为有理,值得三思。

鲁直事佛谨甚②,作《刘咸临墓志》。咸临不喜佛,而其父道原尤甚③。道原之真,茹荼啮雪、竹折玉裂也④,终身守之而不易,可不谓戒且定乎?予观范景仁、欧阳永叔、司马君实⑤,皆不喜佛,然其聪明之所照了⑥,德力之所成就,皆佛法也。梁武帝筑浮山堰,灌寿春,以取中原,一夕杀数万人⑦,乃以面牲供宗庙⑧,得为知佛乎! 以是知世之喜佛者未必多,而所不喜佛者未易少也。

## 【注释】

①刘咸临:刘和叔,一作和仲,字咸临。宋代诗人,年二十五而卒。《宋史·文苑传》称其"有超轶材,作诗清奥,刻厉欲自成家,为文慕石介,有侠气"。

②鲁直:黄庭坚,字鲁直。谨甚:非常恭谨。

③道原:刘恕,字道原。博学洽闻,尤长于史学,纵论数千载间事,如指诸掌,参与过《资治通鉴》的编纂。尤不信佛教。

④茹荼啮雪、竹折玉裂:形容品格坚贞。

⑤范景仁:范镇,字景仁。因多次上疏请仁宗建储,罢谏职。神宗即

位,反对王安石变法,屡次封还诏令,遂被迫致仕。哲宗即位,拜端明殿学士。再致仕,封蜀郡公。通音乐,文章多切于时事。

⑥照了:彻见,洞晓。

⑦"梁武帝筑浮山堰"几句:梁天监十三年(514),梁武帝为夺回北魏所占的寿春(今安徽寿县),采取水攻,在位于今安徽五河、嘉山及江苏泗洪三县交界的淮河浮山峡内筑坝拦阻淮河。此役因艰苦及天气灾害死者甚众。而堰于修成次年崩溃。

⑧面牲:用面粉制成的各种祭品。

**【译文】**

黄鲁直事佛非常恭谨,写了《刘咸临墓志》。刘咸临不喜佛,他的父亲刘道原更不喜欢。刘道原那茹茶啮雪、竹折玉裂的坚贞品格,终生坚守而不改变,这能不说是既持戒且禅定吗?我看范景仁、欧阳永叔、司马君实三人都不喜佛,然而他们的聪明所洞晓的,德力所成就的,全都符合佛法三昧。梁武帝修筑浮山堰,水灌寿春,以攻取中原,一朝堰崩,淹杀了沿淮的数万百姓,却用面牲来供祭宗庙,能说他是懂佛法吗? 由此可知,世上喜佛的人未必值得称赞,但对不喜佛的人却不应轻易批评。

说梁武不知佛,最是刺心之谈。

**【译文】**

说梁武帝不懂佛法,是最刺心的观点。

# 答范蜀公

**【题解】**

范蜀公即范镇,他为学本于六经,平常不饮酒,又不信佛教,但是他的朋友嗜酒、信佛之人不少。每次聚会,朋友们总是会和他谈禅论佛,他对此颇感无奈,于是写信给当时在黄州的苏东坡,请教有什么救助的法子,苏东坡便回了这封信。

　　承别纸示谕:"曲糵有毒①,平地生出醉乡;土偶作祟②,眼前妄见佛国。"公欲哀而救之,问所以救者。小子何人,顾不敢不对。公方立仁义以为城池,操诗书以为干橹③,则舟中之人,尽为敌国④,虽公盛德,小子亦未知胜负所在。愿公宴坐静室⑤,常作是念:当观彼能惑之性安所从生,又观公欲救之心作何形段。此犹不立,彼复何依,虽黄面瞿昙⑥,亦当敛衽⑦,而况学之者耶! 聊复信笔,以发公千里一笑而已。

**【注释】**

①曲糵(niè):酒曲。这里指酒。

②土偶:泥塑的像。这里指佛像。

③干橹:小盾大盾。亦泛指武器。

④舟中之人,尽为敌国:语出《史记·孙子吴起列传》。意谓身边这些人都会成为敌人。

⑤宴坐:闲坐。

⑥瞿昙:释迦牟尼的姓,一译乔答摩,指佛祖。

⑦敛衽:整饬衣襟,表示恭敬。

**【译文】**

　　承蒙您来信用另外的纸晓示:"酒曲有毒,平地能生出醉乡;泥像作怪,眼前虚妄地出现佛国。"您感到哀怜试图拯救这些好酒信佛的人,询问救助的办法。我是什么人,当然不敢不回答。您刚要树立仁义作为城池,操持诗书作为武器,而身边的人,便都成了敌人。虽然您德高望重,我也不能判断究竟谁胜谁败。希望您安坐在静室,常进行这样的思考:

观察那能迷惑众人之性的是从哪里生出,再看您的拯救之心又是什么样子。这些如果不能成立,其他的又依靠什么?即使是佛祖,也当整理衣襟以示恭敬,更何况那些学佛的人呢?姑且信笔回复,以引发千里之外的您一笑而已。

　　此朱子所讥抱薪救火。王圣俞

**【译文】**

这就是朱子所嘲讽的"抱薪救火"。王圣俞

# 与子由

**【题解】**

　　苏轼与苏辙兄弟情深,终身未变,不但因二人是血亲,更因两人兴味相投,彼此十分了解。在这篇短文中,苏轼对于苏辙的评价可谓言简意赅,将苏辙的性格、为人恰如其分地展现了出来,时常被后人在介绍苏辙时提及和引用。

　　子由为人,心不异口,口不异心,心即是口,口即是心①。近日忽作禅语②,岂世之自欺者耶?欲移之于老兄而不可得。如人饮水,冷暖自知。死生可以相代,祸福可以相共,惟此一事,对面相分付不得③。珍重!珍重!

**【注释】**

①"心不异口"几句:句式袭用《心经》"色不异空,空不异色,色即是空,空即是色"。

②禅语：又叫禅话。佛教禅宗常通过问答方式来测验对禅理的理解程度，多数用各种比喻来表达，语言形式散韵结合，这种问答语句即禅话，又叫机锋语。

③分付：交付，嘱咐。

**【译文】**

子由的为人，一向是心不异口，口不异心，心即是口，口即是心。近日忽然也作起了禅语，难道也如世人以此自欺吗？想要让老兄我也这样却不能够。就好像一个人饮水，只有自己才知道冷暖。死生可以相代，祸福可以与共，唯有这一件事，却是面对面也无法交付对方。珍重！珍重！

　　子由与鲁直俱深于禅，先生不及也。子由晚年解老①，实本之佛法。

**【注释】**

①解老：苏辙晚年著有《老子解》。

**【译文】**

子由与鲁直都对禅学有很深的研究，先生比不上。子由晚年注解老子，实际上本之于佛法。

# 与圆通禅师

**【题解】**

圆通禅师即金山寺圆通长老。这是苏轼与圆通禅师的一封书信。从信中可以看出，写这封信的时候，两人刚认识还没有多久，但早已闻名。而且当时的苏轼行年将近半百，但壮志未酬，已经生发了无限感慨。

某闻名已久，而得公之详，莫如鲁直，亦如所谕也。自惟潦倒迟莫<sup>①</sup>，年垂五十，终不闻道，区区持其所有，欲以求合于世，且不可得，而况世外之想望而不之见者耶？不谓远枉音问<sup>②</sup>，推誉过当<sup>③</sup>，岂非医门多疾<sup>④</sup>，息黥补劓<sup>⑤</sup>，恃有良药乎<sup>⑥</sup>？未脱罪籍，身非我有，无缘顶谒山门<sup>⑦</sup>，异日圣恩或许归田，当毕此意也。

**【注释】**

①迟莫：年老，晚年。莫，同"暮"。

②枉：谦辞。谓使对方受屈。音问：音讯，书信。

③推誉：推奖称誉。

④医门多疾：医者门前有很多病人。这里把圆通禅师比喻为治病救人的医生。语出《庄子·人间世》："尝闻之夫子曰：'治国去之，乱国就之，医门多疾。'愿以所闻，思其所行，则庶几其国有瘳乎！"

⑤息黥补劓：谓修整残缺的面容，恢复本来面目。语本《庄子·大宗师》："庸讵知夫造物者之不息我黥而补我劓，使我乘成以随先生邪？"黥，古代在脸上刺字、涂墨的刑罚。劓，古代割鼻子的酷刑。

⑥恃有良药乎：按，以上苏东坡是说圆通禅师能用精妙佛理启悟其蒙昧之心。

⑦顶谒山门：用最崇敬的礼节去寺庙谒见禅师。顶，顶礼。指双膝下跪，两手伏地，以头顶尊者之足，是佛教徒最崇敬的礼节。

**【译文】**

我听说您已经很久了，而对您了解最深的，没有人比得上鲁直，也正像您所说的那样。我想自己到了晚年潦倒困顿，马上都五十岁了，还没有明白大道，我竭尽全力，倾其所有，想求得合乎世俗，尚且做不到，更何况像您这样的世外之人，我只能在心中思仰而不能见到的呢？没有想到您从远方来信致问,对我大加推奖称赞,这难道不是因为您就像良医,能够治病救人,手中有良药吗?我还没有洗清罪名,身不由己,没有机会前去拜见您,他日或许朝廷赐恩准我告退还乡,就要了结这个心愿。

# 答毕仲举书

## 【题解】

　　在这封回复给毕仲举的书信中,苏东坡闲话家常,谈到了多项与养生有关的内容,都堪称是经验之谈。特别是关于战国颜蠋"晚食以当肉"所引发的评论,更是精当。苏东坡称颜蠋是"巧于居贫者",其实他自己又何尝不是这样呢?

　　轼启。奉别忽十余年①,愚瞽顿仆②,不复自比于朋友,不谓故人尚尔记录③,远枉手教④,存问甚厚,且审比来起居佳胜,感慰不可言。罗山素号善地⑤,不应有瘴疠,岂岁时适尔。既无所失亡,而有得于齐宠辱、忘得丧者,是天相子也⑥。

## 【注释】

　　①奉别:分别。
　　②愚瞽(gǔ):愚钝盲目。顿仆:跌倒,喻获罪。
　　③不谓:不料。尚尔:仍然。记录:记得。
　　④手教:即手书。对来信的敬称。
　　⑤罗山:宋县名。在今河南罗山。素:向来。
　　⑥相:帮助。

## 【译文】

　　苏轼致言。分别后转眼间已十多年了,我愚钝获罪,不再认为自己是您的朋友，没想到老朋友还记得我，承蒙您从远方写信来，深切慰问，并且知道您近来生活很好，感激与欣慰之情不可言说。罗山向来被称作好地方，不应该有疟疾瘟疫等病，难道是时令适宜所致吗？既然没有失去什么，而有得于忘记宠辱得失，是上天都帮助您啊。

　　仆既以任意直前①，不用长者所教，以触罪罟②。然祸福要不可推避③，初不论巧拙也。黄州滨江带山，既适耳目之好④，而生事百须⑤，亦不难致，早寝晚起，又不知所谓祸福果安在哉。

【注释】
　①任意：放任心意。直前：径直向前。
　②罪罟：罪网。
　③推避：躲避。
　④适：满足。
　⑤生事：生计，生活。百须：各种需要。

【译文】
　我已经因任性固执，不听长者的教诲，以致犯下罪过。然而祸患总不能避免，并不在于我所为机巧还是笨拙。黄州依山傍水，既可以投合我的耳目所好，生活中所用的各种东西，也不难得到，早睡晚起，又不知道所谓的祸福是否真的还在。

　　偶读《战国策》，见处士颜蠋之语①，晚食以当肉，欣然而笑。若蠋者，可谓巧于居贫者也②。菜羹菽黍③，差饥而食④，其味与八珍等；而既饱之余，刍豢满前⑤，惟恐其不持去也。美恶在我，何与于物。

**【注释】**

①颜蠋（zhú）：一作颜斶（chù），战国时齐国隐士。曾提出"晚食以当肉，安步以当车，无罪以当贵"。

②巧：善于。

③菽黍：泛指粗粮。菽，豆类。黍，即黄米。

④差：大体上。

⑤刍豢：牛羊犬猪之类的家畜，泛指肉类食物。

**【译文】**

偶然阅读《战国策》，看到隐士颜蠋的话，晚些吃饭权当吃肉，不禁会心地笑了。像颜蠋这样的人，可谓是善于在贫困中生活。粗茶淡饭，等到饿时再吃，那味道和八珍一样美；如果饱了以后，即使佳肴美味摆满桌前，也唯恐它们不被快些拿走。喜欢、厌恶全在于我的内心，与外物有什么关系。

　　所云读佛书及合药救人二事①，以为闲居之赐甚厚。佛书旧亦尝看，但暗塞不能通其妙②，独时取其粗浅假说以自洗濯③，若农夫之去草，旋去旋生④，虽若无益，然终愈于不去也⑤。若世之君子，所谓超然玄悟者⑥，仆不识也。往时陈述古好论禅⑦，自以为至矣，而鄙仆所言为浅陋。

**【注释】**

①合药：调配药物。

②暗塞：愚昧闭塞。

③洗濯：除去罪过、烦恼、耻辱、仇恨等。

④旋：立刻。

⑤愈：胜过。

⑥玄悟：深悟。

⑦陈述古:陈襄,字述古。庆历进士。历修起居注、知制诰、知通进
　银台司兼侍读。神宗问以人才,举司马光、吕公著、韩维、苏颂、苏
　轼等以对。诗文有盛名。

**【译文】**

您所说的读佛书与合药救人二事,认为这是对闲居之人的丰厚赏
赐。佛书我以前也曾经看过,只是愚笨而不能通晓其中的妙处,仅时常
取其中粗浅浮泛的言说来消除自己的烦恼,像农夫除草一样,去除了立
刻长出来,即使没有什么补益,但终究要比不除好得多。像世上的君子,
所谓超然深悟的人,我不认识他们。过去陈述古喜好谈禅,自以为达到
了最高的境界,而鄙视我的话很浅陋。


仆尝语述古,公之所谈,譬之饮食龙肉也①,而仆之所
学,猪肉也。猪之与龙,则有间矣②。然公终日说龙肉,不
如仆之食猪肉,实美而真饱也。不知君所得于佛书者,果
何耶? 为出生死③,超三乘④,遂作佛乎? 抑尚与仆辈俯仰
也⑤? 学佛老者,本期于静而达⑥,静似懒,达似放,学者或
未至其所期,而先得其所似,不为无害。仆常以此自疑,故
亦以为献。


**【注释】**

①饮食:偏义复词,义偏于吃。

②有间:有差别。

③出:超出。

④三乘:佛教语,包括小乘、中乘和大乘,亦泛指佛法。

⑤俯仰:周旋,应付。

⑥期:期望。静而达:清静而通达。

**【译文】**

我曾经对陈述古说，您所谈的，好像是吃龙肉，而我所学的，则如吃猪肉。猪和龙之间，相差太远了。但是您整天谈龙肉，却不如我的吃猪肉味道鲜美且能真正吃饱。不知您从佛书那里得到的，究竟是什么真谛？是为了悟透生死、超脱三界，立地成佛吗？或者还是与我们这些人周旋呢？学佛老之说的人，本来希望清静而通达，清静看上去像懒散，通达看上去像放纵，学的人有的还没有达到期望的那种境界，却先做到了相似，这不是没有害处的。我常因此而自我怀疑，所以也就把这种想法告诉您。

　　来书云处世得安稳无病，粗衣饱食，不造冤业①，乃为至足。三复斯言，感叹无穷。世人所作，举足动念，无非是业，不必刑杀无罪，取非其有，然后为冤业也。无缘面论②，以当一笑而已。

**【注释】**

①冤业：佛教语。指前世作恶所招致的冤屈业报。

②无缘：没有机会。面论：当面谈论。

**【译文】**

您的来信说处世但求平安无病，粗衣饱食，不造冤业，就足够了。我再三思考这些话，有无限感叹。世人所做的一切，一言一行，无非都是业，不必枉杀无辜，偷窃财物，才算造下了罪业。没机会当面述说，姑且一笑而已。

　　俱近里着己之谈。

**【译文】**

都是贴切交心的话语。

# 第九卷　调摄

## 上皇帝书

【题解】

这封《上皇帝书》当作于治平元年（1046）十一月，当时苏轼正在凤翔任上。上书主要是向君主表达庆贺冬至到来之意。众所周知，冬至俗称"冬节""长至节""亚岁"等，是中国农历中一个非常重要的节气，也是中华民族的传统节日。冬至应节习俗繁多，不但民众会大肆庆祝，臣僚们也会上书皇帝以表庆贺之意。苏轼这封上书除了庆贺冬至到来之外，还涉及了诸多内容，但其主旨在于强调治国之道贵在"安静而不劳"一语，颇有黄老清静无为之旨，亦适用于个人的养生。茅坤在点评中说"而养生之诀，无出此矣"，可谓一语中的。

臣轼谨昧死再拜皇帝陛下。臣伏以今月初五日南至①，文武百僚入贺，所以贺一阳来复也②。谨按《易·复卦》："雷在地中，复。先王以至日闭关，商旅不行，后不省方③。"说《易》者曰：乾，六阳之气也④。为十一月、为十二月、为正月、为二月、为三月、为四月，而乾之阳极矣。阳极则阴生，阴生则夏至矣。坤，六阴之气也。为五月、为六月、为七月、为八月、为九月、为十月，而坤之阴极矣。阴极则阳生，阳生则冬至矣。自太极分为二仪，二仪分为四象⑤，四象分为十二月，十二月分为三百六十五日。五日为一候，分为七十二候。三候为一气，分为二十四气⑥。上为日月星辰，下为山川、草木、鸟兽、虫鱼，不出此阴阳之气升降而已。惟人也，全天地十干之气，十月而成形，故能天、能地、能人，一消一息，一呼一吸，昼夜与天地相通，差舛毫忽⑦，则邪沴之气干之矣⑧。故于冬至一阳之生也，五阴在上，五阳在伏，而一阳初生于伏之下，其气至微，其兆纲缊⑨，可以静而不动，可以啬养而不可以发宣⑩。故《乾》之初九爻曰："潜龙勿用。"孔子曰："阳在下也⑪。"言阳气方潜于下，未可以用也。先王于是日闭关，商旅不行，后不省方。关者，门户所由以关辟也；商旅者，动以利心也；后者，凡居人上者，谓之群后，所以治事者也；方者，事也。门户不开，则微阳闭而不出也；利心不动，则外物感而不应也；方事不省，则视听收而不发也。先王奉若天道，如此之密，用之于国，则安静而不劳；用之于身，则冲和而不竭⑫。昔者伏羲、神农、黄帝、尧、舜皆得此道。臣敢因至日以献。伏乞圣慈留神省览，实社稷无疆之福。

**【注释】**

①日南至：指冬至日。

②一阳来复：古人认为天地间有阴、阳二气，至冬至日，则阴气尽而

阳气开始复生。

③"雷在地中"几句:语出《周易·复》卦象辞。指君王效法《复》象,于冬至阳气复生之际,休息静养,以利进一步发展。雷在地中,《复》卦卦象为震下坤上,震为雷,坤为地。后,君主。省,省视。方,事。

④六阳之气:《乾》卦六爻皆为阳爻。

⑤太极分为二仪,二仪分为四象:《周易·系辞上》:"易有太极,是生两仪,两仪生四象。"孔颖达曰:"太极,谓天地未分之前元气混而为一,即是太初、太一也。故《老子》云:'道生一。'""混元既分,即有天地,故曰'太极生两仪',即《老子》云'一生二'也。""两仪生四象者,谓金、木、水、火禀天地而有,故云'两仪生四象',土则分王四季,又地中之别,故唯云四象也。"

⑥"五日为一候"几句:《素问·六节藏象论》:"岐伯曰:'五日谓之候,三候谓之气,六气谓之时,四时谓之岁。'"候,节候,时令。

⑦差舛(chuǎn):差错。毫忽:谓极微小的一点点。忽、毫均是微小的度量单位。《孙子算经》卷上:"度之所起,起于忽。欲知其忽,蚕吐丝为忽。十忽为一丝,十丝为一毫,十毫为一厘,十厘为一分,十分为一寸。"

⑧邪沴(lì):妖邪灾沴。沴,因天气反常而造成的伤害和破坏作用。

⑨细缊:古代指天地阴阳二气交互作用的状态。

⑩啬养:保养。发宣:发散宣泄。

⑪阳在下也:语出《周易·乾》卦象辞。孔颖达曰:"以初九阳潜地中,故云'阳在下也'。经言'龙',而《象》言'阳'者,明经之称龙,则阳气也。此一爻之象,专明天之自然之气也。"

⑫冲和:淡泊平和。

【译文】

臣苏轼冒死罪再拜皇帝陛下。臣想到本月初五冬至,文武百官都前来祝贺，祝贺一阳来复。按《周易·复卦》云："震雷处在大地之中，这象征着阳气来复。先王在冬至日要闭关，商贾旅客不出行，君王不过问政事。"解释《周易》的人认为：《乾》卦表示的是六阳之气。对应时间为十一月、十二月、一月、二月、三月和四月，乾之阳气达到极点。阳气达到极点之后则阴气出现，阴气不断上升，逐渐到了夏至。《坤》卦表示的是六阴之气，对应时间为五月、六月、七月、八月、九月和十月，坤之阴气达到了极点。阴气到达极点后则阳气开始出现，阳气出现则冬至就到了。自太极分为两仪，两仪分为四象，四象分为十二个月，十二个月又分为三百六十五天。五天为一候，三百六十五天共分为七十二候。三候为一个节气，一年共分为二十四个节气。上至日月星辰，下至山川草木、鸟兽虫鱼，一切都不出这阴阳之气交替升降的范围。只有人，具备天地十干之气，十月成形，所以能具天、地、人三才，一消一长，一呼一吸，昼夜和天地相通，差错毫厘，则灾邪之气就会干犯。所以在冬至时一阳开始生发，五阴在上，五阳潜伏，而一阳初生，此时阳气非常微弱，预示着天地间阴阳二气交互，可以静而不可以动，可以保养而不能宣泄。所以《乾》卦初九爻辞说："潜伏的龙不妄动。"孔子说："阳气在下。"意思是阳气正潜伏，还不可以使用。先王在这一天闭关，商旅之人不出行，君主不问政事。关，门户借由它来关闭和打开；商旅，是因为利益而动心的人；后，凡是居于人之上的人叫作群后，是用来治事的人；方，就是事。门户不开，则微弱的阳气闭而不出；利心不动，则外物感而不应；各种事情不过问，则视觉和听觉都收而不发。先王把这些奉为天道，如此的细密，运用到治理国家上，则安静而不劳顿；用到自身的修养上，则淡泊平和而不会穷尽。从前伏羲、神农、黄帝、尧、舜等人都获得此道。臣因此斗胆在冬至这一天献上此文，恳求圣上留神省览，实为社稷无边的福祉。


学本经术，而养生之诀，无出此矣。茅鹿门

**【译文】**

学问都来自经术，而养生的要诀没有超过这里所说的。茅鹿门

# 谢除两职守礼部尚书表①

**【题解】**

元祐七年（1092）十一月二十四日，苏轼被任命为端明殿学士兼翰林侍读学士守礼部尚书，苏轼拜命就职后，向太皇太后和宋哲宗分别上了两表，此处所选乃向宋哲宗所上奏的表章。

备员西学②，已愧空疏；易职东班③，尤惊忝冒④。遂领宗卿之事⑤，并为儒者之荣。臣轼中谢⑥。

**【注释】**

①除：拜受官位。

②西学：周代的小学设于西郊，故称为"西学"。《礼记》郑玄注："西学，周小学也，先贤有道德，王所使教国子者。"这里指苏轼所兼侍读学士之职。

③东班：古代朝会时，排列在朝堂东侧的位次，多为文官。苏轼担任礼部尚书属于文官班列。

④忝冒：犹言滥竽充数。

⑤宗卿之事：朝廷中掌礼仪、祭祀、宗庙等事。即礼部尚书之职。

⑥中谢：古代臣子上谢表，例有"诚惶诚恐，顿首死罪"一类套语，表示谦恭。后人编印文集往往从略，而旁注"中谢"二字。

**【译文】**

臣备员侍读学士，已自愧粗浅无能；改授礼部尚书，尤其震惊担心滥竽充数。兼管礼部之事，都是儒者所具有的荣光。臣惶恐谢恩。

　　始臣之学也，以适用为本，而耻空言。故其仕也，以及民为心，而惭尸禄①。乃者屡请治郡②，兼乞守边，欲及残年，少施实效。而有志莫遂，负愧何言。今乃以文字为官常③，语言为职业，下无所见其能否④，上无所考其幽明⑤。循省初心，有靦面目⑥。故于拜恩之日，少陈有益之言。

**【注释】**

①尸禄：不做事而空受俸禄。

②乃者：过去。

③官常：指官吏的职责。

④能否：能干与否。

⑤考其幽明：考核其优劣。《尚书·舜典》："三载考绩，三考黜陟幽明。"幽明，善恶，贤愚，优劣。

⑥靦（miǎn）：感到羞愧。

**【译文】**

　　当初臣的治学，是以实用为本，而以空言为耻辱。所以进入仕途后，以为百姓做实事为心中的愿望，为空占职位享用俸禄而感到惭愧。过去臣曾多次请求治理郡县，并请求到边境任职，想要到了晚年，能稍微做出些实效。但是有志向却没有实现，感到惭愧无话可说。现在以文字、语言为职责，对下没办法展现是否有才能，对上也没法考核我办事的清明与昏暗。回想臣的初衷，感到羞愧不已。因而臣在拜官受恩之日，略微陈述一些有益的话。

　　孔子曰："一言可以兴邦①。"而孟子亦曰："一正君而天下定②。"昔汉文帝悦张释之长者之言③，则以德化民，辅成刑措之功；而孝景帝入晁错数术之语④，则以智驭物，驯致七国之祸⑤。乃知为国安危之本，只在听言得失之间。恭惟皇帝陛下，即位以来，学如不及。问道八年，寒暑不辍。讲读之官，谈王而不谈霸，言义而不言利。八年之间，指陈文理，何啻千万，虽所论不同，然其要不出六事：一曰慈，二曰俭，三曰勤，四曰慎，五曰诚，六曰明。慈者，谓好生恶杀，不喜兵刑。俭者，谓约己省费，不伤民财。勤者，谓躬亲庶政，不迩声色⑥。慎者，谓畏天法祖，不轻人言。诚者，谓推心待下，不用智数。明者，谓专信君子，不杂小人。此六者，皆先王之陈迹，老生之常谈，言无新奇，人所忽易。譬之饮膳，则为谷米羊豕，虽非异味，而有益于人；譬之药石，则为芪术参苓⑦，虽无近效，而有益于命。若陛下信受此言，如饮御膳，如服药石，则天人自应，福禄难量，而臣等所学先王之道，亦不为无补于世。若陛下听而不受，受而不信，信而不行，如闻春禽之声、秋虫之鸣，过耳而已，则臣等虽三尺之喙⑧，日诵五车之书，反不如医卜执技之流、簿书奔走之吏，其为尸素，死有余诛⑨。伏望陛下一览臣言，少留圣意，天下幸甚。

**【注释】**

①一言可以兴邦：语出《论语·子路》："一言而可以兴邦，有诸？"

②一正君而天下定：语出《孟子·离娄上》："一正君而国定矣。"

③汉文帝悦张释之长者之言：汉文帝参观虎圈时，因见虎圈啬夫口齿伶俐而想给他升官。张释之谏言不善言辞的长者可成大事，而任用逞口齿之能者会重蹈秦之覆辙。汉文帝听从了他的意见。张释之，西汉官员。受汉文帝器重，后升任廷尉，职掌刑法，持议公平，依律以断案，不以帝意为据，天下称名。

④孝景帝入晁错数术之语：晁错曾上书景帝，认为人主所以尊显功
　名扬于万世之后，是因为能使用权谋与策略。晁错，西汉大臣。
　曾进言汉景帝削藩，剥夺诸侯王的政治特权以巩固中央集权，损
　害了诸侯利益，后被景帝为讨好造反的七国诸侯而腰斩于东市。
　数术，犹术数，这里指权术和谋略。

⑤驯致：逐渐达到，逐渐招致。七国之祸：指吴王刘濞为首的七国诸
　侯以"请诛晁错，以清君侧"为名，举兵反叛。

⑥迩：接近。

⑦芪（qí）术（zhú）参苓：谓黄芪、白术、人参、茯苓。四者皆滋补之
　良药。

⑧三尺之喙：喙长三尺，谓人强言善辩。

⑨死有余诛：意思是罪大恶极，即使处死刑也抵偿不了他的罪恶。

**【译文】**

　　孔子说过："一句话就可以使国家兴旺。"而孟子也说："君王一正则
天下安定。"过去汉文帝很喜欢张释之关于长者的建议，便利用道德感
化人民，辅助成就了置刑法而不用的治世功效。而汉景帝采纳了晁错的
权谋之言，使用巧智来处理政事，逐渐导致七国之乱。由此可知治理国
家安危的根本，只在于所听言语的得失之间。皇帝陛下即位以来，学习
知识就像追赶不上那样勤奋。八年中，无论寒暑都没有停止学习。讲读
的官员，只谈王道而不谈霸道，只谈仁义而不谈功利。八年中间，指明
和陈述的文理，何止有千万，尽管所探讨内容不同，但大要不外六件事：
一是慈，二是俭，三是勤，四是慎，五是诚，六是明。所谓慈，就是珍惜生
命讨厌诛杀，不喜欢用兵用刑。所谓俭，就是约束自己减省支出，不损耗
民财。所谓勤，就是亲自处理各项政务，不近声色。所谓慎，就是敬天法
祖，不轻视别人的建议。所谓诚，就是真心待下，不用权术。所谓明，就
是专信君子，远离小人。这六个方面，都是先王为政的旧法，是老生常谈
的问题，没有什么新奇之处，是人所容易忽视的。这就像饮食一样，谷米

猪羊之类,虽然没有别致的味道,却有益于人的身体;就像有病服用药石一样,黄芪、白术、人参、茯苓之类的药,虽然不会很快见效,却有益于人的生命。如果陛下听信接受这样的话,那就像进用普通饮食,服用滋补药物一样,上天世人自然支持您,所带来的福禄难以估量,而臣等所学到的先王之学,也不致与世无补。如果陛下听了却不接受,或者接受了却不相信,或者相信了而不去这样做,就像听到春天鸟鸣、秋天虫鸣一样,过耳就忘,那么微臣等虽能言善辩,每天诵读五车之书,反而不如行医占卜有技艺的人、管理公文来回奔走的吏人,尸位素餐,死有余辜。祈望陛下能看一看臣的上书,圣意稍微留心,这是天下的大幸。

实心实学,胪列六事①,一语当千万言。

**【注释】**

①胪列:罗列。

**【译文】**

实心实学,罗列六件大事,一句话可以抵得上千万言。

# 答秦太虚书①

**【题解】**

此文写于元丰三年(1080)十一月,时苏轼因乌台诗案被谪黄州(今湖北黄冈)。弟子秦观写信宽慰他,信中这样讲:“以先生之道,仰不愧于天,俯不怍于人,内不愧于心,某虽至愚,亦知无足忧者。”苏轼看完后写了这封回信。由于二人关系密切,故此信中少了很多客套,而多谈家常事,读来颇为真诚温馨。虽然看似内容琐碎,但家常琐事之中透露的是苏轼旷达的胸襟和洒脱的风度,其深陷困境,却能保有随遇而安的生活态度和乐观豁达的性情,都令人钦服不已。

　　轼启。五月末，舍弟来②，得手书，劳问甚厚③。日欲裁谢④，因循至今⑤。递中复辱教⑥，感愧益甚。比日履兹初寒⑦，起居何如？轼寓居粗遣⑧。但舍弟初到筠州⑨，即丧一女，而轼亦丧一老乳母⑩。悼念未衰，又得乡信，堂兄中舍九月中逝去⑪。异乡衰病，触目凄感，念人命脆弱如此。又承见谕，中间得疾不轻，且喜复健。

**【注释】**

①秦太虚：秦观，字少游，一字太虚。

②舍弟：在别人面前对弟弟的谦称，这里指苏辙。

③劳问：问候，慰问。

④裁谢：裁笺写信答谢。

⑤因循：延宕，拖延。

⑥递：驿车。

⑦比日：近日。履兹初寒：进入今年初寒的天气。履，踏入。

⑧粗遣：大体上过得去。

⑨舍弟初到筠州：元丰三年（1080），苏辙就任筠州盐酒务。筠州，治今江西高安。

⑩老乳母：指苏轼的乳母任采莲，八月死于黄州临皋亭寓所。

⑪堂兄中舍：苏轼的堂兄苏不欺，字子正，官太子中舍，人称"苏中舍"。同年九月死于成都。

**【译文】**

　　轼启。五月末，舍弟子由前来，带来了你的书信，劳问深厚。每天都想写回信致谢，一直拖到今天。现在又收到你通过驿车寄给我的信，更加感激和惭愧。最近已进入初寒天气，你的起居好吗？我寄居在这里大致还过得去。但我弟弟刚到筠州，一个女儿就去世了，我的老奶妈也去世了。哀悼之情还未消去，又收到家里来的信，说我堂兄苏中舍也在九月中旬去世。在异乡既老又病，看到的都是些凄凉的事物，想到人的生命是这样脆弱！又承蒙你告诉我，你有段时间病得很重，高兴的是你现在已康复。

　　吾侪渐衰①，不可复作少年调度②，当速用道书方士之言，厚自养炼③。谪居无事，颇窥其一二。已借到本州天庆观道堂三间，冬至后，当入此室，四十九日乃出。自非废放④，安得就此？太虚他日一为仕宦所縻⑤，欲求四十九日闲，岂可复得耶？当及今为之⑥，但择平时所谓简要易行者，日夜为之，寝食之外，不治他事，但满此期，根本立矣⑦。此后纵复出从人事，事已则心返，自不能废矣。此书到日，恐已不及，然亦不须用冬至也⑧。

**【注释】**

①吾侪（chái）：我们这一辈人。侪，辈，类。

②调度：调理安排。

③养炼：养身炼性。

④废放：废黜放逐。这里指贬官黄州。

⑤縻（mí）：束缚，牵制。

⑥当及今为之：应当趁现在就做。时秦观在故乡高邮（今江苏扬州）闲居。

⑦根本：基础。

⑧须：等待。

**【译文】**

我们都渐渐老了，不能再像年轻时那样调理生活，应赶紧采用道书方士的方法，好好修身炼性。我在谪居之地闲来无事，对此了解了一些。我已经向本州的天庆观借好了三间道堂，冬至后就搬进去住，四十九天后才出来。要不是被贬官放逐，怎么能这样做呢？你以后一旦被官务束缚，想要求得四十九天的空闲，哪能再得到呢？应该现在抓紧时间进行，只要选择平时认为简明扼要、容易实施的方法，日夜修炼，除了睡觉、吃饭之外，不做其他事情，只要满了期限，根基就建立了。从此以后你即使再出来处理各种事务，事情一做完心就返回，自然就不会旷废了。你收到这封信时，恐怕已过冬至日，但也不必一定要从冬至日开始。

　　寄示诗文，皆超然胜绝①，亹亹焉来逼人矣②。如我辈亦不劳逼也。太虚未免求禄仕，方应举求之，应举不可必，窃为君谋，宜多著书，如所示《论兵》及《盗贼》等数篇③，但似此得数十首，当卓然有可用之实者④，不须及时事也。但旋作此书⑤，亦不可废应举。此书若成，聊复相示，当有知君者，想喻此意也。

【注释】

①超然胜绝：超脱人世，绝妙无比。

②亹亹（wěi）：谓诗文谈论动人，有吸引力，使人不知疲倦。

③《论兵》及《盗贼》等数篇：秦观著有《奇兵》《论盗贼》等文章。

④卓然：高超的样子。可用之实：有实用价值。

⑤旋：随后，不久。

【译文】

　　你寄来给我看的诗文，都写得十分高超美妙无比，谈论动人才气逼人。像我这样的人也用不着逼了。太虚以后免不了要进仕途，正要通过参加科举考试来谋求，但参加科举未必都能中，我私下里为你考虑过，应该多写文章,像你寄示的《论兵》和《论盗贼》这几篇,只要像这样的文章写上数十篇,应当高妙而有实用的价值,不一定要触及时事。但随后写这些文章,也不能废弃科举。文章要是写好了,最好也给我看看,应该会有了解你的人,想必会明白这个意思。

公择近过此<sup>①</sup>,相聚数日,说太虚不离口。莘老未尝得书<sup>②</sup>,知未暇通问<sup>③</sup>。程公辟须其子履中哀词<sup>④</sup>,轼本自求作,今岂可食言。但得罪以来,不复作文字,自持颇严<sup>⑤</sup>,若复一作,则决坏藩墙<sup>⑥</sup>,今后仍复衮衮多言矣<sup>⑦</sup>。

**【注释】**

①公择近过此:李公择于同年十月由舒州(今安徽安庆)顺便来黄州探访苏轼。李公择,李常,字公择。与苏东坡交好,且是黄庭坚的舅舅。

②莘老:孙觉,字莘老。苏轼的朋友。

③通问:互通音讯,即写信。

④程公辟:程师孟,字公辟。景祐进士。此时知越州,与秦观往还颇密。哀词:悼念死者的文字。

⑤自持:自我克制,自己坚持。

⑥决坏:毁坏。藩墙:这里指约束。

⑦衮衮(gǔn):形容说话连续不断。

**【译文】**

李公择最近从此路过,与我相聚了几天,他一直说到你。未曾得到孙莘老的信,我知道他没时间写信。程公辟等着我为他儿子履中写的悼念文章,这本来是我自己要求写的,现在怎么能食言呢?然而自从我获罪以来,不再写文章,约束自己很严,如果再一写,就会破坏规矩,从此以后又会滔滔不绝地多嘴了。

　　初到黄,廪入既绝①,人口不少,私甚忧之,但痛自节俭,日用不得过百五十。每月朔②,便取四千五百钱,断为三十块③,挂屋梁上,平旦,用画叉挑取一块④,即藏去叉,仍以大竹筒别贮用不尽者,以待宾客,此贾耘老法也⑤。度囊中尚可支一岁有余,至时别作经画⑥,水到渠成,不须顾虑,以此胸中都无一事。

**【注释】**

①廪(lǐn):俸禄。

②朔:农历每月初一。

③块:份。

④画叉:用以悬挂或取下高处立幅书画的长柄叉子。

⑤贾耘老:贾收,字耘老。苏轼知杭州,览观吴山有美堂题诗,以贾收所题诗为冠,遂与之交游,唱酬极多。

⑥经画:经营筹划。

**【译文】**

　　我刚到黄州,薪俸已断,家中人口不少,私下很为此事担忧,只好厉行节约,每天的费用不能够超过一百五十钱。每个月初一就取出四千五百钱,分为三十份,把它们悬挂到屋梁上,每天清晨,用画叉挑下一份来,就把叉子藏起来,把那些每天用不完的钱放到大竹筒里贮存起来,用来招待客人,这是贾耘老的办法。我估计钱囊中的钱还可以用一年多,到时候另外筹划,水到渠成,不用预先考虑,这样一来我心中记挂的事就一件也没有了。

　　所居对岸武昌,山水佳绝。有蜀人王生在邑中[1],往往为风涛所隔,不能即归,则王生能为杀鸡炊黍,至数日不厌。又有潘生者[2],作酒店樊口[3],棹小舟径至店下[4],村酒亦自醇酽[5]。柑橘椑柿极多,大芋长尺余,不减蜀中。外县米斗二十,有水路可致。羊肉如北方,猪牛獐鹿如土[6],鱼蟹不论钱。岐亭监酒胡定之[7],载书万卷随行,喜借人看。黄州曹官数人[8],皆家善庖馔[9],喜作会[10]。太虚视此数事,吾事岂不既济矣乎[11]! 欲与太虚言者无穷,但纸尽耳。展读至此,想见掀髯一笑也[12]。

**【注释】**

①王生:四川人王齐愈、王齐万兄弟,寓居鄂州,常同苏轼来往。

②潘生:潘丙,字彦明。东坡称赞他"最有文行"。

③樊口:位于今湖北鄂州鄂城。

④棹(zhào):摇船用的工具,这里用作动词,摇船。

⑤醇酽(chún yàn):酒味浓烈。酽,指酒味厚。

⑥如土:形容价格极低。

⑦岐亭:黄州地名。在今湖北麻城西南。

⑧曹官:属官。当时如黄冈令何某、主簿段玘、武昌令李观、主簿吴亮等,都同苏轼友善交往。

⑨庖馔(zhuàn):烹调。

⑩作会:指做东举行宴会。

⑪既济:《周易》卦名。离火在下,坎水在上,水处火上,水火相济,象征完成。按,这里是东坡调侃之辞,谓此处有山水,有酒肆,有吃有喝,又有诸多友人,一切烦恼都没有,如《既济》卦一样事事顺遂。

⑫掀髯（rán）：开口张须大笑的样子。髯，胡须。

**【译文】**

　　我所住的江对岸就是武昌，山水美到极致。蜀人王生住在城里，我常被江中风涛阻隔，不能立刻回来，王生就为我杀鸡做饭，有时在他那里住几天，一点也不厌烦。又有一个姓潘的年轻人，在樊口开了家酒店，我常常乘小船径直到他的酒店旁，乡村酿的酒味道也很醇酽。这里柑子、橘子、椑子、柿子很多，芋头长达一尺多，不比蜀地的差。外县的米一斗二十钱，从水路可以运来。这里的羊肉价格和北方一样，猪肉、牛肉、獐肉、鹿肉价格贱得如同泥土，鱼、蟹根本就不计算价钱。岐亭监酒胡定之，常随车装着万卷书，喜欢借给别人看。黄州官署几个官员，家里都善于做菜，喜欢作东举行宴会。太虚你看看这几件事，我的生活难道不算顺遂吗？我想与你说的话无穷无尽，但纸用完了。你打开信读到这里，可以想见掀起须髯大笑的情景。

　　子骏固吾所畏①，其子亦可喜，曾与相见否？此中有黄冈少府张舜臣者②，其兄尧臣，皆云与太虚相熟。儿子每蒙批问③，适会葬老乳母，今勾当作坟④，未暇拜书。岁晚苦寒，惟万万自重。李端叔一书⑤，托为达之。夜中微被酒，书不成字，不罪！不罪！不宣。轼再拜。

**【注释】**

①子骏：鲜于侁（shēn），字子骏。苏轼的朋友。通经术，擅属文。乌台诗案时，送别苏轼，不避嫌累。

②黄冈少府：黄冈县尉。唐宋时，县尉也可称"少府"。

③批问：询问。

④勾当：办理。

⑤李端叔一书：指本书卷七中的《答李端叔书》。李端叔，李之仪，
　字端书。

**【译文】**

鲜于子骏一直是我敬畏的人，他的儿子也十分可爱，你曾与他见过
面了吗？这里有位黄冈少府张舜臣，还有他的哥哥张尧臣，都说和你熟
悉。每次承蒙你问及我的儿子，这次正遇上埋葬我的老奶妈，现在正料
理做坟墓的事，来不及给你写信。又快到年末岁尾了，天气非常寒冷，请
你千万自己保重。我写给李端叔的一封信，麻烦你转交给他。晚上我喝
酒稍稍过量，字写得很不像样子，不要怪罪！不要怪罪！其余不细说。
苏轼再拜。


随事，随意，随笔，到手即写，俱自缬缬名胜①。


**【注释】**

①缬缬（xǐ）：连绵不断。名胜：此指有名望的才俊之士。

**【译文】**

随事，随意，随笔，到手便写，笔下都是一个个的才俊之士。


# 与王定国

**【题解】**

王巩，字定国，与苏轼等旧党人物关系密切，其政治命运也可谓是紧
紧相连。苏轼写这封书信时是元丰三年（1080），苏轼被贬于黄州，而王
定国则被贬谪到了偏远的宾州（今广西宾阳）监盐酒务。从书信中内容
来看，苏轼对王定国的关心之情可谓跃然纸上，特别是其中讲到了一些
养生的经验和方法，希望能够借此帮助王定国熬过艰苦的岁月。

　　递中领手教①,知已到官无恙,自处泰然,顿解忧悬②。又知摄二千石③,风采振于殊俗④,一段奇事也。某羁遇粗遣⑤,近颇知养生,亦自觉薄有所得,见者皆言道貌与往殊别⑥,更相阔数年⑦,索我阆风之上矣⑧。兼画得寒林墨竹,已入神品,行草尤工,只是诗笔殊退也,不知何故。张公比得书无恙⑨,但以厚之去妇⑩,家事无人干,颇牢落⑪。子由在筠,甚苦局事烦碎⑫,深羡老兄之安逸也。非久冬至,已借得天庆观道堂三间,燕坐其中,谢客四十九日,虽不能如张公之不语,然亦常阖门反视⑬,当有深益处。

**【注释】**

①手教:即手书,对来信的敬称。

②忧悬:忧思挂念。

③摄二千石:谓王巩以宾州幕职临时代理知宾州事。摄,临时代理。二千石,汉代太守之俸禄,后世代指州郡首长。

④殊俗:风俗不同的远方。指王定国被贬的宾州,与中原风俗迥异。

⑤羁遇:寄居在外的生活。

⑥道貌:人的面貌、神态。

⑦阔:离别。

⑧阆风:山名。位于昆仑山的山巅,相传为仙人所居。

⑨张公:这里指张方平。

⑩厚之去妇:指张方平之子张厚之休妻。厚之,张恕,字厚之。

⑪牢落:郁闷无聊。

⑫局事:官事。局,官署。

⑬反视:反省。

## 【译文】

拜读您通过驿车寄给我的亲笔函，得悉您平平安安到了任所，自己处之泰然，我的担忧与悬念立刻消解了。又知您临时代理宾州知州，风度神采令风俗不同的边远之地震惊，真乃一段奇事。我寄居在外的日子还过得去，近来颇知养生之法，也自觉稍有所得，见到我的人都说我的容貌与过去大不相同，要是再离别几年，将要到仙人所居的昆仑山之巅去找我了。加之我画的寒林墨竹，可以说已列入神品，行草书法尤其精妙，只是诗写得有退步，不知为啥会这样。最近接到张公的来函，得知他无恙，只是因为厚之休了妻子，家中事没人操持，颇为郁闷无聊。舍弟子由在筠州，对于政事烦琐非常苦恼，深深羡慕您目下的安逸。即将冬至，我已借好天庆观道堂三间，闲坐其中，四十九天不见客，虽不能如张公不说话，然而常关起门来反省，应当大有益处。

　　定国所寄临江军书①，久已收得。二书反覆议论，及处忧患者甚详，既以解忧，又以洗我昏蒙，所得不少也。然所谓"非苟知之，亦允蹈之"者②，愿公常诵此语也。杜子美在困穷之中③，一饮一食，未尝忘君，诗人以来一人而已。今见定国每有书，皆有感恩念咎之语，甚得诗人之本意④。仆虽不肖，亦尝庶几仿佛于此也。

## 【注释】

①临江军：地名。治清江县，即今江西樟树西南临江镇。

②非苟知之，亦允蹈之：语出扬雄《法言·君子》。意为不只是明白这些，还要信奉并履行。

③杜子美：杜甫，字子美。唐朝诗人。

④诗人之本意：指《诗》教"温柔敦厚"的基本精神，所谓哀而不伤，

怨而不怒等。

**【译文】**

您在临江军寄来的信，早已收到。两封信反复议论，谈到身在忧患中如何自处很是详尽，既可解忧，又能去除我的愚昧糊涂，得益很多。然而所说"不只是明白这些，还要信奉并履行"，愿您牢记这个话。杜甫处在困穷之时，每次喝水吃饭，没有忘记君主，有诗人以来只有他做到这点。现在看定国每次寄来的书信，都有感恩知错的话语，深得诗人温柔敦厚的本意。我虽然不肖，也曾经有几乎差不多的情形。

　　文字与诗，皆不复作。近为葬老乳母，作一志文①。公又求某书，辄书此奉启。今日马铺李孝基送君谟石刻一卷来②，其后有定国题字，又动我相思之怀，作恶久之。数日前，发勾沈达过此③，亦云与定国熟，船中会话半夜，强半是说定国。

**【注释】**

①志文：墓志铭。

②马铺李孝基送君谟石刻一卷：谓马递铺主管李孝基送来蔡襄石刻一卷。马铺，马递铺的简称，又称马递，是邮置名之一。通常十八里或二十里置一铺，用递马传送。君谟，蔡襄，字君谟。天圣进士，支持范仲淹改革，精吏治，有政绩。工书法，为"宋四家"之一。

③发勾：发运司管勾官，为发运司主要僚属，掌协助主官处理具体事务。

**【译文】**

文章与诗，我都不再作了。近来因为安葬老乳母，我写了一篇墓志。您要我的书法近作，我就把它写好奉上。今天马铺李孝基送来了蔡襄的一卷石刻,后面有您的题辞,又引发了我的思念,难受了很长时间。几天前,发运司管勾官沈达路过我这里,也说与您熟悉,我们在船中谈了半夜话,大半说的是您。

　　近有人惠丹砂少许,光彩甚奇,固不敢服,然其人教以养火①,观其变化,聊以怡神遣日。宾去桂不甚远②,朱砂若易致,或为致数两,因寄示,稍难即罢,非急用也。穷荒之中,恐亦有一二奇士,当以冷眼阴求之③。大抵道士非金丹不能解化④,而丹材多出南荒,故葛稚川乞岣嵝令⑤,竟化于广州⑥,不可不留意也。陈璞一月前⑦,直往筠州看子由,亦粗传要妙,云非久当来。此人不惟有道术,其与人有情义,久要不忘⑧,如此亦自可重。道术多方,难得其要。然以某观之,惟能静心闭目,以渐习之,但闭得百十息,为益甚大⑨,寻常静夜,以脉候得百二三十至⑩,乃是百二三十息尔。数为之,似觉有功。幸信此语,使真气云行体中,瘴冷安能近人也。

**【注释】**

①养火:谓不断供给燃料,使燃烧之火保持不灭。

②宾去桂不甚远:谓宾州离桂州路不甚远。桂州,治今广西桂林。

③冷眼:冷静、客观的眼光。阴:暗地里。

④解化:解脱转化。指舍弃肉身,修行成道。

⑤葛稚川乞岣嵝(gǒu lǒu)令:据传葛洪听闻交趾出产丹砂,自行请求出任勾漏令。葛稚川,葛洪,字稚川,自号抱朴子。东晋学者,道教理论家。封关内侯,善炼丹术,后于罗浮山炼丹,主张保精

行气,服食丹药,长生不老,是丹鼎派的代表人物。著述甚多,有
《抱朴子》《肘后备急方》《神仙传》等。峋嵝,即勾漏,在今广西
北流。

⑥广州:底本作"廉州"。《晋书·葛洪传》,洪求为句屚令,晋元帝
从之。洪至广州,刺史邓岳留不听去。今据改。

⑦陈璞:道士。

⑧久要:旧交。

⑨但闭得百十息,为益甚大:底本脱"百十息"几字,语义不通,据苏
轼文集通行本补。息,一呼一吸谓一息。

⑩脉候:谓脉搏变化的情况。这里指脉搏。

## 【译文】

近日有人送我一点丹砂,光彩非常奇特,本不敢服,但他教我以炉
火烧它,观察其变化,姑且用来提神消磨时间。宾州与桂州离得不很远,
倘若容易弄到朱砂,可以给我弄数两,顺带寄来,不好弄就作罢,不急用。
穷苦荒凉的地方,怕也有一二奇才异能的人,当冷静观察暗中寻求。大
抵道士不是金丹不能成道,而丹砂多出自南方荒凉之地,所以葛洪求做
广州勾漏令,最终死在广州,不可不留意。一月以前,陈璞去筠州看望子
由,也略传了一些丹砂的妙用,说不久当来。这人不只有道术,他与人还
很讲情义,不忘旧交,也很可敬重。炼丹的道术虽多,难得它的要领。然
而依我看来,只有能静心闭目养神,渐渐练习,只要闭得百十气息,益处
极大。寻常安静夜晚,按着脉搏得一百二三十次跳动,就是一百二三十
气息。多次这样做,似乎觉着有好处。幸而相信这个话,使真气如云一
样在身体内流通,瘴冷之气怎能侵害人体呢?

　　知有煞卖鹅鸭甚便①,此间无有,但买砍膾鱼及猪羊
獐②,为亦足矣。廪入虽不继,痛自节俭,然犹每日一肉,盖
此间物贱故也。囊中所有,可支一年以上,至时别作相度,

日下未须虑也。儿子正如所料，不肯出官，非复小补也。信笔乱书，无复伦次，不觉累幅。书到此，恰二鼓，室前霜月满空，想识我此怀也。言不可尽，惟万万保啬而已③。

**【注释】**

①煞：宰杀。

②脔鱼：切成片的鱼肉。

③保啬：保养。

**【译文】**

知道您那里宰卖鹅鸭很方便，黄州当地没有，只买得到切成块的鱼和猪羊獐肉，也足够了。俸米虽被停发，只能自己厉行节俭，但仍然每天能吃一次肉，因为这里肉很便宜。我囊中的钱，可以维持一年多，到时再想办法，现在还不用考虑。儿子正如所料，不肯去做官，不再能有小补。提起笔来乱写一气，没有次序，不觉写有数页。写到此，正好二更，屋前霜月满空，想您了解我这时的胸怀。余言难尽，只希望您千万保重而已。

此书与太虚书，俱先生黄州起居状也①。然意致津津②，可以想其旷怀。

**【注释】**

①起居状：日常生活状况的文状。

②意致：意趣，情致，风致。津津：充溢、洋溢的样子。

**【译文】**

这封书信和写给秦太虚的书信，都是先生在黄州的起居状。然而意趣洋溢，可以想见其旷达胸怀。

# 与吴秀才

【题解】

这是一封苏轼在惠州时写给吴复古（字子野）之子吴芘仲的书信。苏轼与吴子野早就有交游，按照这封信中所言，当时已经认识二十年了。吴子野对于养生颇有心得，曾经传授给苏轼一些养生之道，虽然这封信中没有详言，但是从其"以长生不死为余事，而以练气服药为土苴也"的简略主张，以及关于"邯郸梦"的宽解之辞中不难看出，子野是一个心胸开阔、有大气象的高人。

轼启。远辱专人惠教，具审比来起居佳胜，感慰之至。与子野先生游，几二十年矣。始以李六丈待制师中之言①，知其为人。李公，人豪也②，于世少所屈伏③，独与子野书云："白云在天，引领何及④。"而子野一见仆，便谕出世间法⑤，以长生不死为余事，而以练气服药为土苴也⑥。仆虽未能行，然喜诵其言，尝作《论养生》一篇，为子野出也。近者南迁，过真扬间⑦，见子野，无一语及得丧休戚事，独谓仆曰："邯郸之梦⑧，犹足以破妄而归真。子今目见而身履之，亦可以少悟矣。"夫南方虽号为瘴疠地，然死生有命，初不由南北也，且许过我而归。自到此，日夜望之。忽得来教，乃知子野尚在北，不远当来赴约也⑨。

【注释】

①李六丈待制师中：李师中，字诚之。历知多州，曾拜天章阁待制、河东都转运使。为人落落有气节，言时政阙失，又自称荐，又乞召司马光、苏轼等置帝左右，遭贬。

②人豪：人中豪杰。

③屈伏：屈服，屈身事人。

④白云在天，引领何及：此乃李师中赞许吴子野道行高远不可企及
　之语。引领，伸颈远望。

⑤谕：告诉。

⑥土苴（zhǎ）：渣滓，糟粕。比喻微贱的东西。犹土芥。苴，腐土，
　糟粕。

⑦真：真州，治扬子（今江苏仪征）。扬：扬州，治江都（今江苏扬州）。

⑧邯郸之梦：一作黄粱梦，比喻虚幻不能实现的梦想。出自唐代沈既
　济《枕中记》：卢生在邯郸旅店住宿，卢生入睡后做了一场享尽一
　生荣华富贵的好梦。醒来的时候小米饭都还没有熟，因此大悟。

⑨不远：不久。

【译文】

轼启。承蒙从远处派专人送信赐教，知道您近来身体生活很好，非
常欣慰。和子野先生交往，快二十年了。开始是从待制李师中六丈的话
中，知道其为人。李公是人中豪杰，很少对世间事屈服，唯独给子野写
道："白云在天，引领何及。"而子野一见到我，就告诉给我出世的方法，
把长生不死作为多余的事，而视练气服药为泥土一样。我虽然没能去
做，但喜欢读他的话，曾经写过一篇《论养生》，是专门为子野而写。最
近我南迁，路过真州、扬州，看见子野，他没有一句话提到得失与喜忧，唯
独对我说："邯郸一梦，尚且能用来道破虚妄而回归自然。您现在亲眼看
见并且亲身经历，也可以从中明白不少道理啊。"南方虽然被称作瘴气和
瘟疫盛行的地方，但是死生由命，是不分南北的，并且答应来看望我之后
才回去。自从来到此地，我日夜盼望着他的到来。忽然接到您的来信，
才知道子野还在北方，不久就来赴约。

长书称道过实，读之赧然①。所论孟、杨、申、韩诸子②，

皆有理,词气翛然③,又以喜子野之有佳子弟也。然昆仲以子野之故,虽未识面,悬相喜者④,则附递一书足矣,何至使人茧足远来⑤,又致酒、面、海物、荔子等,仆岂以口腹之故,千里劳人哉!感愧厚意,无以云喻。过广州,买得檀香数斤,定居之后,杜门烧香,闭目清坐,深念五十九年之非耳。今分一半,非以为往复之礼,但欲昆仲知仆汛扫身心⑥,澡瀹神气⑦,兀然灰槁之大略也⑧。有书与子野,更督其南归,相过少留,为仆印可其已得⑨,而诃策其所未至也⑩。此外,万万自重。

**【注释】**

①赧(nǎn)然:难为情的样子。

②孟、杨、申、韩:孟指孟子,杨指杨朱,申指申不害,韩指韩非子。

③翛(xiāo)然:无拘无束的样子。

④悬:指相距遥远。

⑤茧足:足掌磨起硬皮。形容路途遥远艰辛。

⑥汛扫:洒扫。

⑦澡瀹(yuè):修炼。

⑧兀然:安静的样子。灰槁:谓意志消沉,形体枯槁。这里指无欲无求。语本《庄子·齐物论》:"形固可使如槁木,而心固可使如死灰乎?"槁,通"槁"。

⑨印可:佛家谓经印证而认可,禅宗多用之。亦泛指同意。

⑩诃策:督责策励。

**【译文】**

您的长信对我的称誉太过分了,读到信非常羞愧。您所论述的孟子、杨朱、申不害、韩非诸子,都很有道理,词气奔放不羁,又很开心子野有这么好的儿子。然而你们兄弟因为子野的缘故，虽没有见过面，却神交已久，那么寄一封信就足够了，哪里需要劳人远来，又送给我酒、面、海物、荔枝等物品，我怎敢因为口腹之欲的缘故，麻烦人千里远来呢！此等心意令我非常感激与惭愧，无法述说。我路过广州时，买了几斤檀香，定居后，闭门烧香，闭目清坐，深深地反省五十九年中的过错。现在分一半香给您，不是因为礼尚往来的缘故，只想让你们兄弟知道我修身养性，修炼神气，安静而无欲无求的大概情形。有信给子野，更督促他南归，来看我时稍微留一段时间，为我印证已有的收获，而督责勉励还没做到的地方。此外，多多保重。

"邯郸"数语，亦足以见子野之大略。

**【译文】**

"邯郸梦"这几句话，也足够看出吴子野的大体为人了。

# 与刘宜翁书

**【题解】**

这封《与刘宜翁书》作于苏轼在惠州之时。刘宜翁，名谊，曾入仕为官，因反对王安石新法被贬黜，遂于三茅山隐居学道，精通养生之道。苏轼与其相识颇久，于养生之道多有交流。在这封书信中，苏轼对刘宜翁执师生之礼，言辞极为恳切，谈及了自己童年喜欢出家学道，不想结婚、不想做官之事，可谓是肺腑之言。苏轼请求刘宜翁传授道术秘方，并希望如果外丹已经炼成的话，能够分给他一些。从这些内容不难看出，此时期的苏轼对于养生之道的看重。不过他对于外丹的态度从来都很谨慎，尽管信中语句看似颇为笃信，但倘若真的外丹在前的时候，十有八九也是不会贸然服食的。

轼顿首宜翁使君先生阁下①。秋暑，窃惟尊体起居万福。轼久别，因循不通问左右②，死罪！死罪！愚暗刚褊③，仕不知止，白首投荒，深愧友朋。然定命要不可逃④，置之勿复道也。

**【注释】**

①使君：对人的尊称。

②因循：怠惰，疏懒。通问：相互问候，互通音信。

③刚褊：刚愎。褊，指性情急躁。

④定命：注定的命运。

**【译文】**

苏轼致礼宜翁使君先生阁下。秋日酷热，祝贵体安康多福。与先生分别多日，又疏懒没有问候，死罪！死罪！我愚昧无知，刚愎急躁，做官不知道适可而止，年老之时被贬到蛮荒之地，面对朋友深感惭愧。然而命运总归难以逃脱，就放在一边不再说了。

惟有一事，欲谒之先生，出于迫切，深可悯笑。古之学者，不惮断臂刳眼以求道①，今若但畏一笑而止，则过矣。某龆龀好道②，本不欲婚宦，为父兄所强，一落世网，不能自逭③，然未尝一念忘此心也。今远窜荒服④，负罪至重，无复归望。杜门屏居⑤，寝饭之外，更无一事，胸中廓然⑥，实无荆棘。窃谓可以受先生之道，故托里人任德公亲致此恳⑦。古之至人⑧，本不吝惜道术，但以人无受道之质，故不敢轻付之。某虽不肖，窃自谓有受道之质三，谨令德公口陈其详。伏料先生知之有素，今尤哀之，想见闻此，欣然拊掌，尽发其秘也。幸不惜辞费⑨，详作一书付德公，以授程德孺表弟，令专遣人至惠州。路远,难于往返咨问,幸与轼尽载首尾,勿留后段以俟愤悱也⑩。或有外丹已成,可助成梨枣者⑪,亦望不惜分惠⑫。迫切之诚,真可悯笑矣。

**【注释】**

①刳(kū):挖。

②齠龀(tiáo chèn):儿童乳齿脱落,更换新齿的年纪。即童年。

③逭(huàn):逃避。

④远窜:流放边土。荒服:古"五服"之一,指离京师二千到二千五百里的边远地方。亦泛指边远地区。

⑤屏居:隐居,避客独居。

⑥廓然:开阔清净的样子。

⑦任德公:任伯雨,字德翁,号得得居士。苏东坡同乡。元丰进士,为官刚正,有气节,通经术。曾弹劾章惇、蔡卞,后因忤曾布,被贬黜而死。

⑧至人:道家指超凡脱俗,达到无我境界的人。得道之人。

⑨辞费:言辞多而无意义。

⑩愤悱(fěi):这里指因不得确解而焦虑郁闷。语本《论语·述而》:"不愤不启,不悱不发。"愤,郁结于心,憋闷。悱,想说而说不出。

⑪梨枣:交梨火枣,道家所谓仙果,食之能羽化飞行。陶弘景《真诰·运象二》:"玉醴金浆,交梨火枣,此则腾飞之药,不比于金丹也。"

⑫分惠:分享利益。

**【译文】**

只有一件事,想拜求先生,这是我急迫深切的愿望,真让人可怜可笑。古代求学的人,不惜断臂挖眼来求道,如今如果仅仅怕别人嘲笑就放弃,就大错了。我从小就喜好道术,本不打算结婚做官,被父兄所勉强,一旦落入世俗尘网中,便不能逃避,然而却未曾有过放弃这理想的念头。如今被远远流放到边荒，身负重罪，已没有回朝廷的希望。我闭门隐居，除了睡觉吃饭以外，再没有别的事，胸中开阔清净，真正毫无杂念。自认为可以领受先生的道术，所以托同乡任德公亲自去转达我的恳切要求。古时的得道高人，本不吝惜传授道术，只是因为有人不具备领受道术的素质，故不敢轻易传授。我虽然不成器，却自认为具备三种领受道术的素质，谨请德公向您详细面陈。料想先生原本就对我有所了解，如今想必会更怜悯我，猜想听到这些，定会拍手高兴，告诉我所有的秘诀。请您不怕啰嗦，详细写封信交给德公，让他给我的表弟程德孺，再让他派专人送到惠州。路途遥远，难于往返咨询，希望能为我全部写清楚，不要留下部分内容让我渴求郁闷。如果外丹已经炼成，可以助成交梨火枣之功，也希望不要吝惜分我一些。我这强烈迫切的诚意，真是可怜可笑啊。

　　夫心之精微，口不能尽，而况书乎？然先生笔端有口，足以形容难言之妙，而轼亦眼中无障，必能洞视不传之意也。但恨身在谪籍，不能千里踵门，北面抠衣耳[1]。昔葛稚川以丹砂之故求勾嵝令，先生倘有意乎？峤南山水奇绝[2]，多异人神药，先生不畏岚瘴，可复谈笑一游，则小人当奉杖屦以从矣。昨夜梦人为作《易》卦，得《大有》上九[3]，及觉而占之，乃郭景纯为许迈筮[4]，有"元吉自天佑之"之语。遽作此书，庶几似之。

**【注释】**

①抠衣：提起衣服前襟。古人迎趋时的动作，表示恭敬。

②峤南：指岭南。

③《大有》上九：《周易·大有》卦上九爻辞："自天佑之，吉无不利。"

其象辞曰："大有上吉，自天佑也。"

④郭景纯为许迈筮：《晋书·许迈传》载，郭景纯为许迈占卜，筮得《泰》卦上六爻变而成《大畜》卦，遂曰："君元吉自天，宜学升遐之道。"这里苏东坡借此表示自己也应该学修仙之道。郭景纯，东晋郭璞，字景纯。当时著名的方术士，传说擅长诸多奇异的方术。许迈，东晋文士，字叔玄，一名映。家世士族，而少恬静，不慕仕进。

**【译文】**

内心的细微之处，语言难以尽述，何况书信呢？然而先生的笔端有口，完全能够形容难言的妙处，而我的眼中也没有东西障目，必定能洞察无法言传之意。只遗憾我是遭贬谪处罚的人，不能到千里之外登门拜访，恭敬侍奉了。以前葛稚川因为想得到丹砂向朝廷求勾嵝县令之职，先生是否有南来的想法呢？岭南山水奇异绝妙，有许多神异之人和神药，先生不畏山中烟雾瘴气，能否到此来谈笑一游，那么我就可以像学生一样捧着手杖鞋子侍奉跟从您左右了。昨天夜里梦见有人为我用《周易》占卦，结果得到《大有》上九爻，等醒后占卜，却是郭景纯为许迈卜筮之卦，其中有"元吉自天佑之"的话。所以马上写信，或许能像卦中所说的那样。


情殷意恳，非摸拟可得①。杨用修


**【注释】**

①摸拟：仿效，模仿。

**【译文】**

感情殷切心意诚恳，不是能够仿效的。杨用修

# 与王敏仲

## 【题解】

王敏仲名古，为苏轼密友王巩的侄子。苏轼贬谪惠州时，王敏仲为广州知州，曾向苏轼请教如何为老百姓办实事，苏轼在惠州与王敏仲保持相当频繁的联系。这封信中苏轼提及的对于养生的感悟值得重视，养生未必非要追求各种奇特之道，许多看似老生常谈的内容实则正是长期经验的积累。

浮玉闻遂化去<sup>①</sup>，殊不知异事，可闻其略乎？其母今安在？谤者之言，何足信也<sup>②</sup>。丹元事<sup>③</sup>，亦告尽录示，决不示人也。起居之语未晓，亦告指示。近颇觉养生事，绝不用求新奇，惟老生常谈，便是妙诀。咽津纳息，真是丹头<sup>④</sup>，仍须用寻常所闻搬运溯流法<sup>⑤</sup>，令积久透彻乃效也。孟子曰："事在易而求诸难，道在迩而求诸远<sup>⑥</sup>。"董生云<sup>⑦</sup>："尊其所闻则高明，行其所知则光大<sup>⑧</sup>。"不刊之语也！

## 【注释】

①浮玉：指佛印和尚。佛印曾在金山寺挂单，而金山又被称浮玉山，故有此称。

②谤者之言，何足信也：当时有传言说佛印之母仇氏，生佛印后，又为李定妾，后又嫁郜氏，生汴梁名妓蔡奴。苏东坡告诉王敏仲这些都不可信。

③丹元：姚丹元，元祐、绍圣间道士。本名王绎，事建隆观一道士，遍读道藏，或能成诵，又多得其方术丹药。大抵好大言，作诗间有放浪奇谲语。东坡因王巩与其结识，尤奇之，以为李太白所化，赠诗

数十篇。

④丹头:指道家修炼时候,用以点化的关键药物。比喻促成事物变化的主要因素。

⑤搬运:这里是指一种内丹功法,以意引气,让气沿着任督二脉运行周流。溯流法:也是一种类似气功的功法。《云笈七签·诸家气法》引吴筠《元气论》:"故《帝一回风之道》,溯流百脉,上补泥丸,下壮元气。脑实则神全,神全则气全,气全则形全。形全则百关调于内,八邪消于外。元气实则髓凝为骨,肠化为筋。其由纯粹真精,元神元气,不离身形,故能长生矣!"

⑥事在易而求诸难,道在迩而求诸远:语出《孟子·离娄上》。

⑦董生:指西汉大儒董仲舒。

⑧尊其所闻则高明,行其所知则光大:语出董仲舒《贤良对策》第二策,系董仲舒引曾子之语。光大,曾子作"广大",指事业扩充。

**【译文】**

听说浮玉坐化而去,我完全不清楚这件奇异的事,您能告诉我一些大概情况吗?他的老母现在哪里?小人诽谤的谣言,怎么能轻信。关于丹元的事,也请全部告诉我,一定不让别人看。关于"起居"的话不明白,也请告知。我最近发现养生的事,绝对不能追求新奇,只有那些老生常谈的,就是妙诀。吞咽津液吐纳调息,才真正是丹头关键,并且仍需用经常所说的搬运溯流法,让气积蓄久了并透遍全身才会产生效果。孟子说:"本来很容易的事,却偏偏要往难处去做;道本来很近,却偏偏要跑老远去求。"董生说:"尊崇自己所听到的道理,看待问题就高明了;实践自己所知道的道理,就会光大自己的事业。"真是不会磨灭的言论啊!

# 与刘贡父

## 【题解】

刘贡父,名攽(bān),是著名史学家,辅助司马光完成《资治通鉴》的编纂,负责其中的汉史部分。文章词艺典雅,擅长运用故实,其诗大多气势恢宏,波澜壮阔。苏东坡和刘贡父都是才子,关系友好,来往书信也很多,这封作于熙宁十年(1077)八月的书信中谈及了苏轼的养生心得,认为"淡于嗜好,行之有常"的养生之道并不难理解,但关键在于"守之不坚",即不能够长期坚持,这是很有道理的,所谓知易行难,确实如此。

某启。示及回文小阕①,律度精致②,不失雍容,欲和殆不可及,已授歌者矣③。王寺丞信有所得④,亦颇传下至术⑤,有诗赠之,写呈,为一笑。老弟亦稍知此,而子由尤为留意。淡于嗜好⑥,行之有常,此其所得也。吾侪于此事,不患不得其诀及得而不晓,但患守之不坚,而贼之者未净尽耳。如何?子由已赴南都⑦,十六日行矣。

## 【注释】

①回文:修辞手法之一。某些诗词字句,回环往复读之均能成诵。

  小阕:短篇的词。

②律度:格律。

③歌者:歌女。

④王寺丞:王景纯,字仲素。曾任寺丞,在徐州时曾传给苏轼兄弟养生之术。

⑤至术:特指养生的秘术。

⑥淡:淡泊。

⑦南都：宋代的南都指商丘，即今河南商丘。

**【译文】**

某启。出示的回文小词，格律很精致，不失雍容之态，想和一首估计比不上，已交给歌女去唱了。王寺丞确实有所感悟，也传授我一些很高明的道术，我写了诗赠给他，也呈给您，以供一笑。老弟也稍微了解一些，而子由对这方面特别留意。节制嗜好，有规律地践行，这就是他的感悟。我辈对这类事，不担心得不到诀窍或有诀窍却弄不明白，只是担心不能长期坚持，而干扰的因素没有消除干净。你觉得怎么样？子由已前往南都，十六日启程的。

中情之论①。

**【注释】**

①中情：内心。

**【译文】**

发自内心的言论。

# 与李公择

**【题解】**

苏轼自年少时就对养生之术颇为爱好，后来宦海沉浮，四处奔波，仍不忘处处寻觅养生良方，他本人也曾经修习过多种法门，服食、气功等等都曾尝试。但他在亲身经历之后，得到的最大体会是："安心调气，节食少欲，思过半矣，余不足言。"安心、调气、节食、少欲，涵盖了身心保健的主要内容，也是传统养生学的主要内容与精华，苏轼以"思过半"称之，并不为过。

　　某再拜。谕养生之法[1]，虽壮年好访问此术，更何所得？然比年流落瘴地，苦无他疾，似亦得其力尔。大要安心调气，节食少欲，思过半矣[2]，余不足言。某见在东坡[3]，作陂种稻[4]，劳苦之中，亦自有乐事。有屋五间，果菜十数畦，桑百余本[5]，身耕妻蚕，聊以卒岁也。

**【注释】**

①谕：告诉。

②思过半：指已领悟大半，事情已获大部分解决。语出《周易·系辞下》："知者观其彖辞，则思过半矣。"孔颖达疏："思虑有益，以过半矣。"

③见（xiàn）：同"现"，现在。

④陂（bēi）：池塘，水塘。

⑤本：量词，株，棵。

**【译文】**

　　某再拜。承蒙告诉我养生的方法，虽然我壮年时喜欢求访养生之道，又得到什么呢？但是近年流落到瘴疠之地，幸好没有患疾病，似乎也得到养生术的帮助。主要就是内心安然，调节气息，节食少欲，这样就解决一大半问题了，其他的不值得谈论。我现在黄州东坡，挖水塘种水稻，辛劳困苦之中，也自有乐趣。有五间房，果蔬十几畦，一百多棵桑树，我耕种，妻子养蚕，聊以度日而已。

# 答钱济明[1]

**【题解】**

　　苏轼这篇文章是在贬谪惠州时所写。在当时，南方瘴气散播，被中原人视为畏途,如宋代方勺《泊宅编》记载:"虔州龙南、安远二县有瘴,朝廷为立赏添俸甚优,而邑官常缺不补。他官以职事至者,率不敢留,甚则至界上移文索案牍行遣而已。"当时对瘴气如此畏惧,以至于官差到此办事,连停留都不敢停留,甚至于只在边界上就把公文交换,然后赶快离开。江西境内的虔州尚且如此,更何况惠州呢?苏轼一句"瘴乡风土,不问可知"实包含了无限心酸。在这种困境下,苏轼并没有消极颓废,而是主动采取了"绝嗜欲、节饮食"等调养身体的方法,虽是无奈之举,却也是让身体逐步适应环境的有效措施。

专人远辱书,存问加厚,感悚无已②。比日,郡事余暇③,起居何如?某到贬所,阖门省愆之外④,无一事也。瘴乡风土⑤,不问可知,少年或可久居,老者殊畏之。唯绝嗜欲、节饮食,可以不死,此言已书诸绅矣⑥,余则信命而已。近来亲旧书问已绝,理势应尔。济明独加于旧,高义凛然,固出天资,但愧不肖何以得此。会合无期,临纸怆恨⑦。惟祝倍万保重。不宣。

【注释】

①钱济明:钱世雄,字济明,号冰华先生。早年从苏轼学,交情深厚,多有酬和。苏轼称其"探道著书,云升川增"(《与钱济明》)。被贬谪后益自刻励,日以诗书自娱,无穷愁怨怼之气。

②感悚(sǒng):亦作"感竦",感激惶恐。

③郡事余暇:钱济明时为苏州通判。

④省愆:反省过失。

⑤风土:泛指风俗习惯和地理环境。

⑥书诸绅:把要牢记的话写在绅带上。这里指牢记在心。

⑦怆恨：悲痛。

**【译文】**

您派专人从远方送来书信，厚加慰问，我无比感激惶恐。近来，您郡中公务之余，起居怎么样？我到贬所以后，除了关门反省过失，没有其他的事。瘴气弥漫之地的环境，不问也知道，年轻人或者可以长住，老人却非常担心。只有尽量断绝欲望、节制饮食，才可以活下去，这些话已经牢记在心，剩下的就只有相信天命了。最近亲朋故旧的书信已经断绝，这也在情理之中。济明您却比从前更加关怀，高义凛然，这固然是您的天性，只是惭愧我凭什么竟能得到您的关爱。见面不知何时，写信时悲痛不已。只有祝您千万保重。不多说了。

# 与蔡景繁

**【题解】**

蔡景繁，名承禧，与苏东坡同榜进士，东坡在黄州时多蒙其关照，两人过从甚密。在这封写给蔡景繁的书信中，苏轼介绍了他被贬谪之后的生活和心理状态，"杜门谢客，斋居小室"的日常行止不仅是韬光养晦之举，亦对身心调养有益，所以他才会感到"气味深美"。

特承寄惠奇篇，伏读惊耸①。李白自言"名章俊语，络绎间起"②，正如此耳。谨已和一首，并藏箧中，为不肖光宠③，异日当奉呈也。坐废已来④，不惟人嫌，私亦自鄙。不谓公顾待如此，当何以为报！冬至后，便杜门谢客，斋居小室，气味深美⑤。坐念公行役之劳，以增永叹⑥。春间行部，若果至此⑦，当有少要事面闻。近见一僧甚异，其所得深远矣。非书所能一一。

## 【注释】

①惊耸：震惊，吃惊。

②名章俊语，络绎间起：语出李白《上安州裴长史书》。俊语，高明
　的言辞，妙语。

③光宠：光荣，荣耀。

④坐废：获罪罢职。这里指苏轼因乌台诗案获罪贬谪黄州。

⑤气味：指意趣或情调。

⑥永叹：长久叹息。

⑦春间行部，若果至此：蔡景繁时任淮南西路转运副使，辖管黄州。
　行部，巡行所属部域。间，底本误作"闻"，据苏轼文集通行本改。

## 【译文】

　　承蒙特地寄来奇作，我拜读后很是震惊。李白说"高妙的章节和言
辞，络绎不断地出现"，您的诗正是这样啊。我已和了一首诗，一起放在
书箱中，作为我的荣耀，改日当呈上。我获罪免职以来，不但别人嫌弃，
私下自己也看不起自己。不料您却这样关心照顾，该拿什么报答您呢！
冬至后，我便闭门谢客，斋居于小室，意趣非常舒适美妙。念及您公务的
辛劳，不免长叹。春季巡察辖地时，如果真到这里，有一些重要事当面说
给您听。近来见到一个奇特的僧人，其达到的境界很深远。一切不是文
字所能一一描述的。

# 答宝月大师

## 【题解】

　　苏轼这封书信作于被贬黄州之时。宝月大师即惟简大师，字宗古，
曾任成都大圣慈寺胜相院住持，俗姓苏，也是眉山人，年长于苏轼，因此
苏轼认作宗门兄长，与苏轼交往甚多。苏轼被贬谪到黄州后，亲友多惊
散远离，而宝月大师却在苏轼到黄州不久，就派徒孙悟清前来探望。在

这封信中苏轼表达了老年要回乡同游，与宝月大师作道侣的心愿。同时文中也提及苏轼当时所践行的"斋居养气"的养生方法，而且已经有所成效，所以才有"神凝身轻"之感。

　　此间诸事，请问清师即详也①。清久游外方②，练事多能，可喜！可喜！海惠及隆大师，各惟安胜③。每念乡舍，神爽飞去④。然近来颇常斋居养气，自觉神凝身轻。他日天恩放停⑤，幅巾杖履⑥，尚可放浪于岷峨间也⑦。知吾兄亦清健，发不白，更请自爱，晚岁为道侣也。余付清师口陈，此不悉缕⑧。

**【注释】**

①清师：指宝月大师的徒孙悟清。

②外方：外地，远方。

③安胜：平安，安好。旧时书信中常用作祝辞。

④神爽：神魂，心神。

⑤放停：予以释放，停止服刑。

⑥幅巾杖履：头戴幅巾，拄杖漫步。幅巾，古代男子以全幅细绢裹头的头巾。宋代为平民所服。文人亦以戴幅巾为雅，表示不问世事、隐逸优游。

⑦岷峨：岷山和峨眉山的并称。这里代指苏轼故乡蜀地。

⑧悉（luó）缕：谓详述。

**【译文】**

　　这里的各种情况，询问悟清师父就可以知道详细。悟清长期在外云游，精明干练，可喜！可喜！海惠及隆大师，想必都很平安。每想到故乡居舍，就心驰神往。但近来也常常斋居养气，自觉精神贯注身体轻快。将来天恩降临予以释放，我头戴幅巾，拄杖漫步，还能在岷峨之间自由游历。知道兄长身体也清健,头发不白,更请多加保重,老了以后可以一起作道侣。其余请悟清师父面陈,这里不再赘述。

　　此先生族人,惟简大师也。

**【译文】**

这是先生的族人,即惟简大师。

# 答孔毅夫

**【题解】**

　　这封书信写于建中靖国元年（1101）夏至,苏轼时在北归途中。孔毅夫即孔平仲,北宋中后期著名的文臣,与二兄孔文仲、孔武仲都以文章名世,嘉祐、治平年间连续三科顺次登进士第,元祐初同入朝为官,声名卓著,时号"三孔"。此时苏轼已经进入暮年,从这封书信中看得出苏轼抱病在身,即便是夏至日,依然要在太阳下取暖,但其精神倒很健旺,与老友在信中依然取笑为乐。

　　日至阳长①,仁者履之②,百顺萃止③。病废掩关,负暄独坐④,醺然自得⑤,恨不同此佳味也。呵呵。诲谕过重,乏人修写,乃以手简为谢。悚息⑥。

**【注释】**

　　①日至:冬至或夏至,这里指夏至。

　　②履:至,临。

　　③萃止:聚集。

　　④负暄:在日光下取暖。暄,温暖。

⑤醺然:因天气温暖而和悦的样子。

⑥悚息:用为书信中的套语。犹惶恐。

**【译文】**

夏至白昼最长,仁者遵循天道,会百顺聚集。我因病废弃闭门不出,在太阳下取暖独坐,和乐自得,遗憾不能一起享受这种美好。呵呵。教诲晓喻太过了,缺少人精心书写,就用自己手写书信表达谢意。惶恐。

# 与程正辅

**【题解】**

程正辅,名之才,是苏轼的表兄和姐夫。在这封信中,苏轼平静地叙述了自己的近况与日后打算,但平静中稍稍透露了些许落寞。信中提到了他所采取的养生方法,除了要闭门休息外,还要坚持练习小乘佛教的禅定之法,足见苏轼在养生方面确实称得上博采众长。

长至俯迩①,不获称觞②,祝颂之怀,难以言谕。比日起居增胜。宪掾顾君至③,辱手书,感慰倍常。顾君信佳士,伯乐之厩,固无凡足也④。老弟凡百如昨,但痔疾不免时作。自至杜门⑤,不见客,不看书,凡事皆废,但晓夕默作小乘定⑥,虽非至道,亦且休息。平生劳弊,且尔少期百日。兄忧爱之深,故白其详,不须语人也。所谓以得为失者,梦幻颠倒,类皆如此尔。未由瞻奉⑦,万万若时自重。不宣。

**【注释】**

①长至:这里指冬至。俯迩:将近,不远。

②称觞:举杯祝酒。

③宪掾（yuàn）：提刑司掾属，掌刑狱的佐贰官。宋代俗称提刑司为
　　宪司。

④伯乐之厩，固无凡足也：伯乐的马厩里不可能有平庸之马。喻程
　　正辅的属下绝无凡俗之吏。凡足，平凡的马。

⑤自至杜门：苏轼文集通行本据《西楼苏帖》作"自至日便杜"。

⑥小乘定：小乘佛教的禅定。定，禅定。佛教禅宗修行方法之一。
　　一心审考为禅，息虑凝心为定。佛教修行者以为静坐敛心，专注
　　一境，久之达到身心安稳、观照明净的境地。

⑦瞻奉：恭敬侍奉。

### 【译文】

冬至快到了，没有机会举杯称贺，祝福的心情，难以用言语表达。近
日起居好一些。顾宪掾到这儿来，带来你的书信，令我备加感激宽慰。
顾君确实是个人才，伯乐的马棚里果然没有平凡的马啊。老弟我一切如
旧，只是痔疮不时发作。自冬至日那天起我就将闭门不见客，不看书，什
么事都不干，只早晚练习小乘定，虽说不上是高妙之道，也算是一种休
息吧。平生劳累不堪，暂且短期计划练习一百天吧。因老兄对我深为关
怀爱护，所以给你说说详情，不必对外人说。所谓以得为失的人，梦幻
颠倒，大抵都是如此吧。没有机会恭敬侍奉，希望你自己时时多加保重。
不多叙。

# 与王定国

### 【题解】

乌台诗案之后，苏轼被贬到黄州，他的一些朋友故交也都受到牵连，
纷纷被贬，其中贬得最远、责罚最重的是时任秘书省正字的王定国，被贬
斥到偏远的宾州（今广西宾阳）。苏轼对此非常自责。后来，苏轼还在
《王定国诗集叙》中说："今定国以余故得罪，贬海上五年，一子死贬所，

一子死于家,定国亦病几死。余意其怨我甚,不敢以书相闻。"这封给王定国的信表面上都在说一些日常之事,叮嘱对方保重,似乎很寻常,但对朋友的内疚与牵挂之情正在这一件件小事中完全展现。在信中,苏轼提到了多种调养身体的方法:按摩脚心、服食药物、行气练功等。此外,还特别提到了少酒与戒色的问题,这是专门针对王定国而发,因为他出身宰辅家庭,生活富裕,娇妻美妾围绕,苏轼故此格外提醒。

　　罪大责轻,得此甚幸,未尝戚戚①。但知识数十人缘我得罪②,而定国为某所累尤深,流落荒服,亲爱隔阔③。每念至此,觉心肺间便有汤火芒刺④。今得来教,既不见弃绝,而能以道自遣,无丝发芥蒂⑤,然后知公真可人⑥,而不肖他日犹得以衰颜白发厕宾客之末也⑦。扬州有侍其太保者⑧,官于烟瘴地十余年。比归,面色红润,无一点瘴气。只是用磨脚心法耳,此法定国自已行之,更请加功不废。每日饮少酒,调节饮食,常令胃气壮健。安道软朱砂膏⑨,某在湖州服数两,甚觉有益,到彼可久服。子由昨来陈相别⑩,面色殊清润,目光炯然。夜中行气脐腹间,隆隆如雷声。其所行持,亦吾辈所常论者,但此君有志节能力行耳。粉白黛绿者⑪,俱是火宅中狐狸、射干之流⑫,愿公以道眼照破⑬。此外又有一事,须少俭啬,勿轻用钱物。一是远地,恐万一阙乏不继;一是灾难中节用自贬,亦消厄致福之一端也。

【注释】

①戚戚:忧惧。

②知识:相识的人。

③隔阔：阻隔阔别。

④汤火芒刺：比喻内心的痛苦与煎熬。汤火，滚水与烈火。芒刺，草叶上的细小尖刺。

⑤芥蒂：内心的怨恨或不快。

⑥可人：有才德的人。引申为可爱的人，称心如意的人。

⑦厕：置身于。

⑧侍其太保：侍其是复姓，太保是官职。

⑨安道：张方平，王定国的岳父。朱砂膏：含有朱砂的膏剂。朱砂可入药，其功用主要是清心镇惊，安神解毒，多用于心悸易惊，失眠多梦，癫痫发狂，小儿惊风等。

⑩子由昨来陈相别：苏轼被贬黄州，自开封取道陈州，苏辙从南郡来陈州，与之相见，三日而别。陈，陈州，治今河南淮阳。

⑪粉白黛绿：这里借指女子、美色。粉白，在脸上搽粉，使脸更白。黛绿，用青黑色画眉。

⑫火宅：佛教语。多用以比喻充满众苦的尘世。射干：传说中的动物，形似狐狸，能爬树。

⑬道眼：佛教语。指能洞察一切，辨别真妄的眼力。照破：看破。

## 【译文】

我罪过很大，获责罚很轻，得到这样的结果已经很侥幸，并没有感到忧惧。只是数十个朋友因我而获罪，特别是定国被我连累尤其厉害，流落到蛮荒僻远之地，与亲人相阻隔。每次想到这些，内心如被滚水烈火煎熬、被芒刺扎一样。这次收到您的来信，我不但没有被厌弃，而且还以大道自我宽慰，没有一丝一毫的抱怨，由此知道您真是有才德的人，希望不才如我将来衰老之后还能够置身于您宾客的末尾。扬州有一个侍其太保，在瘴气丛生的地区做官十几年。等到回来以后，面色红润，没有感染一点瘴气。他只是用按摩脚心的方法罢了，这个方法定国自然已经在使用了，请坚持不要中止。每天饮少量酒，调节饮食，使胃气保持壮健。

安道的软朱砂膏，我在湖州服食过几两，觉得很有好处，到那里可以长期服用。子由昨天来陈州和我告别，面色特别清润，目光炯炯有神。他夜半运气于丹田时，能听到隆隆像打雷一样的声音。他所修行的，也是我们这些人平常谈论的，只是他有毅力、有能力进行罢了。女色都是尘世中狐狸、射干一类的妖魅，希望您能以法眼看透。此外还有一件事，应该稍节俭，不要轻率使用钱物。一是在僻远之地，恐怕万一困乏不够用；另一个是身处灾难中要减少用度自我贬抑，这也是消解困厄、招致福气的一个办法。

# 与王定国

## 【题解】

在苏轼众多的朋友中，受到乌台诗案牵连的人不少，而王定国是被贬谪得最为偏远的人之一，他的贬所位于宾州，也就是今天的广西宾阳。苏轼为此充满了内疚之情，与王定国的书信往来颇多，关怀备至。王定国本人此前对于导引和服食之道曾经勤加修行过，也是一个爱好养生之人。从信中来看，苏轼特别担心的是王定国"风情不节"，也就是色欲不节制，而使腠理虚怯从而感受外邪。想来王定国平素必定是风流之人，苏轼很了解他故此特意提醒，这些话正如信中所言，"此语甚蠢而情到"，两人相交之厚可想而知。

宾州必薄有瘴气，非有道者处之，安能心体泰健，以俟否亨耶[①]？定国必不以流落为戚戚[②]，仆不复忧此。但恐风情不节[③]，或能使腠理虚怯以感外邪[④]。此语甚蠢而情到，愿君深思先构付属之重[⑤]，痛自爱身啬气。旧既勤于导引服食，今宜倍加功。不知有的便可留桂府否[⑥]？

**【注释】**

①否（pǐ）：不好，恶。

②流落：潦倒失意。

③风情：这里指男女欲情。

④腠理：中医指皮下肌肉之间的空隙和皮肤、肌肉的纹理。为渗泄及气血流通灌注之处。

⑤先构：前人的建树，指先辈。付属：托付，嘱咐。

⑥的便：确实方便。桂府：指广南西路经略安抚使所在郡桂州，在今广西桂林。宾州属广南西路，故言。

**【译文】**

宾州必会略有瘴气，不是有道的人生活在这里，如何能身心安泰健康，以等候否极泰来呢？定国必定不会因为流放而忧伤，我不担心这一点。但怕情欲上不够节制，可能使腠理虚怯，从而遭受外邪侵害。这话听起来很蠢，但充满关爱之情。愿您深思先辈托付之重，痛下决心爱护身体，保养元气。过去既然经常导引服食，现在更应该加倍用功。不知是否确实方便留在桂府呢？

# 与王定国

**【题解】**

看来，苏轼对王定国风流的本色是充分了解的，所以即便知道有些唐突，依然在多封书信中反复劝谏其要爱惜身体，节制色欲。这封信中，又一次表达了对其不能"爱身啬色"的担心之情。从养生的角度来看，苏轼的规劝当然是有道理的，男欢女爱是正常的生理需求，但若沉湎于此，对于身体的戕害自不待言。也正因为如此，所以对于色欲的节制，始终是传统养生学的一个重要主题。

前书所忧,惟恐定国不能爱身啬色,愿常置此书于座右①。如君美才多文②,忠孝天禀,但得不死,必有用于时。虽贤者明了,不待鄙言,但目前日见可欲而不动心,大是难事。又寻常人失意无聊中,多以声色自遣③。定国奇特之人,勿袭此态。相知之深,不觉言语直突④,恐欲知,他日不讶也。

**【注释】**

①座右:座位的右边。古人常把所珍视的文、书、字、画放置于此。

②美才:资质不凡。多文:才华出众。文,才华。

③自遣:自我排遣。

④直突:直言唐突。

**【译文】**

前次书信担忧,唯恐定国不能够爱惜身体,节制情欲,希望常将这封书信放在座右铭记。像您这样资质不凡、才华出众,天生忠孝,只要不死,必定能够有被任用的机会。虽然贤德如您当然明白这点,不需要我说,但眼前每天看到足以引起欲念的事物而不动心,确实是难事。同时普通人在失意无聊中,多会借着声色自我排遣。定国是不同寻常之人,不要感染这些毛病。和您相交很深,不觉言语直接唐突,恐怕是您想知道这些,将来见面不会令我惊讶。

相爱之至,故累书谆切如此①。

**【注释】**

①谆切:真诚恳切。

**【译文】**

对王定国珍爱到了极点，所以这样不断写信诚恳告诫。

# 与滕达道①

**【题解】**

苏轼此书作于贬谪黄州之时，以轻快的口吻谈论养生之道。一方面对于元素放出女眷之事大加称赞，认为符合养生之道；另一方面又提及了苏合酒，这种添加了苏合香的酒算是一种药酒，具有散寒通窍，温经通脉的功效。

示喻夏中微恙，即日想全清快。近闻元素开阁放出四人②，此最卫生之妙策③。其一姓郭者，见在野夫处④。元素欲醒，而野夫方醉尔。颁示二小团⑤，皆新奇。苏合酒亦佳绝。每蒙辍惠⑥，惭感可量。今日见报蒲传正般出天寿院⑦，何耶？张梦得尝见之⑧。佳士⑨！佳士！

**【注释】**

①滕达道：滕元发，初名甫，字元发，后改字为名，字达道。皇祐进士。性豪隽慷慨，不拘小节。曾为言官，直言政事，绝无文饰。哲宗时，历知真定、太原府。治边有绩，号称名帅。

②元素：杨绘，字元素，自号无为子。皇祐进士。治经术，工古文，尤长于《周易》《春秋》。喜好禅学。阁：后楼，指女子居室。四人：指四名家伎。

③卫生：养生。

④野夫：李莘，字野夫。黄庭坚的舅父，曾任太博，官至江南转运使。

⑤小团:指团茶。

⑥辍惠:赠予。辍,让,让出。

⑦蒲传正:蒲宗孟,字传正。皇祐进士。曾官尚书左丞,后历知州府。文学政事,熙宁、元丰时号为名流。

⑧张梦得:张怀民,字梦得。

⑨佳士:品学兼优之人。

**【译文】**

您告知夏天得了点小病,近日想已完全康复。最近听说元素开阁遣送四名女子,这是最符合养生的妙计。其中一个姓郭的,现在野夫那里。元素才清醒,而野夫正沉迷其中。您惠赐的两个团茶都很新奇,苏合酒也妙极。每次承蒙您惠赠物品,我惭愧感激难以计量。今日听说蒲传正搬出天寿院了,为什么呢? 张梦得曾经见过他。人才啊! 人才啊!

# 与滕达道

**【题解】**

此书系苏轼在黄州时与友人的通信。虽然当时的苏轼感到身体"绝佳健",但仍不忘养生,特别是在戒除女色问题上,更是极为谨慎,以诙谐的口吻和滕达道进行讨论。

屡枉专使,感怍无量①。兼审比来尊体胜常,以慰下情。某近绝佳健。见教如元素黜罢②,近薄有所悟,遂绝此事,仍不复念。方知中有无量乐③,回顾未绝,乃无量苦。辱公厚念,故尽以奉闻也。晚景若不打叠此事④,则大错,虽二十四州铁打不就矣。既欲发一笑,且欲少补左右耳。不罪! 不罪!

**【注释】**

①感怍：感激惭愧。

②元素黜罢：指杨元素放出家中女伎之事。见上一篇《与滕达道》。

③无量乐：无尽的乐趣。

④打叠：调整，收拾，安排。

**【译文】**

屡次屈驾派专使来，我惭愧感激难以计量。知您近来尊体比往常好，足以使我宽慰。我近来非常健康。您告知当如杨元素那样屏远女色，我近来稍有所悟，于是断绝此事，不再顾念。方知此中真会有无比的乐趣，回顾未断绝之时，真是无边的苦处。承蒙您厚念，所以全部都向您说出。晚年如果不注意调整这件事，那就大错，身体空虚了，即使是用二十四州的铁也打不成。这些是想博您一笑，同时也稍有补充。不要怪罪！不要怪罪！

# 答张文潜①

**【题解】**

这封与张文潜的通信是苏轼在惠州期间所写，其中重点提到了"绝欲"的问题。苏轼自言："某清净独居，一年有半尔。"并且说已经从绝欲中体会到了好处："已有所觉，此理易晓无疑也。"从养生的角度来看，情欲是人的生理本能，完全断绝与过度纵欲一样，都未必可取，苏轼可能是受到佛道思想或者某些养生术的影响，故此主张绝欲。他还提供了一个较为实用的断绝色欲的方法："百日之后，复展百日。"实际上也就是主张循序渐进，不断延长时间而已。不过，绝欲之事正如苏轼所说，"天下之难事也"，要完全做到，确实需要很大的定力与毅力。事实上，苏轼本人虽然多次在诗文中提及节欲乃至于绝欲，不过从他本人的情况来看，实际上只是有所节制，从养生的角度来看，适度节制色欲对于身体自然是有益的,彻底绝欲和纵欲无度都是应该摈弃的极端做法。

　　久不奉书,忽辱专人手教,伏读感叹②。且审为郡多暇,起居佳胜,至慰! 至慰! 疾久已扫除,但凡害生者无复有③,则其气日滋骨髓,余益形神,卓然复壮,无三年之功也。某清净独居④,一年有半尔。已有所觉,此理易晓无疑也。然绝欲,天下之难事也,殆似断肉⑤。今使人一生食菜,必不肯。且断肉百日,似易听也,百日之后,复展百日⑥,以及期年⑦,几忘肉矣。但且立期展限,决有成也。已验之方,思以奉传,想识此意也。

**【注释】**

①张文潜:张耒,字文潜,号柯山。熙宁进士,"苏门四学士"之一。

②伏读:恭敬地阅读。"伏"为表敬之词

③害生:妨害生命。

④清净独居:这里指独寝,戒除情欲。

⑤断肉:戒掉肉食。

⑥展:延长,放宽。

⑦期(jī)年:一年。

**【译文】**

很久没有给你写信,突然你派专人送信来,敬读以后不禁感叹。了解到你郡务多有余暇,起居安好,感到无比欣慰。我疾病早已痊愈,但凡妨害生命的疾病消失以后,人体内的正气就会一天天滋养骨髓,其余增益形神,卓然复原,估计用不了三年的时间。我清净独自寝处,已经一年半了。已经感觉到了绝欲的益处,这个道理容易明白而且可信无疑。但是绝欲是天底下的一件难事,大概就像戒掉肉食一样吧。假使让人一生都吃素,人必定不肯。姑且戒肉百日,可能容易听从。戒肉百日之后,继续延长百日,一直到一年,就几乎忘掉吃肉这件事了。只要确立日期不断延长,必定会有成效。这是已经检验过的方法,想着告诉你,希望能了解我的心意。

　　蒙远致儿书信①,感激不可言。子由在筠②,甚自适,养气存神,几于有成,吾侪殆不如也。闻淳父、鲁直远贬③,为之凄然,此等必皆有以处之也。某见寓监司行馆④,下临二江,有楼⑤,刘梦得《楚望赋》句句是也⑥。瘴厉虽薄有,然不恶,与小儿不曾病也。过甚有干蛊之才⑦,举业亦少进,侍其父亦然。恐欲知之,解忧尔。会合未期,临书怅惘。惟万万为道自重。不宣。

**【注释】**

①儿:这里指苏过,当时陪侍在苏轼左右。

②子由在筠:苏辙当时被贬于筠州,治今江西高安。

③淳父、鲁直远贬:范祖禹因不附章惇,绍圣初贬永州(治今广西柳州)安置,旋移贺州(治今广西贺州)安置。黄庭坚贬黔州(治今重庆彭水)别驾、涪州(治今重庆涪陵)安置。淳父,范祖禹,字淳父。名臣范镇侄孙。司马光修撰《资治通鉴》,范祖禹随之十五年,负责唐代部分的撰写工作。其人久在经筵、史馆,正言进谏,献纳尤多,苏轼曾称为讲官第一。

④监司:负有监察之责的官吏。汉以后的司隶校尉和督察州县的刺史、转运使、按察使、布政使等通称为监司。行馆:旧时官员出行在外的临时居所,由官方设置。

⑤下临二江,有楼:二江为东江和西枝江,二江合流处有合江楼,苏

　　轼曾寓居于此。

⑥刘梦得：刘禹锡，字梦得。唐代诗人。《楚望赋》：刘禹锡被贬为郎
　　州（治今湖南常德）司马时所作。苏轼在惠州登楼望远时，联想
　　到刘禹锡的遭遇及《楚望赋》中的诗句，感同身受。

⑦干蛊：指儿子能继承父志，完成父亲未竟之业。典出《周易·蛊》
　　卦初六爻辞："干父之蛊，有子，考无咎。"

### 【译文】

　　承蒙致信小儿苏过，感激之情无法言表。子由在筠州，很会自我调适，养气存神，快有成就了，我们这些人大概都比不上他。听说淳父、鲁直也都被贬斥到偏远之地，为他们感到难过，他们也一定都有自处之道。我现在居住在监司行馆，下面就是二江，江边有楼，刘梦得《楚望赋》句句都对啊。这里稍微有些瘴疠之气，但不厉害，我和小儿都不曾患病。过儿有继承乃父的才干，举业也有些进步，侍奉我也很尽心。恐你想知道这些情况，请勿担忧。不知道什么时候见面，对着书信不觉怅惘。只有请千万保重。不再多说。

# 与陈季常

### 【题解】

　　苏轼与陈季常之间，常以取笑为乐，这封书信也是如此。只是这封书信主题围绕着养生之道而发，戏谑不断，读来颇为诙谐有趣。

　　叠辱来觇①，且喜尊体已全康复。然不受尽言②，遂欲闻公，何也？公养生之效，岁有成绩。今又示病弥月③，虽使皋陶听之④，未易平反。公之养生，正如小子之圆觉⑤，可谓"害脚法师鹦鹉禅，五通气球黄门妾"也⑥。至祷⑦。

【注释】

①贶（kuàng）：赠，赐。

②不受尽言：没能了解您所有的情况。

③弥月：满一个月。

④皋陶：相传为尧舜时人，舜命为管理刑政的士，即司法长官，听断最为公允。

⑤圆觉：佛教语。指佛家修成圆满正果的灵觉之道。这里指对于佛学的研究。

⑥害脚法师鹦鹉禅，五通气球黄门妾：这是自嘲之辞，表示陈季常的养生和自己的修习佛法都是摆样子。害脚法师，蹩脚法师。一说谓脚有残疾无法趺坐的法师，即混事和尚。鹦鹉禅，禅林用语。犹言口头禅。形容徒有言说，而无实际行持。即所言非自己所亲证，仅为拾取古人言词，如鹦鹉学舌。五通气球，五通指五通神，传说为兄弟五人，只有一只脚。一只脚无法踢气球，所以气球只是摆设。黄门妾，太监的小妾。黄门指宦者、太监。太监的小妾也是摆设。

⑦至祷：多用于书信结尾，表示恳切的请求或希望。

【译文】

承蒙多次来信，且喜尊体已经完全康复。然而不肯接受我直言相告，反让我听你的话，为什么呢？您养生的成效，每年都有成绩。可现在却又告诉我病了一个月，即使让皋陶来审理，也不易平反。您的养生，正如我的佛法修行，可说是"害脚法师鹦鹉禅，五通气球黄门妾"啊。至祷。

# 与陈季常

**【题解】**

本文乃苏轼给陈季常书信的部分节选内容，文字不长，且多是琐事，但却言短情长，"善言不离口，善药不离手"一语，更可作养生者的座右铭。

某局事虽清简①，而京辇之下②，岂有闲人？不觉劫劫过日③，劳而无补，颜发苍然，见必笑也。子由同省④，日夕相对，此为厚幸。公小疾虽平，不可忽⑤。"善言不离口，善药不离手"，此乃古人之要言，可书之座右也。药物有彼中难得须此干置者⑥，千万不外⑦。如闻公有意入京，不知几时可来？如得一会，何幸如之。

**【注释】**

①局事：指公务。

②京辇：京城。

③劫劫：犹"汲汲"，匆忙急切的样子。

④子由同省：按，苏辙初到京在台谏，而东坡在中书。两人并非同省，此泛言之也。

⑤忽：轻忽。

⑥干置：购置。

⑦不外：当时俗语，犹言不外道客气。

**【译文】**

我公务虽然清闲简单，但京城中哪里会有闲人？不觉忙忙碌碌中度日，劳而无功，容颜衰老头发苍白，你见了一定嘲笑我。我和子由同省为官，早晚都见面，这是非常庆幸的。你的小病虽然平复，但不可轻忽。

"善言不离口，善药不离手"，这是古人的切要精妙之言，可作为座右铭。药物中有当地买不到需要在这儿购买的，千万不要见外。听说你有意进京，不知什么时候能来？如能见一面，那该多么幸运啊。

# 与滕达道

## 【题解】

俗话说得好，"防微杜渐"，许多人对于身体的小恙不当回事，直到变成重疾，方才惊慌失措。正如苏轼文中所言微疾虽然没有什么大问题，但也不应该忽视，而应该"常作猛兽毒药血盆脓囊观"，予以慎重对待。

　　近在扬州，入一文字[①]，乞常州住，如向所面议。若未有报，至南都[②]，当再一削也[③]。承郡事颇素齐整[④]，想亦期月之劳耳。微疾虽无大患，然愿公无忽之，常作猛兽毒药血盆脓囊观乃可，勿孤吾党之望，而快群小之志也。情切言尽，必恕其拙，幸甚！

## 【注释】

①入一文字：向朝廷上了一封奏文。

②南都：北宋南都商丘，即今河南商丘。

③削：简札，这里指奏章。古人制简记事，先以火炙竹令其出汗变青，谓之"削青"。

④承郡事颇素齐整：苏轼文集通行本作"承郡事颇繁齐整"，更合下文逻辑，当是。译文从之。

## 【译文】

近日我在扬州上了一封奏章，请求允许我在常州居住，如同过去和您所面谈的那样。如果没有批复，到南都就再写一封奏章。承您来信说到理顺郡务非常费事，想来也就一个月的辛劳罢了。小病虽然没有大碍，但请不要轻忽，常将它当作猛兽、毒药、血盆、脓包看待才好，不要辜负我们的期望，而让小人们快意。情意恳切言不尽意，您必能原谅我的拙笨，就太庆幸了！

# 与钱穆父

**【题解】**

在这封写给钱穆父的信札中，苏轼特别提到了忌口的问题。传统养生学非常重视忌口，所谓"忌口"，就是指病人不该吃的东西，若吃了这些东西，就会对健康不利。正如医圣张仲景所言："所食之味，有与病相宜，有与身为害，若得宜则益体，害则成疾，以此致危。"

前日辱书，及次公到<sup>①</sup>，颇闻动止之详，慰浣无量<sup>②</sup>。微疾想由不忌口所致，果尔，幸深戒之。某亦病寒嗽，逾月不除。衰老有疾难愈，岂复如昔时耶？承和采菊词<sup>③</sup>，次公处幸见之。未由会合，千万顺候自重<sup>④</sup>。匆匆，奉启。

**【注释】**

① 次公：杨杰，字次公，号无为子。嘉祐进士。与欧阳修、王安石、苏轼等交游。元丰年间为太常博士，参与议论典礼因革，后多用其议。又喜谈佛理、老庄之学。

② 慰浣（huàn）：犹宽慰、快慰。

③ 采菊词：苏轼文集通行本作"揉菊词"，指苏轼本年重阳节所作《浣溪沙》词，其中有"强揉青蕊作重阳"之句。

④顺候:书信中表示问候的套语。

【译文】

前日蒙您赐书信,等次公来了以后,得知您日常的详情,非常欣慰。小病大约是因不忌口而得,如果这样,请深以为戒。我也遇冷就咳嗽,过了一月还没好。衰老之人有病难好,岂能像过去年轻时候一样?承您和我的揉菊词,在次公那里有幸见到。没有能和您见面,千万保重自己。匆匆,奉启。

# 与蔡景繁

【题解】

从这封写给友人的书信来看,苏轼这一时期的身体状况非常糟糕,不但卧病长达半年,而且右眼几乎失明。他采取了持斋、静卧等措施,这种静养对于身体康复无疑是有益的。

近奉书,想必达。比日不审履兹隆暑①,尊体何如?某卧病半年,终未清快。近复以风毒攻右目,几至失明。信是罪重责轻,召灾未已。杜门僧斋②,百想灰灭,登览游从之适③,一切罢矣。知爱之深,辄以布闻④。何日少获,瞻望前尘⑤,惟万万为时自重。

【注释】

①隆暑:酷热,盛暑。

②僧斋:这里指如同僧人一样持斋。

③游从:相随同游。

④布闻:告知。

⑤前尘：佛教用语，指人世间虚妄的尘境。

**【译文】**

最近曾奉上书信，想必已经收到。近来值此酷暑，不知贵体怎样？我已病卧半年，终究还没有痊愈。近来又因为风毒攻伐右眼，几乎失明。相信是因为我罪过大而受责轻，招致的灾祸还没有结束。我闭门不出如僧人一样持斋，诸种念头俱灭，各种游览聚会的活动，一切都停止了。知道您关爱深切，就告知您这些。不知什么时候才能稍有好转，瞻望人世，希望万万顺时珍重。

# 与杨元素

**【题解】**

苏轼在这封病中所写的书信中，谈到了抱病在床的百无聊赖心态。但乐观的苏轼总能找到生趣，他虽然百事灰心，但却也感受到了身心安宁所带来的些许快乐。

近两辱手教，以多病不即裁谢①，愧悚殊深。比日仰惟履兹溽暑②，台候清胜③。某病后百事灰心，无复世乐，然内外廓然，皆获轻安。何时瞻奉④，略道所以然者。未间⑤，伏惟为时自重。

**【注释】**

①裁谢：作书致谢。

②溽暑：潮湿闷热的气候。

③台候：敬辞。用于问候对方寒暖起居。清胜：用为对人问候的敬辞。

④瞻奉：恭敬侍奉。这里指见面。

⑤未间：书信中习用语。指未相见期间。

**【译文】**

近日承蒙两次来信，因身体多病没有及时回信致谢，非常惭愧惶恐。近日值此潮湿闷热的天气，您的身体可好。我得病以后对诸事心灰意懒，再没有了世俗的快乐，但身心安闲，都得到一些休息。什么时候能见面，和您稍微谈谈其中缘由。在此期间，还望顺应时令自己保重。

# 与石幼安①

**【题解】**

苏轼在这封短信中涉及了一个很有意思的问题："刚强无病"与"赢疾"的辩证关系。生活中也是如此，看似瘦弱不堪的人，由于长期需要养护，起居都很谨慎，所以长寿者不少，而一些看似强壮，平时很少得病的人，却会遭遇不测之患，这其中的缘由值得我们深思。

近日连得书札，具审起居佳胜。春夏服药，且喜平复。某近缘多病，遂获警戒持养之方②，今极精健。而刚强无病者，或有不测之患。乃知赢疾③，未必非长生之本也，惟在多方调适。病后须不少白乎？形体外物，不足计较，但勿令打坏《画苑记》尔④。呵呵。因王承制行，奉启，不宣。

**【注释】**

①石幼安：石康伯，字幼安。苏轼的表兄，苏轼长子苏迈又续娶石康伯之女。好法书、名画、古器、异物，善滑稽，急人所难，有侠者风。好画，家藏书画数百轴，编为《石氏画苑》。

②警戒：告诫，以使人注意。持养：保养。

③赢疾：衰弱生病。

④《画苑记》：石幼安所编纂的画册，苏轼撰有《石氏画苑记》一文介绍甚详，中云："（石幼安）其家书画数百轴，取其毫末杂碎者，以册编之，谓之《石氏画苑》。"

## 【译文】

近日连续收到来信，清楚知道您一切安好。春夏时服药，可喜的是已经平复。我最近因为多病，了解到了需要注意和保养的方法，现在极为精神健旺。而身体强健没有疾病的人，或许遇到意想不到的病。于是知道身体虚弱多病，未必不是长生的根本，只在多方调养罢了。病后须发没有稍微变白吗？形体都是外物，不值得计较，只是不要打坏了《画苑记》。呵呵。因为王承制出行，奉上这封信，不细说。

# 与滕达道

## 【题解】

这封与滕达道的书信中，所叙多为琐事，无需多解，但其中一句"然平生学道，专以待外物之变，非意之来，正须理遣尔"对于排解内心幽愤之情颇为有效，具有一定的养生哲理，值得咀嚼再三。

知前事尚未已①，言既非实，终当别白②，但目前纷纷③，众所共叹也。然平生学道，专以待外物之变，非意之来，正须理遣尔④。若缘此得暂休逸，乃公之雅意也。黄当江路⑤，过往不绝，语言之间，人情难测，不若称病不见为良计。二年不知出此，今始行之耳。西事得其详乎⑥？虽废弃，未忘为国家虑也。此信的可示其略否？书不能尽区区。

## 【注释】

①前事:指滕达道被罢斥之事。当时奸人李逢是滕达道妻族近亲,
　滕达道为此受到牵连。

②别白:辨别明白。

③纷纷:多而杂乱的样子。

④须:底本作"烦",苏轼文集通行本皆作"须",逻辑更顺。据改。
　理遣:从事理上得到宽解。

⑤黄当江路:指黄州在长江边交通要冲处。黄,指黄州。

⑥西事:指与西夏的战事。

## 【译文】

　　闻知前事还没有结束,所言既然并非事实,终究会辨别明白,但是目前议论纷纷,众人都很感叹。然而平生修学大道,专为应对外物之变,出乎意料的事情到来,正须从事理上加以排解。如果因此暂时得到休息安逸,也是对您的雅意啊。黄州正当长江交通要冲,来往之人不绝,说话之间,人情难以揣测,不如装病不见为妙策。前两年不知道这样做,现在才开始实行。西边战事知道详细情况吗?我虽被废弃,却没有忘记为国忧虑。信里可以介绍一些简单情况否?文字不能尽情表达区区心意。

# 答参寥

## 【题解】

　　苏轼好佛之心众所周知,他的佛门好友也非常多,在这封与参寥的信中,苏轼将其被贬岭南视为"诸佛知其难化,故以万里之行相调伏",既是和佛门中的友人开玩笑,也是以佛理在自我排遣。

　　净慧琳老及诸僧知①,因见致恳。知为默祷于佛,令亟还中州②,甚荷至意③。自揣省事以来,亦粗为知道者。但

道心数起④，数为世务所移，恐是诸佛知其难化⑤，故以万里之行相调伏耳⑥。少游不忧其不了此境⑦，但得他老儿不动怀，其余不足云也。俞承务知为少游展力⑧，此人不凡，可喜！可喜！今有一书与之，告专一人与转达。仍有书，令儿子辈准备信物，令送去俞处，托求稳当舶主⑨，与广州何道士也⑩。见说自有斤重脚钱⑪，数目体例甚熟⑫。

**【注释】**

①净慧：杭州寺院名。琳老：云门宗禅僧径山维琳。好学能诗，性刚正，戒行清严。苏轼在杭州的时候聘他做了径山寺的住持。

②亟（jí）：疾速。

③荷：承蒙，蒙受。

④道心：佛教语。悟道之心。

⑤化：点化，劝化。

⑥调伏：调教驯服，降服。

⑦少游不忧其不了此境：意思是秦观遭贬之后就应当了解此中境遇了。少游，秦观，字少游。

⑧承务：官名，承务郎的简称。为文臣官阶最末一阶。展力：效力，效劳。

⑨稳当：牢靠妥当。舶主：船主。

⑩广州何道士：广州道士何德顺。

⑪斤重：重量。脚钱：付给脚夫或搬运工的报酬。

⑫体例：成规，惯例。

**【译文】**

　净慧寺维琳长老以及各位僧友，见到代为致意。知道他们为我默默祈祷，好让我早点回到中原，非常感谢这种至爱。我自认为明白事理以来,也算是稍微懂得一点道的人。但是悟道之心多次兴起,又多次因为俗务而游移,恐怕诸佛知道我难以点化,所以用万里之行来降伏我。不必担心少游不理解这种境界,只要他这老儿不动心,其余就不值得说了。俞承务知道帮少游效力,他不是平凡人,可喜!可喜!现在有一封信要送给他,请派专人送到那儿。还有一封信,让儿子们准备好了信物,送到俞承务那儿,托他寻找可靠的船家,捎给广州的何道士。听说有规定的重量和搬运工钱,数目和规矩他都很熟悉。

卓吾曰:"孰知其正难调伏也哉。"

**【译文】**

李卓吾说:"谁知道他正是最难降服的呢。"

# 与李方叔

**【题解】**

这封写给李方叔的信札主要是苏轼对于所谓"苏门六君子"的高度评价,以及对他们命运坎坷的感叹。在末尾则特别提到了虽然最艰难的岁月已经度过,但是绝不能就此放松,而更应该注意保养,特别是"慎口",即注意饮食、谨言慎行,方能安度晚年。

顷年于稠人中①,骤得张、秦、黄、晁及方叔、履常②,意谓天不爱宝,其获盖未艾也③。比来经涉世故,间关四方④,更欲求其似,邈不可得。以此知人决不徒出⑤,不有立于先,必有觉于后也。

**【注释】**

①稠人：众人。

②张：张耒，字文潜。秦：秦观，字少游。黄：黄庭坚，字鲁直。晁：晁补之，字无咎。方叔：李廌，字方叔。履常：陈师道，字履常。

③未艾：尚未终了。

④间关：辗转，跋涉。

⑤徒出：白出。

**【译文】**

往年在众人当中，接连发现了张耒、秦观、黄庭坚、晁补之以及李方叔、陈履常等人才，以为上天不吝惜宝物，这种收获恐怕还没有结束。近来经历世故，辗转四方，再想寻求这一类人物，却渺茫不可得。因此得知人才绝不是白出的，不是有益于当代，就是一定能启发后人。

　　如方叔飘然布衣①，亦几不免。淳甫、少游②，又安所获罪于天，遂斫弃其命③，言之何益，付之清议而已④。忧患虽已过，更宜慎口以安晚节⑤。

**【注释】**

①如方叔飘然布衣：按，苏轼文集通行本中，此下为另一封写给李方叔的信。信中苏东坡对自己连累朋友满怀歉意。

②淳甫：范祖禹，字淳甫。

③遂斫弃其命：此信写于建中靖国元年（1101），时范祖禹、秦观都已死于贬所。斫，苏轼文集通行本作"断"。

④清议：社会舆论。

⑤慎口：这里一指注意饮食，一指谨言慎行。

**【译文】**

如李方叔不过是一个超脱于官场的普通百姓，也差点遭遇不幸。淳甫、少游，又从哪里获罪，以至于断送了他们的性命。说这些有什么益处呢，就交给人们议论罢了。忧患虽然已经过去，更应该慎口以安度晚年。

# 与刘贡父

**【题解】**

这封写给刘攽的书信作于元祐元年（1086），当时苏轼在京城中任职。虽然身居要职，但苏轼却感觉身处危地，心情显然也并不愉悦。在信中，他提到了服食茯苓、松脂的问题，认为服食这两种东西短期没什么效果，但是长期坚持终究会有裨益。

某忝冒过甚①，出于素奖②，然迂拙多忤③，而处争地，不敢作久安计，兄当有以教督之。血指汗颜④，旁观之诮⑤，奈何！奈何！举官之事，有司逃失行之罪，归咎于兄，清明在上，岂可容此，小子何与焉。茯苓、松脂虽乏近效，而岁计有余，未可弃也。默坐反照⑥，瞑目数息，当记别时语耶？

**【注释】**

①忝冒：谦辞，如同滥竽充数。

②素：旧时，平素。

③忤：不顺从，抵触。

④血指汗颜：手指出血，脸上冒汗，形容不善其事的窘态。

⑤诮：责备，讥笑。

⑥反照：反观，用心和理去观照世界。

**【译文】**

我实在是忝居职位，都是因为过去的谬奖，然而我迂腐笨拙，经常违递,处于争议之地,不敢做久安的打算,老兄当教导督促我。我手指出血,脸上冒汗,被旁观者讥诮,奈何!奈何!举官的事情,有司将失察之罪归于老兄,圣上清明,岂能容忍这种事,与我们有什么关系啊。服用茯苓、松脂虽然不会立即见效,而长期服用却颇有效,不能放弃。默默静坐反观内心,闭上眼睛计数呼吸,应当还记得分别时的话吧?

# 与李之仪

**【题解】**

这是苏轼给李之仪的一封复信。从"某年六十五矣"句可知,时为元符三年(1100)。这年正月宋哲宗去世,徽宗继位,照例要大赦天下,苏轼因而得移廉州(今广西合浦),于六月离开了整整谪居三年的海南岛,此信当是到了廉州后写的。从内容看,苏轼已得知再移永州(今湖南零陵)安置的消息。通观全信,作者心绪很复杂,行文又极跌宕。由忧而喜,由喜而悲,由悲而慰,从叙事中带出感情的起伏变幻,真挚自然,可视为苏轼晚年书札中的精品。

　　某年六十五矣,体力毛发,正与年相称①。或得复与公相见,亦未可知。已前者皆梦,已后者独非梦乎?置之不足道也。所喜者,在海南了得《易》《书》《论语传》数十卷②,似有益于骨朽后人耳目也③。少游遂卒于道路,哀哉!痛哉!世岂复有斯人乎?端叔亦老矣④,迨云须发已皓然,然颜极丹且渥⑤,仆亦正如此。各宜闷嗇⑥,庶几复见也。儿侄辈在治下⑦,频与教督,有一书,幸送与。醉中不成字。不罪!

### 【注释】

①相称（chèn）：相符，相配。

②了得：了却，了结。《易》《书》《论语传》：指苏轼的学术著作《苏氏易传》《书传》《论语说》。

③骨朽：指死亡已久。

④端叔：李之仪，字端叔。

⑤渥：光润，光泽。

⑥闭（bì）啬：固气保养。这里特指不耗散精气。

⑦儿侄辈在治下：李之仪此时即将到许州为官，而苏辙之子均在许州。

### 【译文】

　　我已经六十五岁了，体力毛发，正与年龄相配。或许能再与您相见，也说不定。以前是场梦，以后就不是梦吗？这些都放在一边不值一谈。所高兴的是，我在海南完成了《易》《书》《论语传》数十卷，似乎离开人世后对后人有点用处。秦少游在贬所不幸故去，哀哉！痛哉！世上哪里还能再有这样的人才呢？您也老了，苏迈说您须发皆白，但面容红润，我也是这样。我们都应当保养精气，也许能再相见。侄子们在您管辖下，请多多督教，有一封信，拜托送给他们。醉酒写不成字。不要怪罪！

# 与程正辅

### 【题解】

　　信中提到的邓道士，是苏轼在惠州时常有来往的养生高人，苏轼总结其养生经验主要就是"归根宁极"，即追求内心的清静，不论外界如何干扰，心要始终保持这种状态。虽然看似平平无奇，但要真做到，又谈何容易！

德孺、懿叔近得耗否<sup>①</sup>? 子由频得安问，云亦有书至兄处，达否? 邓道士州中住两月，已归山。究其所得，亦无他奇，但归根宁极<sup>②</sup>，造次颠倒<sup>③</sup>，心未尝离尔。此士信能力行，又笃信不欺，常欲损己济物，发于至诚也。知之! 知之!

**【注释】**

①德孺、懿叔：苏轼的两个表弟。程之元，字德孺。程之邵，字懿叔。耗：音信，消息。

②宁极：宁静至极。语出《庄子·缮性》："不当时命而大穷乎天下，则深根宁极而待，此存身之道也。"

③造次：仓猝，紧迫。

**【译文】**

德孺、懿叔最近有消息吗? 我经常收到子由的问候，说他也有信给您，收到了吗? 邓道士在州里住了两个月，已经返回山林。细究他的经验，也没有其他的奇特之处，只是归于极宁静的境界，不论外界颠倒错乱，内心从来不离本真罢了。邓道士确实能够践行，又非常诚实不欺，常想要损害自己来帮助别人，都是出于至诚。如今知道真的有这种人啊!

养生，亦方以外事也<sup>①</sup>。寻常少壮与仕宦时，俱不知有此，唯衰晚闲退及流离疾难<sup>②</sup>，才去着紧。然于平时稍用捡点<sup>③</sup>，当更不同。

**【注释】**

①方以外：方外，世外。指仙境或僧道的生活环境。

②流离：因灾荒战乱流转离散。

③捡点：注意约束，使之合乎规矩。

**【译文】**

养生，也是方外之事。普通人年轻力壮与做官的时候，都不会知道这件事，只有衰老晚年闲退及辗转离散遭受疾难之后，才感到要紧。如果在平时稍微注意约束一些，应当更不一样。

# 答王定国

**【题解】**

王定国被贬谪的宾州地区，属于瘴气肆虐之地，苏轼在多封书信里都表达了对此的担忧，也提出了不少防御的方法。这封信里，则特别强调了"绝欲练气"的重要性，甚至将其称为唯一的方法，应当说这也是苏轼自己在岭南御瘴实践中所总结出的经验。

御瘴之术，惟绝欲练气一事。本自衰晚当然①，初不为瘴而作也。其余坦然无疑，鸡猪鱼蒜，遇着便吃，生老病死，符到奉行②，此法差似简径也。君实常云③："定国障烟窟里五年④，面如红玉。"不知道⑤，能如此否？老人知道，则不如尔，顽愚即过之。

**【注释】**

①当然：理当如此。

②符到奉行：指听从命运安排。符，符命。

③君实：司马光，字君实。常：通"尝"，曾经。

④障：通"瘴"，瘴气。

⑤知道：懂得道法。

**【译文】**

防御瘴气之术，只有断绝欲望练气这件事最重要。本来是衰老之后理当如此，并不是为了抵御瘴气才开始这样做。其他则坦然没有疑虑，鸡猪鱼蒜，遇着就吃。生病老死，符命到了便奉行，这种方法差不多是最为简单的捷径了。司马君实曾说："王定国在广西瘴烟窟里呆了五年，面色仍如红玉。"如果不是懂得道术，能这样吗？老朽在道术方面不如您，而顽劣愚昧却超过了。

先帝升遐①，天下所共哀慕，而不肖与公，蒙恩尤深，固宜作挽词，少陈万一。然有所不敢者尔，必深察此意。无状罪废②，众欲置之死，而先帝独哀之，而今而后，谁复出我于沟壑者③。归耕没齿而已矣④。

**【注释】**

①先帝升遐：这里指宋神宗去世。升遐，帝王去世的婉辞。按，苏轼文集通行本中，以下为另一封给王定国的信札。

②无状：谓罪大不可言状。自谦之辞。

③沟壑：溪谷、山沟。这里指掩埋于沟壑之中，为死亡的委婉说法。

④没齿：终生。

**【译文】**

先帝驾崩，天下都感到哀痛思念，而我与您，蒙受先帝恩情尤深，本应该作挽词，表达哪怕万分之一哀思。但却不敢这样做，您想必能深深体察这种心意。我犯了大罪被贬斥，众人想要置我于死地，而先帝独独哀怜于我，从今以后，谁还能将我从死地中拯救出来啊！我只有辞官回乡耕田到死罢了。

感恩之语，可当痛哭。

**【译文】**

感恩的这些话语，如同痛哭。

# 答通禅师

**【题解】**

苏轼此信写于黄州时。通禅师当是金山寺的圆通禅师，苏轼与其交往较为密切，多封诗文中都曾提及。苏轼信中体现了其一直以来的旷达个性，虽然陷于穷困之中，却能安之若素，并认为"未必不是晚节微福"。以此来排解内心的忧烦，也未尝不是养生之道。

谪居穷僻，懒且无便，书问旷绝①。故人不遗，两辱手教，具审比来法体甚轻安②，感慰深至。仆晚闻道，照物不明③，陷于吏议，愧我道友。所幸圣恩宽大，不即诛殛④，想亦大善知识法力冥助也⑤。禄廪既绝，因而布衣蔬食，于穷苦寂淡之中，却粗有所得，未必不是晚节微福。两书开谕周至，常置坐右也。未缘展谒⑥，万万以时自重。

**【注释】**

①书问：书信，音问。旷绝：断绝。

②法体：询问僧人身体情况的敬辞。

③照物不明：指体察事物不够明白。

④诛殛（jí）：诛杀。殛，杀死。

⑤善知识：佛教以闻名为知，见形为识。即好伴侣之意。后亦泛指

高僧。冥助：谓神佛的佑助。

⑥展谒：敬辞。犹拜见，拜谒。

**【译文】**

我谪居穷僻之地，懒散并且不方便，所以书信很少。老朋友您没有忘掉我，两次来信，得知您近来法体很是轻安，感到非常欣慰。我学道太晚，体察事物不够明白，被官员弹劾，有愧道友。幸好圣恩宽容，没有立刻杀了我，想必也是大师法力佑助的结果。我俸禄收入断绝，因而穿布衣，吃蔬食，在穷困寂寞之中，却也略有所得，未必不是晚年的一点福分。两封来信开导周到备至，我要常常放在坐右。没有机会拜见，请万万顺时自己珍重。

# 与李公择

**【题解】**

东坡自到黄州之后，俸禄中止，家口又多，不得不"痛自节俭"，总结了许多节俭度日的法子，不止一次地写信告诉朋友。东坡初贬黄州时，李公择正任淮南西路提点刑狱，驻舒州（今安徽安庆），曾因公务之便赴黄相晤。元丰六年（1083），李被召回京师任太常少卿，经济上有些困窘，"同病相怜"的东坡便给他写了这样一封信。

知治行窘用不易①。仆行年五十，始知作活②。大要是悭尔③，而文以美名，谓之俭素。然吾侪为之，则不类俗人，真可谓澹而有味者。又《诗》云："不戢不难，受福不那④。"口体之欲，何穷之有⑤？每加节俭，亦是惜福延寿之道。此似鄙吝，且出之不得已也，然自谓长策⑥，不敢独用，故献之左右。住京师，尤宜用此策也。一笑！

**【注释】**

①治行：整理行装。这里当指生活用度。

②作活：过日子。

③悭（qiān）：吝啬。

④不戢（jí）不难，受福不那（nuó）：语出《诗经·小雅·桑扈》。意为克制和谨慎，就会得到很多福分。戢，收敛，约束。难，谨慎。那，多。

⑤穷：尽。

⑥长策：上策，万全之计。

**【译文】**

听说您日常生活用度困窘十分不容易。我快五十岁，才知道如何过日子。大体说就是吝啬，说得好听一点，叫作节俭。但是我们这类人的做法，和俗人不同，真可以说是淡而有味。又《诗经》中说："不克制不谨慎，就不会获得更多的福分。"口与身体的欲望，哪里会有穷尽？常加节俭，也是惜福延寿的办法。此话虽然听起来鄙俗吝啬，而且出于不得已，但自认为是上策，不敢专享，所以敬献给您。住在京城，更应用此策。一笑！

看来"豪华"二字都用不着。

**【译文】**

看来"豪华"两字都用不到。

# 与杨君素①

**【题解】**

在苏轼这封信里，提到了一个很有趣的问题，寿命长短到底由什么来决定？苏轼的观点认为有两方面，首先"寿考自天"，寿命长短由上天决定,这里的上天其实不只是命运,还包括了禀赋、基因等天生的因素;其次则是"身心空闲,自然得道",实际也就是指后天的养生和保养。应该说,苏轼的这种认识是符合客观实际的。

　　奉别忽二十年,思仰日深②,书问不继,每以为愧。比日动止何似③? 子侄十九兄弟远来④,得闻尊体康健异常,不胜庆慰。知骑驴出入,步履如飞,能登木自采荔枝,此希世奇事也。虽寿考自天⑤,亦是身心空闲,自然得道也。某衰倦早白,日夜怀归,会见之期,想亦不远。更望顺时自重,少慰区区。因孙宣德归⑥,附启上问。

**【注释】**

①杨君素:杨宗文,字君素。苏东坡故乡长辈。

②思仰:思念仰慕。

③动止:这里指日常起居。

④子侄十九兄弟:谓苏千运兄弟。皆东坡族侄。

⑤寿考:寿命,生存的期限。

⑥孙宣德:孙敏行,字子发。蜀人。苏轼出守定州时辟为签判。

**【译文】**

　　分别以来倏忽已经二十年了,思念与仰慕之情日益加深,所写书信不多,每每令我惭愧。您近来日常起居怎样? 侄子十九兄弟远路而来,得知您身体异常健康,感到非常欣慰。知道您骑驴出入,步履轻捷如飞,而且能自己上树摘荔枝,这真是世间少有的奇事。虽然寿命由上天决定,但也是身心淡泊闲适,自然得道的结果。我衰老倦怠须发早白,日夜想念着归去,相见的日子,想必不远了。更希望您顺时自己珍重,让我稍稍感到安慰。因孙宣德回去,捎去此信表达我的问候。

# 与陈大夫

## 【题解】

一年的时令之中,冬至、夏至是两个很重要的时间点,一个是阴极转阳的节点,一个是阳极转阴的节点,古人在这两个时间点特别着意呵护身心。苏轼所采取的斋居谢客是古代不少养生家所采取的方法,与自然的节律保持一致,符合养生之道。

某启。蒙惠竹簟、剪刀等①,仰服眷厚②。欧阳文忠公云"凉竹簟之暑风"③,遂得此味。近日尤复省事少出。去岁冬至,斋居四十九日,息命归根④,似有所得。旦夕复夏至,当复闭关却扫。古人云:"化国之日舒以长⑤。"妄想既绝,颓然如葛天氏之民⑥,道家所谓延年却老者,殆谓此乎?若终日汲汲随物上下者⑦,虽享耄期之寿,忽然如白驹之过隙尔⑧。不敢独享此福,辄用分献,想当领纳也。呵呵。

## 【注释】

①竹簟(diàn):竹席。

②眷厚:爱重。

③凉竹簟之暑风:语出欧阳修《内制集序》。意思是在盛暑中躺在竹席上吹风乘凉。

④归根:回到根本。

⑤化国之日舒以长:语出王符《潜夫论·爱日》:"治国之日舒以长。"意思是在太平的国家里日子舒适又悠长。化国,教化施行之国,亦治国之意。

⑥葛天氏之民:语出陶潜《五柳先生传》,指生活在葛天氏时代的百

姓,借指生活在民风淳朴的理想社会。葛天氏,传说中上古时期
无为而治的帝王。

⑦汲汲:形容急切的样子。

⑧白驹之过隙:语出《庄子·知北游》:"人生天地之间,若白驹之过
隙,忽然而已。"成玄英疏:"白驹,骏马也,亦言日也。"意思是日
影如白色骏马飞快驰过缝隙,喻时光过得极快。

**【译文】**

某启。承蒙赠我竹簟、剪刀等,感谢您的厚爱。欧阳文忠公说"盛
暑中躺在竹席上吹风乘凉",我就感受到了这种滋味。近些天尤其更减
少事务少出门。去年冬至,斋居了四十九天,排除杂念回归根本,好像有
所获益。夏至很快要到了,应当再次闭关谢客了。古人说过:"太平国家
的日子舒适又悠长。"胡思乱想已经断绝,如葛天氏治下的百姓一样淳
朴,道家所说的延年却老,大概就是这样吗? 如果整日里随着外物匆匆
奔波,即使能享高寿,也不过如白驹过隙一样飞快度过。不敢独自享有
这个福分,因此分享给您,想来您会接受的。呵呵。

# 与黄师是①

**【题解】**

这封书信中较为典型地表现了苏轼达观的性格。书信前半部分还
是述说形势的艰难与经济的困窘,甚至于家人都患病;但是后半部分则
又是一派乐观的气氛,似乎烦恼已经全然被抛在了脑后。

行计屡改②。近者幼累舟中皆伏暑③,自愍一年在道路
矣,不堪复入汴出陆。又闻子由亦窘用,不忍更以三百指诿
之④,已决意旦夕渡江过毗陵矣⑤。荷忧爱至深,故及之。子

由一书，政为报此事，乞蚤与达之⑥。尘埃风叶满室，随扫随有，然不可废扫，以为贤于不扫也。若知本无一物，又何加焉。有诗录呈："帘卷窗穿户不扃⑦，隙尘风叶任纵横。幽人睡足谁呼觉，欹枕床前有月明⑧。"一笑！一笑！某再拜。

**【注释】**

①黄师是：黄寔，字师是。苏辙姻亲，孝友敦睦，与轼友善。绍圣党祸起，黄寔因为是章惇外甥获免。

②行计：行程。

③幼累：指年幼的儿女。伏暑：中暑。

④三百指：指全家三十口人。一人有十指，故称三十口人。诿：推托，把责任推给别人。

⑤毗陵：今江苏常州。

⑥蚤：通"早"。

⑦扃（jiōng）：上闩，关门。

⑧欹（qī）枕：斜倚靠着枕头。

**【译文】**

行程屡次改变。最近孩子在船上都中暑了，可怜他们已在路途上奔波一年了，无法承受再进入汴水上岸。又听说子由也非常窘迫，不忍心再以全家三十口人麻烦他，已决定不久将渡江去毗陵。深蒙您对我非常担心关爱，所以告知这些。给子由的一封信，正为说这些事，请早早送到。尘土和落叶吹得满屋都是，一边扫一边落下，然而总不能停扫，因为总比不扫要好。如果知道本来就什么都没有，又何必放在心上呢。有诗呈上："帘卷窗穿户不扃，隙尘风叶任纵横。幽人睡足谁呼觉，欹枕床前有月明。"见笑！见笑！苏轼再拜。

王维性好洁,居辋川①,日有十数扫饰者②,使两童子专掌缚帚,而有时不给③。我人去得地上尘土几分④,心上尘亦自然扫却一二分,政不必作内外观。钱彦林

**【注释】**

①辋(wǎng)川:在今陕西蓝田东南。王维晚年隐居于此。

②扫饰者:指打扫卫生的人。

③不给:来不及。

④我人:佛教语。指我相与人相。这里指自己。

**【译文】**

王维生性喜好清洁,居住在辋川,每天有十几个打扫卫生的人。让两个童子专门扎扫帚,而有时都来不及。自己扫除地上几分尘土,心中的微尘也自然减少一二分,正不需要作内外的区别。钱彦林

## 与王定国

**【题解】**

东坡强调"绝学无忧",此处的"学"当然并非指一切的学问,而是特指各种巧智之学。按,"绝学无忧"出自《老子》十九章,而信中的"归根""守一"等概念也都是道家之言,体现了老庄思想对于苏轼的重要影响。

某一味绝学无忧①,归根守一②,乃无一可守。此生皆是幻。此道勿谓渺漫③,信能如此,日有所得,更做没用处,亦须作地行仙④,但屈滞从狗窦中过活⑤。勿说与人,但欲老弟知其略尔。问所欲干,实无可上烦者。必欲寄信,只多寄

干枣、人参为望。如无的便⑥,亦不须差人,岂可以口腹万里劳人哉。所云作书自辩者,亦未敢便尔。"不怨天,不尤人,下学而上达,知我者,其天乎"⑦? 张十七绝不闻消耗⑧,怀仰乐全之旧德⑨,故欲其一箴之否⑩?

**【注释】**

①绝学无忧:摒弃学问,不再思考。语出《老子》十九章。王弼注:"为学者日益,为道者日损。然则学求益所能,而进其智者也。若将无欲而足,何求于益? 不知而中,何求于进?"

②守一:道家修养之术,谓专一精思以通神。

③渺漫:飘渺浩漫。

④地行仙:原为佛典中所记的一种长寿的神仙。多喻高寿或隐逸闲适之人。

⑤屈滞从狗窦中过活:意思是委屈自己,生活在污浊低下的环境中。屈滞,久居下位。狗窦,狗洞。

⑥的便:确实方便。

⑦"不怨天"几句:语出《论语·宪问》。下学而上达,下学人事,上达天命。

⑧张十七:张方平之子张恕,字厚之。消耗:音信。

⑨乐全:张方平,字安道,晚号乐全居士。王定国乃张方平女婿。

⑩箴:规谏,告诫。

**【译文】**

我一心摒弃学问不再思考,回归根本、专守真一,竟无一可守。此生都是虚幻。不要认为此道浩漫无际,如果确实能做到的话,每天都有所得,即便假定没用,也可做地行仙,只是要委屈自己如同在狗洞中生活罢了。不要对别人说这些,只想老弟知道大概。您问想请您做什么,实在没有要麻烦您的事。如果一定要寄信来,希望多寄些干枣、人参。如不方便,也不须专门派人,岂可因为口腹之欲让人经受万里的辛苦?您所说叫我写文章自己辩解,我也不敢这样做。"不怨天,不怨人,下学人事,上达天命,了解我的,大概是天吧?"张十七近况一点也不知道,怀念乐全先生旧日恩德,所以想可否再得到他的规诫呢?

　　先生于此道,看得通彻,下手处,亦每有寻悟。其于禅学,直游戏文字耳。缘在黄州时,捐弃笔砚①,检阅佛书,故援毫标义②,辄据其胜。

**【注释】**

①捐弃笔砚:指停止写作。

②援毫:执笔。

**【译文】**

　　先生对于此道,看得非常通彻。下手之处,也随时有所感悟。他对于禅学,只是游戏文字罢了。因为在黄州时,曾停止写作,去检阅佛书,所以拿起笔写明意义,就能揭示其奥妙。

# 与滕达道

**【题解】**

　　苏轼兄弟二人对于养生都很笃信,但论养生功夫,苏轼向来佩服苏辙。因此,苏辙给他写信教给他"省事"的道理,苏轼便坚信不疑,并很快践行于日常起居之中。

　　专使至,远辱手诲累幅①,伏读感慰。所喜比来起居康胜②,不足言也。某凡百如常,杜门谢客已旬日矣。承见教,益务闭藏而已③。近得筠州舍弟书④,教以省事⑤,若能省之又省,使终日无一语一事,则其中自有至乐,殆不可名。此法奇秘,惟不肖与公共之,不可广也。画本亦可摹,为省事故,亦纳去耳⑥。今却付来使,不罪。吴画谩附去⑦。冬至后,斋居四十九日,亦无所行运⑧,聊自反照而已,愿公自爱养。区区难尽言,想识此意也。

**【注释】**

①手诲:犹手教。称人手书的敬辞。

②康胜:犹安好。旧时书信中常用作祝词。

③闭藏:藏伏。这里指深居简出。

④筠州舍弟:苏轼胞弟苏辙时被贬为监筠州盐酒税。

⑤省事:减少事物,节用。《淮南子·泰族训》:"省事之本,在于节用。"

⑥纳去:放在一边。纳,用同"捺",按下。

⑦谩:通"漫",聊且。

⑧行运:道教指呼吸吐纳等养生方法。

**【译文】**

您派的专人到了,承蒙您从远方亲笔写来长信教诲,拜读后感激欣慰。所喜近来起居康健,不用多说了。我一切事如常,关门不见客已十天了。蒙您指示,更加要深居简出为好。近得筠州舍弟来信,教我省事,若能省之又省,做到一整天不说一句话做一件事,则其中自有最大的快乐,几乎不可形容。这个方法奇秘,唯我和您共享,不能外传。画本也可摹画,为省事的缘故,也放下不做了。如今交还来人,请您不要怪罪。吴画姑且附上带去。冬至后,斋居不出四十九日,也没有进行呼吸吐纳等修炼,只是自己反思而已。希望您自己多多爱惜保养。我难以把心里话说完,相信您能明白我的情意。

省事亦不是漫然说着便可省得的，省之又省，至无事可省，乃得轻安。

**【译文】**

省事也不是随便说说便可以省的，省之又省，到了无事可省，才能得到轻松安稳。

# 答陈伯修①

**【题解】**

此信中所谈和上文《与滕达道》中所述一样，都是践行苏辙所传授的养生之法，以"省事"为务，不但不做诗文之类，甚至于近乎寂然无念的境界。不过，有些矛盾的是，既然省事，何以和朋友还偶有书信往来呢？可见，有些事情还是难于省的。

某近日甚能刳心省事②，不独省外事也③，几于寂然无念矣。所谓诗文之类，皆不复经心，亦自不能措辞矣。辱示清风堂石刻，幸得荣观④，仍传之好事以为美谈。然竟无一字少答来贶，公见知之深⑤，必识鄙意也。新居在一峰上，父老云，古白鹤观基也。下临大江，见数百里间。柳子厚云："孰使予乐居夷而忘故土者，非兹丘也与⑥？"只此便是东坡新文也。谭文之⑦，南方之瑚琏杞梓也⑧，恨老尔，颇相欢否？毛泽民高文⑨，恨知之者少，公能援达之乎⑩？徐得之书信已领⑪，当递中答谢也。

## 【注释】

①陈伯修：陈师锡，字伯修，时称闲乐先生。深得苏轼器重。苏轼以乌台诗案入狱，众人畏避不相见，他独出送行。

②刳（kū）心：道教语。谓摒弃杂念。

③外事：身外之事。

④荣观：荣幸地观赏。

⑤见知：明见明知，并不隔膜。

⑥孰使予乐居夷而忘故土者，非兹丘也与：语出柳宗元《钴姆潭记》，苏轼改原文"潭"为"丘"，结合自己的居所进行了化用。

⑦谭文之：时当为梅州知州。

⑧瑚琏：皆宗庙礼器。用以比喻治国安邦之才。杞梓：原指两种木材名字，后比喻优秀的人才。

⑨毛泽民：毛滂，字泽民，号东堂。长于诗词，苏轼为杭州守时与之相识，大为称赏。

⑩援达：举荐。

⑪徐得之：徐君猷之弟。元丰六年（1083），黄州知州徐君猷罢任回江西，卒于途中，徐得之赶来料理后事，与东坡相识，遂定交。

## 【译文】

　　我近来很能摒弃杂念减少事务，不光减少身外之事，内心也几乎没有任何杂念了。诗文一类，都不再往心里去，也经自不再写作了。承蒙给我看清风堂石刻，十分荣幸，并把它传给爱好的人，将其作为美谈。然而我并未写一个字表示谢意，您理解我，必定能明白我的心思。我的新居在一座山上，父老说，这是古时候白鹤观的旧址。下临大江，数百里以内都能看到。柳子厚曾说："是什么让我乐于住在蛮夷之地而忘记故土，难道不是这座小丘吗？"这也就是我在此处的新文章了。谭文之，是南方瑚琏、杞梓一样的优秀人才，可惜已老了，和你合得来吧？毛泽民文章很好，可惜了解他的人少，您能否举荐他一下呢？徐得之的书信已收到，当会写信答谢。

> 到得无念境界，是修养家最上一着工夫，所谓全身放下。

**【译文】**

到达无念的境界，这是修养家最上等的工夫，即所谓的全身放下。

# 黄州安国寺记①

**【题解】**

《黄州安国寺记》系元丰七年（1084）苏轼即将离开黄州时所作。文章回顾了其在黄州期间的生活及思想变化，特别是经过乌台诗案的严酷打击后，因为从佛老中得到了慰藉，苏轼对于佛老思想兴趣日长，思想呈现儒释道融合的倾向。如"焚香默坐，深自省察，则物我相忘，身心皆空，求罪垢所以生而不可得"，"一念清净，染污自落"，"知足不辱，知止不殆"等，皆为这种思想变化的直接反映。虽然在言辞之中，东坡对于自己遭遇仍隐有不平之意，却只含蓄写出，笔端锋芒全然不彰显。

元丰二年十二月，余自吴兴守得罪②，上不忍诛，以为黄州团练副使，使思过而自新焉。其明年二月至黄。舍馆粗定③，衣食稍给，闭门却扫，收召魂魄，退伏思念，求所以自新之方。

**【注释】**

①安国寺：在黄州城东南三里，位于古黄州城南长江边上，距离江堤约一里远。苏轼贬黄州时常去寺中读经思过。

②余自吴兴守得罪：指苏轼在吴兴任太守期间因乌台诗案获罪，被
　　贬黄州。

③舍馆：住所。

**【译文】**

　　元丰二年十二月，我在任吴兴太守时获罪，皇上不忍诛杀，将我降职为黄州团练副使，让我思过并改过自新。第二年二月到达黄州。住所大体定下，衣食稍能供应，便闭门谢客，收回心思，退居思过，寻找改过自新的方法。

　　反观从来举意动作①，皆不中道，非独今之所以得罪者也。欲新其一，恐失其二，触类而求之，有不可胜悔者。于是喟然叹曰②："道不足以御气，性不足以胜习。不锄其本，而耘其末③，今虽改之，后必复作。盍归诚佛僧，求一洗之④？"得城南精舍曰安国寺⑤，有茂林修竹，陂池亭榭。间一二日辄往，焚香默坐，深自省察，则物我相忘，身心皆空，求罪垢所以生而不可得。一念清净，染污自落⑥，表里翛然⑦，无所附丽⑧，私窃乐之。且往而暮还者，五年于此矣。

**【注释】**

①举意：想法。

②喟然：叹气的样子。

③耘：除去。

④洗：除去，革除。

⑤精舍：寺院。因是精勤修行者所居，故称为"精舍"。

⑥染污：烦恼。

⑦翛（xiāo）然：毫无牵挂、自由自在的样子。

⑧附丽:附着,依附。

**【译文】**

回顾以往的想法和举动,都不符合中正之道,并非单单是现在获罪的那些。想自新这一方面,又怕失去那一方面,由此推算之前的行为举止,悔恨到了极点。于是叹息说:"道不足以控制脾气,性不能够战胜恶习。不铲其根,而只除枝叶,即使现在改了,以后必定还会再犯。何不皈依佛门,以求彻底除去呢?"打听到城南有个安国寺,树木茂盛竹子修美,有池塘亭阁。我隔上一两天就前去,焚香静坐,深深地自我省察,则达到了物我相忘、身心皆空的境界,想要产生罪过也不可能了。一念清净,烦恼自然消失了,身心皆毫无牵挂,没有什么依附,心里感到快乐。早去晚归,在这里度过了五年。

　　寺僧曰继连,为僧首七年①,得赐衣②。又七年,当赐号③。欲谢去,其徒与父老相率留之。连笑曰:"知足不辱,知止不殆④。"卒谢去。余是以愧其人。七年,余将有临汝之行。连曰:"寺未有记,具石请记之。"余不得辞。

**【注释】**

①僧首:管理一郡僧尼事务的僧官。

②赐衣:指朝廷对佛教高僧赐衣。

③赐号:指朝廷对高僧赐予封号。

④知足不辱,知止不殆:语出《老子》四十四章:"知足不辱,知止不殆,可以长久。"

**【译文】**

寺里有个叫继连的僧人,做了七年僧首,得到赐衣。又过了七年,应当赐予封号时,却打算辞去。他的徒弟与父老一起挽留他。继连笑着说:"知道满足就不会受辱,懂得停止就不会有危险。"最后离开了。我由此觉得比起他内心有愧。元丰七年,我将前往临汝。继连说:"本寺没有记文,已准备好了刻写文章的石头,请您写一篇吧。"我无法推脱。

寺立于伪唐保大二年①,始名"护国"。嘉祐八年赐今名②。堂宇斋阁,连皆易新之,严丽深稳③,悦可人意,至者忘归。岁正月,男女万人会庭中,饮食作乐,且祠瘟神,江淮旧俗也。

**【注释】**

①伪唐:对南唐的蔑称。保大二年:944年。保大,南唐中主李璟的年号(943—957)。

②嘉祐八年:1063年。嘉祐,宋仁宗使用的第九个年号(1056—1063)。

③严丽:庄严美丽。

**【译文】**

安国寺建于伪唐保大二年,开始命名为"护国寺"。嘉祐八年得到现在的赐名。堂宇斋阁,都被继连改造翻新,庄严华丽而深沉稳健,令人愉悦,来过的人都流连忘返。正月的时候,男女女一万多人在庭中集会,饮食作乐,并且祭祀瘟神,这是江淮地方的古老风俗。

静远有得于内之文,然所以自持者坚矣。

**【译文】**

静远有赖于内心的文德,但能够自我坚持的人才能坚实。

# 罪言

## 【题解】

唐代杜牧曾反思朝政过失,所论皆国家大事,因为"嫌不当位而言,实有罪,故作《罪言》"(《新唐书·杜牧传》)。后世因称奏议或议论时政得失的文章为"罪言"。不过,苏轼这篇文章虽然名为《罪言》,但并未明指国家政事,而是主要在阐明人生哲理。在苏轼看来,能成为众望所归的人选不在于一定要才华超群,而在于具有宽宏的气量,从终极观点来看,众人其实是相济相成的,并没有必要互相敌对。宇宙万物只有保持和谐的关系,才有利于各自的发展。

　　吾闻肉食之忧,非藿食者所宜虑也①;府居之谋②,非巷居者所宜处也③。分之所不及④,义之所弗出也。义之所弗出,利之所不择也⑤。犯义者惑⑥,维卒不自克⑦,作《罪言》。

## 【注释】

①肉食之忧,非藿食者所宜虑:语本刘向《说苑·善说》:"肉食者已虑之矣,藿食者尚何与焉。"意思是当官掌权人所担忧的事,不是老百姓应该考虑的。藿食,以豆叶为食。后借指在野的人。

②府居:指官员。

③巷居者:指百姓。处:筹划,安排。

④分:名分。

⑤利之所不择:意思是也不会获得利益。择,苏轼文集通行本做"释"。

⑥犯义者惑:违反道义的人往往出于自身的困惑。

⑦维卒不自克:因为终究是不能自我克制。维,由于。

**【译文】**

我听说吃肉食当官的人忧虑的事情，不是吃粗食的百姓应该去考虑的；住在官府里的官员们谋划的事情，不是住在陋巷里的平民能够筹划的。因为平民百姓名分上达不到，道义上也没有要求。道义上不要求做到，也就不会获得利益。违反道义往往出于自身糊涂，因为终究不能自我克制，于是写了这篇《罪言》。

万夫之望，万夫所依，匪才尚之[1]，而量包之。丘山之憾，一笑可散；芥蒂之仇[2]，千河不收。呜呼！宁我容汝，岂汝不可，神之听之[3]，终和而同乎？乘人之气，决之易耳；解忮触猜[4]，是惟难哉。水激则悍[5]，其伤淫夷[6]；矢激则远，行将安追。呜呼！佐涉者湍[7]，佐斗者呼。柴不立[8]，其愚乃可以须[9]。爱心之偏，其辞溢妍；恶心之厚，其辞溢丑。惟仁人之言，爱恶两捐[10]，广大恬愉[11]，上通于天。呜呼！善言未升，贫客瞰门；曷以寿我，公侯承之。天道好还，莫适后先；人事喜复[12]，无常倚伏[13]。前之所是，事定而渝[14]；今之所是，后当焉如。呜呼！祸不在先，亦不在天，还隐其心[15]，有万其全。疾恶过义，美恶易位；矫枉过直，美恶同则。如食宜饱[16]，餍则为度[17]，如酌孔取[18]，剧则荒舞[19]。呜呼！乃阴乃阳[20]，神理所藏；一弛一张，人道之常。

**【注释】**

① 匪：不是。

② 芥蒂：微小的梗塞物。比喻积在心里使人不快的嫌隙。

③ 神之听之：神灵听到这些。语出《诗经·小雅·伐木》："神之听

之,终和且平。"

④解忮(zhì):排除嫉恨。忮,嫉妒,嫉害。触猜:触,疑是"蠲(juān)"之误。蠲猜,谓蠲除猜忌之心。

⑤水激则悍:水流激荡就猛烈。悍,形容猛烈。

⑥其伤淫夷:杀伤过甚。

⑦湍:水势急。

⑧柴:高柴,字子羔。孔子弟子,孔子以为愚。颇有行政能力。曾任卫国士师,执法公正。鲁哀公十五年(前480)卫国内乱,他逃回鲁国。先后任武城宰、成邑宰。不立:这里当指高柴学业未成,不足立身。朱熹《论语集注》:"言子羔质美而未学。"

⑨愚:愚直,智不足而厚有余。《孔子家语》记载高柴"足不履影,启蛰不杀,方长不折。执亲之丧,泣血三年,未尝见齿。避难而行,不径不窦"。须:任用。

⑩捐:舍弃,抛弃。

⑪广大恬愉:胸怀阔大,态度乐观。恬愉,快乐。

⑫人事喜复:谓人世间的事反复无常。复,反复。

⑬无常:世间一切事物都处于生灭变异之中。倚伏:祸福相因,互相依存,互相转化。

⑭事定而渝:事情确定后又改变了。渝,改变。

⑮还隐其心:把自己的心性隐藏起来。

⑯如食宜饇(yù):譬如让人吃饭,应当以吃饱为原则。饇,饱。

⑰餍(yàn):吃饱。

⑱如酌孔取:譬如让老人饮酒,应当适量酌取。语出《诗经·小雅·角弓》:"如食宜饇,如酌孔取。"郑玄笺:"如饮老者,则当孔取。孔取,谓度其所胜多少。"

⑲荒舞:手舞足蹈,举止荒唐。荒,过度。

⑳乃阴乃阳:一阴一阳。乃,助词,无义。

**【译文】**

被万人仰望，被万人所依靠，并非才气很高，而是胸怀宽广。山一般的怨恨，可一笑置之；芥蒂般的怨，千条河也无法容纳。啊！难道我能宽容你，岂能你却不听从，神灵聆听到这些，最终会让彼此和谐而统一吗？凭借一时意气，轻易便会做出决断；要消除猜忌与敌意，才是真正的艰难。水流过急会更加汹涌，伤害更严重；箭射激荡会飞得更远，想追回也来不及。唉！湍流也能帮助渡河，呼喊能帮助打斗。高柴学业未成，他的愚直竟也是为官的需要。心里有偏爱，美言就过分，心里很嫌恶，丑话就会说过头。唯有仁德者的言语，能超越爱憎偏见，如天地般辽阔安宁，与天道相通。唉！善言没有传开，贫汉便在门外窥伺；如何能让我长寿？公侯都会迎合。天道循环往复，本来就没什么先后。人间事总在往复循环，福祸相依永无定数：从前认定的真理，事成后却被忽视；今日坚持的主张，未来又该如何评判？唉！灾祸不在祖先，也不在天，只有收敛隐藏内心，方有希望能够保全。憎恨超越道义，美恶便会颠倒，纠正错误过度，美恶也没什么分别。如同吃饭要吃饱，饱足便是尺度；饮酒也要量力而取，狂饮必致荒唐。唉！阴阳交替，是妙理所在；张弛有度，才是人间的常道。

公作此，亦欲少镕其刚直耶？

**【译文】**

苏公写这篇文章，难道想要稍微销熔一下个性中的刚直吗？

# 药诵

**【题解】**

这篇文章中苏轼提到了让他苦恼很久的疾病——痔疮。痔疮是一种常见病，所谓"十男九痔"，而且治疗难以奏效且容易复发。苏轼受到痔疮的困扰时间很长，而且非常严重，发作起来疼痛难忍，正如这篇文章中提到的那样："旧苦痔至是大作，呻呼几百日。"苏轼痔疮久治不好可能与其嗜酒有莫大的关系，在和苏辙最后一次相会同行的时候，也是痔疮发作，痛得辗转反侧，呻吟不已，晚上根本无法入睡，于是苏辙对苏轼朗诵起陶渊明的诗劝其戒酒，苏东坡表示接受，发誓"从今东坡室，不立杜康祀"。当然苏轼实际上并没有遵守承诺，照样饮酒不断。在这篇文章中，苏轼根据道士传授的办法，采取"去滋味，绝薰血，以清净胜之"的策略，希望把自己的身体变得消瘦憔悴，使痔疮内的虫子离去。所谓"虫子"云云，自是古人由于不了解疾病的情况而做的臆测而已。但从客观上来看，这些清淡饮食的方法是能够有效减缓痔疮症状的。

  嵇中散作《幽愤诗》①，知不免矣②，而卒章乃曰"采薇山阿③，散发岩岫④，永啸长吟，颐性养寿"者，悼此志之不遂也。司马景王既杀中散而悔⑤，使悔于未杀之前，中散得免于死者，吾知其扫迹灭景于人间⑥，如脱兔之投林也，采薇散发，岂其所难哉。孙真人著《大风恶疾论》曰⑦："《神仙传》有数十人⑧，皆因恶疾而得仙道。"何者？割弃尘累，怀颍阳之风⑨，所以因祸而取福也。吾始得罪迁岭表⑩，不自意全，既逾年无后命，知不死矣。然旧苦痔至是大作，呻呼几百日。地无医药，有亦不效。道士教吾去滋味，绝薰血⑪，以清净胜之。痔有虫馆于吾后⑫，滋味薰血，既以自养，亦以养虫。自今日以往，旦夕食淡面四两，犹复念食，则以胡麻、茯苓麨足之⑬。饮食之外，不啖一物。主人枯槁⑭，则客自弃去。尚恐习性易流⑮，故取中散、真人之言，对病为药，使人诵之日三。曰：

## 【注释】

①嵇中散：即嵇康，他因得罪钟会，被诬陷造反，下狱被杀。曾官中散大夫，故称嵇中散。《幽愤诗》：系嵇康在监狱中的绝笔之作。苏轼这里引用的是该诗的最后几句，主要表达了嵇康渴望隐居山林的愿望。

②不免：指免不了被杀。

③山阿：山的曲折处。

④岩岫：山洞或山峰。这时指山中。

⑤司马景王既杀中散而悔：据《晋书》记载，司马昭下令杀了嵇康之后，"海内之士，莫不痛之，帝寻悟而恨焉"。司马景王，司马师，司马昭之兄，后被晋朝封为景帝。按，此处苏轼记载有误，杀嵇康者是司马昭，后被晋朝追封为文帝。

⑥扫迹：扫除车轮痕迹。指谢绝宾客而独居。灭景：隐蔽形影。指隐居。景，同"影"。

⑦孙真人：医圣孙思邈。因其是道士，故世人尊称为"孙真人"。《大风恶疾论》：当是孙思邈所著养生之论，今未见。大风，病名，即今所谓麻风病也。

⑧《神仙传》：东晋道士葛洪撰，书中记载了古代传说中九十二位神仙的故事，虽事多怪诞，但其中不少人常为后世养生文献所引用，有重要的文献价值。

⑨颍阳之风：隐逸之风。颍阳，颍水之北。传说古代隐士巢父、许由隐居于此，后因以颍阳借指巢、许隐士。

⑩得罪迁岭表：指苏轼于绍圣元年贬惠州。

⑪薰血：辛辣食物或有腥膻味的鱼肉食品。薰，通"荤"。

⑫虫：古代以为痔疮是内中有虫作祟。

⑬麨（chǎo）：炒的米粉或面粉。

⑭枯槁：形容人消瘦，憔悴。

⑮习性：长期在某种环境中逐渐养成的特性。

**【译文】**

　　嵇康作《幽愤诗》，知道自己不免于难，但诗的最后一章还是说"采薇山阿，散发岩岫，永啸长吟，颐性养寿"，可惜他隐居的志向无法实现。司马景王杀了嵇康之后就后悔，假如在未杀之前后悔，嵇康得以免死，我知道他将会远离人世间隐居，就如同逃脱罗网的兔子奔向树林，采薇散发隐居山林，难道会是难事吗？孙真人写的《大风恶疾论》说："《神仙传》中有几十个人，都是因为得了难以医治的疾病而得道成仙。"这是什么原因呢？割弃尘世的羁绊，怀有像巢父、许由那样隐居的志向，所以因祸而得福。我当初获罪被贬岭南，自己没有料到还能保全性命，过了一年之后没有进一步的消息，才知道自己免于一死了。但以前就折磨我的痔疮到了这里剧烈发作，痛苦呻吟了近一百天。本地没有医药，即便有也不奏效。道士教我去除美味、断绝荤腥之物，以清净饮食取代。痔疮是有虫子居于其内，美味和荤腥之物，既滋养我的身体，也滋养了虫子。从今以后，早晚吃淡面四两，如果还想吃东西，就用炒胡麻、茯苓粉补充。饮食之外，什么东西也不吃。主人消瘦，则在体内的痔虫自然离去。还害怕自己生性容易改变，所以拿嵇中散、孙真人的文章，用来做治病的良药，让人每天读三次。说：

　　东坡居士，汝忘逾年之忧①，百日之苦乎？使汝不幸而有中散之祸、伯牛之疾②，虽欲采薇散发，岂可得哉？今食麻、麦、茯苓多矣。居士则歌以答之曰："事无事之事，百事治兮。味无味之味，五味备兮。茯苓、麻、麦，有时而匮兮。有则食无则已者，与我无既兮③。呜呼噫嘻，馆客不终④，以是为愧兮。"

**【注释】**

①逾年：一年多。

②伯牛之疾：伯牛指孔子弟子冉耕，字伯牛。《论语·雍也》记载：
"伯牛有疾，子问之，自牖执其手曰：'亡之，命矣夫！斯人也，而
有斯疾也，斯人也，而有斯疾也。'"后世以"伯牛之疾"指代不治
之症。

③无既：无尽。

④馆客：食客，这里指体内引发痔疮的虫子。

**【译文】**

东坡居士，你忘记一年多的忧愁，一百日的痛苦了吗？假使你不幸
遭受了嵇中散的杀身之祸、伯牛的不治之症，即便想要采薇散发，哪里能
做到？今天吃的麻、麦、茯苓过多了。居士则歌咏以回答说："行无为之
事，所有的事情都会太平。品尝无味之味，五味都已具备。茯苓、麻、麦，
有时候匮乏呀。有就吃，没有就算了，对我来说是没有穷尽的。唉呀！
痔疾不好，我为此惭愧呀！"

如此警醒，不独心折，亦自神怡。

**【译文】**

如此警醒，不但令人心服，而且也心旷神怡。

# 江子静字叙

**【题解】**

苏轼借着为江存之起表字"子静"的由头，围绕着"静"进行了哲理

的阐发。众所周知,道家对于静十分重视,老子、庄子对此都有很多具体论述,而苏轼则不但吸收了道家的观点,而且将之与儒家刚直不阿的生活态度和佛家空静观融合在一起,不但将虚、静、明等并列,而且还加入了正、直、定等概念,形成了三教合一式的虚静观,具有自己的特点。

　　江君以其名"存之",求字于予,予字之曰"子静"。夫人之动,以静为主。神以静舍,心以静充,志以静宁,虑以静明。其静有道,得己则静[①],逐物则动。以一人之身,昼夜之气,呼吸出入,未尝异也。然而或存或亡者,是其动静殊也。后之学者,始学也,既累于仕;其仕也,又累于进[②]。得之则乐,失之则忧,是忧乐系于进矣。平旦而起,日与事交,合我则喜,忤我则怒,是喜怒系于事矣。耳悦五声,目悦五色,口悦五味,鼻悦芳臭,是爱欲系于物矣。以渺然之身,而所系如此,行流转徙[③],日迁月化,则平日之所养,尚能存耶?丧其所存,尚安明其己之是非与夫在物之真伪哉?故君子学以辨道,道以求性,正则静,静则定,定则虚,虚则明。物之来也,吾无所增,物之去也,吾无所亏,岂复为之欣喜爱恶而累其真与?君齿少才锐[④],学以待仕,方且出而应物,所谓静以存性,不可不念也。能得吾性,不失其在己,则何往而不适哉!

**【注释】**

①得己:谓不失自己志节。《孟子·尽心上》:"穷不失义,故士得己焉。"赵岐注:"得己之本性。"

②进:晋升,升迁。

③转徙：辗转迁移。

④齿少：指年轻。

**【译文】**

　　江君拿其名"存之"，请求我为他取字，我为他取表字叫"子静"。人的活动，应当以静为主。精神以静为居舍，心胸依托静而充实，志向凭着静而安宁，思虑凭着静而清明。静是有规律的，保持自己的本性就能静，追逐外界的物欲就会躁动。人的身体，昼夜气息的呼出吸入，没有不同的地方。然而有人存活有人死亡，是由于动与静不同。后世的学者，开始学习，就被仕进所牵累；进入官场后，又被升迁所牵累。得到升迁就高兴，失去官职就忧愁，那么他的忧乐都决定于升迁贬斥了。早晨一起身，每天就要与各种事务打交道，符合心意就高兴，违背意愿就愤怒，喜怒都决定于事务顺逆了。耳朵喜欢听五音，眼睛喜欢看五色，嘴里喜欢尝五味，鼻子喜欢闻芳香，那么所爱和欲望都被物所束缚。以渺小的身体，而受到如此多的束缚，不断辗转变化，岁月不停流逝，那么平时胸中蓄养的元气，还能留存吗？丧失平时的蓄养，哪里还能弄清自己的是非和事物的真伪呢？所以君子学习分辨道，以道来探求本性，能够守住正道就能得到静，得到静就能得到安定，心中安定就空阔清虚，清虚就能通明。外物来到，我没有增多，外物离去，我也没有失去，哪里还会因为高兴愤怒喜爱厌恶而累及自己的真性呢？江君年纪尚轻，才气敏锐，求学以待入仕，正要出来应对事务，所谓以静保存本性，不能不记取。能够守住自己的本性，不失去自我，那么去哪里不能泰然自若呢！

# 书游汤泉诗后

**【题解】**

　　此文作于元丰元年（1078）十月五日，是读了秦观《汤泉赋》以后所写的跋文。《汤泉赋》是熙宁九年（1076）秦观同孙觉、参寥子一起出游惠济院、浴汤泉、游龙洞山后所作，其大旨在最后"野老"的话："吾唯灌沐兮，不知其他。"表现出淡泊名利不计较得失的隐士作风。苏轼此跋文对于这一主旨是极为欣赏的，特别是结尾时指汤泉"可以为抱器适用而不择所处者之戒"一句，足见苏轼的微言大义所在。

余之所闻汤泉七①，其五则今三子之所游②，与秦君之赋所谓匡庐、汝水、尉氏、骊山③，其二则予之所谓凤翔之骆谷与渝州之陈氏山居也④。皆弃于穷山之中，山僧野人之所浴，麋鹿猿猱之所饮，惟骊山当往来之冲，华堂玉甃⑤，独为胜绝⑥。然坐明皇之累，为杨、李、禄山所污⑦，使口舌之士，援笔唾骂，以为亡国之余，辱莫大焉。

**【注释】**

①汤泉：温泉。

②三子之所游：指惠济汤泉，旧属和州（治今安徽和县）。三子，指秦观、孙觉和参寥。

③秦君之赋：指秦观所写的《汤泉赋》。匡庐：即今江西庐山。庐山净慧禅院有温泉。汝水：河流名，在今河南境内。尉氏：县名。即今河南尉氏县。骊山：在今陕西临潼东南，山西北麓有温泉，即华清池。

④骆谷：又名傥骆道。自今陕西周至西南，循骆谷水，傥水河谷，至今陕西洋县。谷长四百余里，为秦岭南北关中与汉中间之交通要道。其在关中部分属凤翔。渝州：治今重庆。

⑤玉甃（zhòu）：玉砌的池壁。形容其豪奢。甃，井壁，池壁。

⑥胜绝：胜景，胜地。

⑦杨、李、禄山：指唐玄宗时期奸相杨国忠、李林甫及叛臣安禄山。杨、李使玄宗惑于安乐，数次行幸骊山华清池，遂致误国。

**【译文】**

我听闻的温泉有七个，其中五个就是现在你们三人所游览的那个，加上秦少游赋中所说的匡庐、汝水、尉氏、骊山四温泉，其余两个则是我所见到的凤翔骆谷温泉和渝州陈氏山居温泉。这些温泉都处于深山之中被世人遗弃，是山僧、山民沐浴的处所，麋鹿猿猱饮水的地方。只有骊山温泉位于往来的要冲，华美的殿堂玉砌的池壁，独为胜地。但因受唐明皇的牵累，被杨国忠、李林甫、安禄山玷污，致使口舌之士，口诛笔伐，视之为亡国余迹，没有比这更大的耻辱了。

今惠济之泉，独为三子者咏叹如此，岂非所寄僻远，不为当涂者所愿①，而后得为高人逸士，与世异趣者之所乐乎？或曰："明皇之累，杨、李、禄山之污，泉岂知恶之？然则幽远僻陋之叹，亦非泉之所病也。"泉固无知于荣辱，特以人意推之，可以为抱器适用而不择所处者之戒②。

**【注释】**

①当涂者：路上的行人。喻当权者。涂，同"途"。愿（hùn）：打扰，扰乱。

②抱器：比喻君子怀才待时，不苟求名利。《周易·系辞下》："君子藏器于身，待时而动。"

**【译文】**

现在惠济温泉，独独被三子如此咏叹，难道不是所处偏远，不被当权者搅扰，然后才能被高人隐士、与世异趣的人所喜欢吗？有人说："唐明皇的牵累，杨国忠、李林甫、安禄山的玷污，这温泉哪知道去憎恶呢？那么幽远僻陋的哀叹，也并非温泉所羞耻的。"温泉对于荣辱固然无知无觉，只是以人的想法来推断，可以为那些怀抱才器但求适用而不选择处所对象的人提供警戒。

人之芳秽<sup>①</sup>，至被之于山川而不可改<sup>②</sup>，则凡世间所谓佳山水者，皆功过录也，奈何使之遗笑也。

**【注释】**

①芳秽：芳香污秽。

②被之于山川：这里指影响到山川。被，覆盖。

**【译文】**

人品行的芳香与污秽，以致影响到山川而无法改变，那么凡是世人共同所称的好山水，都是人的功过录，怎么能让它们留下笑柄呢？

# 修身

**【题解】**

这里所记三句话，皆可谓修身名言。人生在世，欺骗别人容易，但欺骗自己是最难的，因为不论自己做了什么事情，内心都是最清楚不过的。阴间"冥官"所说的"但不记者，是不可言、不可作也"可谓精辟，是对虚伪世人的莫大讽刺。许多人做了见不得人的事情，但常抱着侥幸心理，认为别人不知道，殊不知这是掩耳盗铃的做法。儒家学者自古重视修身，其中一个很重要的原则就是"自省"，要求自我反省，特别是反省自己独处时候的作为是否有不妥当的地方，是之为"慎独"。

子由言：有一人死而复生，问冥官如何修身可以免罪？答曰："子宜置一卷历书，日之所为，莫夜必记之<sup>①</sup>。但不记者，是不可言、不可作也。"晁无咎言<sup>②</sup>："司马温公有言<sup>③</sup>：'吾无过人者,但平生所为,未尝有不可对人言者耳。'"予亦记前辈有诗曰④:"怕人知事莫萌心。"皆至言,可终身守之。

**【注释】**

①莫夜:夜晚。莫,同"暮"。

②晁无咎:即晁补之,字无咎,号归来子,"苏门四学士"之一。

③司马温公:即司马光,字君实。卒赠温国公,故称。

④前辈:指北宋初年的张载,一说为北宋程公辟。据晁说之笔记《晁氏客语》记载:"张子厚(张载)送人诗云:'十载相从应学得,怕人知事莫萌心。'邹至完诵之。或谓程公辟所作,刻于石。"

**【译文】**

子由说:有一个人死而复生,曾询问阴间官员如何修身可以免除罪过。阴间官员回答说:"你应该去买一卷历书,白天的所作所为,晚上一定记录下来。只要不记录的,都是不该说、不该做的。"晁无咎说:"司马温公说过:'我没有过人之处,只是平生所做的事情,没有不能对人说的。'"我也记得前辈有一句诗:"怕人知事莫萌心。"这些都是哲理名言,可以终身遵循。

从来奸邪据高位称大臣者不少,绝未有以奸邪证仙果者。修身,固功行之大端也①。

**【注释】**

①功行:指僧道等修行的功夫。

**【译文】**

从来据高位称大臣的奸邪之人不少,绝没有以奸邪而成仙的情况。修身,本来就是修行的重要内容。

# 书付迈

**【题解】**

这是苏轼以父亲的身份对苏迈的谆谆告诫，不但包括"节饮食，晏寝早起"等保养身体的内容，还包括了为人处世要低调、韬光养晦等，可谓用心良苦。

古人有言："有若无，实若虚①。"况汝实无而虚者耶？使人谓汝庸人，实无所能，闻于吾者，乃吾之望也②。慎言语，节饮食，晏寝早起③，务安其形骸为善。临纸以是告汝。付迈。

**【注释】**

①有若无，实若虚：语出《论语·泰伯》："曾子曰：'以能问于不能；以多问于寡；有若无，实若虚，犯而不校。昔者吾友尝从事于斯矣。'"

②望：心愿。

③晏：晚。

**【译文】**

古人曾说过："有看似无，实貌若虚。"何况你其实空虚无有呢？如果人们议论你是平庸之人，确实没有什么才能，能听到这些，才是我的心愿。要言语谨慎，节制饮食，晚睡早起，以求自身安然才好。写信时用这些话告诫你。给迈。

谆勉之词①，大小养具足②。

**【注释】**

①谆（zhūn）勉：教诲勉励。

②大小养：这里指修养身心。大养指修养道德品行等。小养指调养
　身体。

**【译文】**

教诲勉励之词，大养、小养都在其中。


# 龙虎铅汞说 寄子由

**【题解】**

　　从本文中"吾今年已六十"可推知此文当是苏轼在惠州时所作。此
时的苏轼已入暮年，仕途不顺，正如其文中所言，"名位破败，兄弟隔绝，
父子离散，身居蛮夷，北归无日"。或许看破世情，或许百无聊赖，苏轼发
下誓愿要专注养生，修炼文中所说的龙虎诀。之所以写信给苏辙，除了
苏辙亦好此道，与其交流之外，也还有让苏辙督促自己不要半途而废的
意思。

　　这封书信主要围绕着苏轼得到的龙虎诀而展开。龙虎诀属于道教
吐纳修炼之术。文中涉及的隐语较多，但正如本文点评中所言"一切名
相语，可置之不问"，其核心要旨是一贯的。苏轼所论大体上是围绕着心
火（虎）、肾水（龙）关系而展开。苏轼首先介绍了生死与坎离的关系，
认为常人遵循五行之理，会耗损肾水、心火，从而出现"龙飞而汞轻""虎
走而铅枯"的结果，耗损过度则会走向死亡。而修炼之道是要反其道而
行之，通过逆行五行生克之道，追求龙虎诀中所说的"龙从火里出""虎
向水中生"的境界。这种修炼方法的具体步骤，苏轼在文中进行了较为
具体的描述。众所周知，道教内丹修炼是专门之学，传授隐秘，门派众
多，苏轼的修炼方法从而何来，属于什么派别不得而知，但从文中介绍的
情况来看，当不出一般道教内丹术的"筑基培药""坎离相济"等范围。

人之所以生死，未有不自坎离者①。坎离交则生，分则死，必然之道也。离为心，坎为肾。心之所然，未有不正，虽桀、跖亦然②。其所以为桀跖者，以内轻而外重③，故常行其所不然者尔。肾强而溢④，则有欲念，虽尧、颜亦然⑤。其所以为尧、颜者，以内重而外轻，故常行其所然者尔。由是观之，心之性法而正，肾之性淫而邪。水火之德，固如是也。子产曰⑥："火烈，人望而畏之。水弱，人狎而玩之⑦。"古之达者，未有不知此者也。

**【注释】**

①坎离：指八卦中的坎卦和离卦，坎卦象水，离卦象火。

②桀、跖：暴君夏桀和大盗柳下跖的合称，泛指凶恶残暴的人。跖，盗跖，柳下季之弟，春秋时大盗。从卒九千人，横行天下，万民苦之。

③内轻而外重：指轻忽内心而过于追逐外物放纵欲望。

④强而溢：指过度亢盛。

⑤尧、颜：帝尧和颜回。帝尧为圣君，颜回为贤人。

⑥子产：姬姓，名侨，字子产，又字子美，谥成子。春秋时期郑国著名政治家、思想家。他于郑简公时为卿当国，历简公、定公、献公、声公四朝。时当晋楚争霸，郑处两强之间，子产积极进行改革，给郑国带来了新气象，不被兵革者数十年。

⑦"火烈，人望而畏之"几句：语出《左传·昭公二十年》："火烈，民望而畏之，故鲜死焉；水懦弱，民狎而玩之，则多死焉。"

**【译文】**

人的生死，根本都在于坎离的离合消长。坎离相交则生，分开就死，这是必然的规律。心属离火，肾属坎水。心能明辨是非，其认同的没有不善的事，即使是夏桀、柳下跖这样的恶人也一样。他们之所以沦为恶人，是因为轻忽了内心而外欲过重，所以经常违背本心做坏事。肾过度亢盛，就会有欲念，即使是尧和颜回这样的圣贤也一样。他们之所以成为圣贤之人，是因为注重内心而轻忽外欲，所以他们经常遵循本心而为。由此来看，心的本性遵循法度而守正，肾的本性则放纵而趋邪，水火的天然秉性就是这样。子产说过："火势猛烈，人们看见就害怕。水势平缓，人们就戏玩它。"通达之人都懂得这个道理。

龙者，汞也、精也、血也，出于肾，而肝藏之，坎之物也。虎者，铅也、气也、力也，出于心，而肺主之，离之物也。心动则气力随之而作，肾动则精血随之而流。如火之有烟焰，未有复反于薪者也。世之不学道者，其龙常出于水[1]，故龙飞而汞轻；其虎常出于火，故虎走而铅枯。此生人之常理也。顺此者死，逆此者仙。故真人之言曰："顺行则为人，逆行则为道。"又曰："五行颠倒术，龙从火里出。五行不顺行，虎向水中生[2]。"

【注释】

①龙常出于水：此处比喻肾精妄泄。

②"五行颠倒术"几句：语出《还丹内象金钥匙》引《太白真人歌》，意为修炼要逆五行之理，让龙从心火而生，虎从肾水生发。按，五行生克之道，龙本出于肾水，虎本出于心火，这种逆行的修炼方法，苏轼在下段中有详细解释。

【译文】

龙是汞、是精、是血，它生于肾，而藏于肝，属于坎水之物。虎是铅、是气、是力，它生于心，主于肺，属于离火之物。心动则气力就随之产生，肾动则精血随之流动。如同点燃柴薪时产生的烟和火焰，不会再返回到柴薪之中。世上不修道的人，他们的龙精常自肾水中泄出，所以龙精飞散而汞水受损；他们的虎气常自心火发出，因此虎气散失而铅火枯竭。这就是普通人生命的常理。顺此而行就会死去，逆此修炼就会成仙。所以真人说："顺行则为人，逆行则为道。"还说："五行颠倒术，龙从火里出。五行不顺行，虎向水中生。"

有隐者教余曰："人能正坐，瞑目调息，握固定心①，息微则徐闭之。达摩胎息法②，亦须闭。若如佛经，待其自止，恐永不能到也。虽无所念，而卓然精明，毅然刚烈，如火之不可犯。息极则小通之，微则复闭之。方其通时，亦限一息。一息归之，已下丹田中也③。为之惟数，以多为贤，以久为功。不过十日，则丹田温而水上行。愈久愈温，几至如烹。上行如水，翁然如云④，蒸于泥丸⑤。盖离者，丽也⑥。著物而见⑦，火之性也。吾目引于色⑧，耳引于声，口引于味，鼻引于香，火辄随而丽之。今吾寂然无所引于外，火无所丽，则将安往？水，其所妃也⑨，势必从之。坎者，陷也，物至则受，水之性也，而况其妃乎？水火合，则火不炎而水自上，则所谓'龙从火里出'也。龙出于火，则龙不飞而汞不干。旬日之外，脑满而腰足轻⑩。方闭息时，常卷舌而上，以舐悬癰⑪，虽不能到，而意到焉，久则能到也。如是不已，则汞下入口。方调息时，则漱而烹之⑫，满口而后咽，若未满，且留口中，俟后次也。仍以空气送至下丹田。常以意养之，久则化而为铅。此所谓'虎向水中生'也。"

**【注释】**

①握固:屈指成拳。

②达摩:菩提达摩的省称,天竺高僧,本名菩提多罗。于南朝梁入中国,后渡江往北魏,止嵩山少林寺,面壁九年而化。为中华禅宗初祖。胎息法:道家的一种修炼方法。通过锻炼和调整人的呼吸炼气定息。胎息法包括闭息与调息两类,前者通过特殊的闭息锻炼,以逐渐延长停闭呼吸的耐久能力;后者通过调整呼吸,意守入静,静神减息。它们均能激活和积聚体内的元气,从而产生强身祛病、延年增寿的效应。

③丹田:人体部位名。道教称人体有三丹田:在两眉间者为上丹田,在心下者为中丹田,在脐下者为下丹田。

④蓊(wěng)然:茂盛聚集的样子。

⑤泥丸:指脑部。道教谓脑神名精根,字泥丸,其神所居之处为泥丸宫。

⑥丽:附着,依附。

⑦著:附着。

⑧引:招致,接触。

⑨妃:配合,辅助。

⑩脑满:指头脑充盈。

⑪舐(shì):舔。悬癰:即悬雍,指口腔内软腭游离缘向下突出的部分,俗称"小舌头"。《一切经音义·十诵律》:"悬癰……谓喉中肉也。"

⑫漱而烹之:在口中漱真汞如同烹煮。

**【译文】**

一位隐士教导我说:"人如果能端坐,闭目调息,以握固之法,安定心神,气息渐微时就慢慢屏息。达摩胎息法也须屏息。如果像佛经所说,等气息自然停止,恐怕最终达不到。此时虽然没有杂念,却心神澄明,意志坚决刚烈,如同火一样不可侵犯。气息屏到极处略微流通,微弱时就又闭气。

调息时，要控制在一息之中，一息之气返归于丹田之中。这样反复修炼，次数越多越好，时间越长越有功效。不超过十天，就会感到丹田发热而肾水上行。时间越长丹田越温热，几乎像烹煮一样。肾水上行如云雾，上蒸于泥丸宫。离，就是附丽的意思，依附于物体而显现，这是火的特性。我平时眼睛接触色彩，耳朵接触声音，口腔接触味道，鼻子接触香气，心火则随之附丽。现在我凝神内守不接触外物，心火也就无所依附，将到哪里去呢？水是火的配属，势必会相随。坎是陷的意思，可包容万物，这是水的特性，更何况是与其相配的火呢？水火相合，就会心火不热而肾水自然上升，就是所说的'龙从火里出'。龙出于火，则龙不飞散而汞就不会耗损。十天以后，就会感到头脑充盈而腰足轻健。闭息之时，常将舌头卷起来向上去舐舐悬雍。即使开始舐不到，只要意念专注，久之就能达到。如果这样不停坚持，真汞就会自然产生在口中。在调养气息时，让真汞在口中漱荡如同烹煮，等口中满了以后再咽下，如果没满，就留在口中等待下次。仍用虚空之气引导其到下丹田。经常以意念养护，时间长了就会化为元铅。这就是所谓的'虎向水中生'。"

　　此论奇而通，妙而简，决为可信者。然吾有大患，平生发此志愿百十回矣，皆谬悠无成①。意此道非捐躯以赴之，刿心以受之，尽命以守之，不能成也。吾今年已六十，名位破败，兄弟隔绝，父子离散，身居蛮夷，北归无日，区区世味②，亦可知矣。若复谬悠于此，真不如人矣！故数日来，别发誓愿。譬如古人避难穷山③，或使绝域④，啮草啖雪，彼何人哉！已令造一禅榻、两大案明窗之下，专欲治此。并已作干蒸饼百枚。自二月一日为首，尽绝人事。饥则食此饼，不饮汤水，不啖食物，细嚼以致津液，或饮少酒而已。午后略睡。一更便卧，三更乃起，坐以达旦。有日采日，有月采月。

余时非数息炼阴,则行今所谓龙虎诀尔。如此百日,或有所成。不读书不著文,且一时阁起⑤,以待异日。不游山水,除见道人外,不接客,不会饮,皆无益也。深恐异流之性,不能终践此言,故先书以报,庶几他日有惭于弟而不敢变也。此事大难,不知果能不惭否? 此书既以自坚,又欲以发弟也⑥。

**【注释】**

①谬悠:虚妄。

②区区世味:指人世间各种滋味。

③穷山:荒山。

④使:出使。绝域:极远之地。

⑤阁起:停止,搁置。

⑥发:启发。

**【译文】**

这些道理神奇而通达,玄妙而简约,一定可信。但我有个大毛病,平生发愿上百次了,都最终散漫没有达成。我心里想如果不倾注性命践行、剖心接纳、誓死坚守,终究难成就。我现在已六十岁了,功名破败,兄弟隔绝,父子离散,身居在这蛮夷之地,回归中原无望,人间的各种滋味早就尝够了。如果再这样虚度下去,就真枉称为人了。因此近几日,我又立下誓愿。像古人避难于穷山,或者出使极远之地,吃草饮雪,那是些什么人啊! 我已让人制作一个禅榻、两个长案,放置在明窗之下,专心进行修炼。更准备了上百枚干蒸饼。从二月一日开始,断绝人事往来,饿了就吃饼,不喝汤水,不吃其他食物,细嚼干饼以生津液,偶尔饮一些清酒。午后睡一会儿。晚上一更睡下,三更起身,打坐到天亮。有太阳就采日光,有月亮就采月华,其余时间不是行吐纳炼阴之术,就是修习所说的龙虎诀。这样坚持一百天,可能会有收益。在此期间不读书,也不写文章,暂且放起来,等以后再说。也不游山玩水,除见道人外,不接待其他客人,不聚会饮酒,这些都无益处。我很担心自己半途而废的习性,不能最终践行誓言。因此先写信告诉你,希望会因为怕面对你惭愧而不改决心。这些事太难,不知将来是否能真的不惭愧呢?这封信既要坚定自己的决心,又想激励你。

　　卷舌以舐悬癰,近得此法,初甚秘惜之。此禅家所谓向上一路<sup>①</sup>,千金不传人。所见如此,虽可笑,然极有验也。但行之数日间,舌下筋急痛,当以渐驯致<sup>②</sup>。若舌尖果能及悬雍,则致华池之水<sup>③</sup>,莫捷于此也。又言此法名"洪炉上一点雪"<sup>④</sup>,宜且秘之。

**【注释】**

①向上一路:指至高至上的顿悟境界。宋代禅宗语录中常出现类似话语。

②驯致:指逐渐达到。语出《周易·坤卦》:"履霜坚冰,阴始凝也;驯致其道,至坚冰也。"

③华池之水:即口水。华池,道教将人舌下部位称为"华池"。

④洪炉上一点雪:禅林用语。又叫洪炉点雪、红炉点雪,指旺火盛燃之炉上的一片雪,意为十分渺小、不留痕迹。

**【译文】**

卷舌舔舐小舌,是最近得到的秘法,开始非常秘密珍惜。这是禅家所说的向上一路,千金不传人。所见的这些,虽然可笑,但很有效验。只是坚持几天,舌下的筋剧烈疼痛,应逐渐练习以达到目的。如果舌头真的能舔到小舌,那么,没有比这更快产生华池之水的了。又听说这种方法叫"洪炉上一点雪",应当将其保密。

窾要大具矣①。一切名相语，可置之不问。

**【注释】**

①窾（kuǎn）要：关键，要害。

**【译文】**

关键都大体具备了。一切名相的称谓，可以置之不理。

# 续《养生论》

**【题解】**

此文与上篇《龙虎铅汞说寄子由》关系密切，都是在谈论内丹养生术，可以结合起来看。虽然炼丹通常被认为是道家的修炼方法，但在本文中，苏轼不仅将儒家所推崇的"思无邪"与炼丹相联系，还引用了佛教经典中的"非作故无，本性无故"，体现了其思想中三教糅合、互相交融的特点。

郑子产曰："火烈，人望而畏之；水弱，人狎而玩之。"翼奉论"六情十二律"①，其论水火也，曰："北方之情好也，好行贪狼②。南方之情恶也，恶行廉贞③。廉贞故为君子，贪狼故为小人。"予参二人之学，而为之说曰："火烈而水弱，烈生正，弱生邪，火为心，水为肾。故五藏之性④，心正而肾邪，火为心，水为肾。肾无不邪者，虽上智之肾亦邪⑤。然上智常不淫者，心之官正，而肾听命也。心无不正者，虽下愚之心亦正。然下愚常淫者，心不官而肾为政也。"知此，则知铅汞龙虎之说。

**【注释】**

①翼奉：字少君。西汉经学家。好律历阴阳之学。六情十二律：《汉书·翼奉传》载翼奉上书曰："北方之情，好也；好行贪狼，申子主之。东方之情，怒也；怒行阴贼，亥卯主之。贪狼必待阴而后动，阴贼必待贪狼而后用，二阴并行，是以王者忌子卯也。《礼经》避之，《春秋》讳焉。南方之情，恶也；恶行廉贞，寅午主之。西方之情，喜也；喜行宽大，巳酉主之。二阳并行，是以王者吉午酉也。《诗》曰：吉日庚午。上方之情，乐也；乐行奸邪，辰未主之。下方之情，哀也；哀行公正，戌丑主之。辰未属阴，戌丑属阳，万物各以其类应。"

②贪狼：犹贪狠。

③廉贞：方正忠贞。

④五藏：即五脏，心、肝、脾、肺、肾五种器官。藏，同"脏"。

⑤上智：具有高度智慧的圣哲之人。

**【译文】**

郑国的子产说："火烈，人望见便害怕它。水弱，人便接近戏玩。"翼奉论述"六情十二律"，论述水火时说："北方之情是喜好，喜好就会变得贪狠。南方之情是厌恶，厌恶就会变得廉贞。廉贞所以成为君子，贪狠便会成为小人。"我参考二人的学说，提出自己的想法："火烈而水弱，烈生正，弱生邪。火为心，水为肾。所以五脏的本性，心正而肾邪。只要是肾，就没有不邪的，即使是最有智慧的人的肾性也是邪的。但最有智慧的人通常不犯淫邪，是因为心的官能正直，而肾听命于心。只要是心，就没有不正的，即使是最愚笨的人，他们的心也是正的。但是最愚笨的人常犯淫邪，是因为心没有起到主宰作用，而由肾主政。"了解了这一点，便能理解铅汞龙虎之说了。

何谓铅？凡气之谓铅。或趋或蹶①，或呼或吸，或执或击,凡动者皆铅也。肺实出纳之,肺为金,为白虎,故曰铅,又曰虎。何谓汞?凡水之谓汞。唾涕、脓血、精汗、便利,凡湿者皆汞也。肝实宿藏之,肝为木,为青龙。故曰汞,又曰龙。古之真人论内丹者曰:"五行颠倒术,龙从火里出。五行不顺行,虎向水中生。"世未有知其说者也。方五行之顺行也。则龙出于水,虎出于火,皆死之道也。心不官而肾为政,声色外诱,邪淫内发,壬癸之英②,下流为人,或为腐坏,是汞龙之出于水者也。喜怒哀乐皆出于心者也,喜则攫拿随之③,怒则殴击随之。哀则擗踊随之④,乐则抃舞随之⑤。心动于内,而气应于外,是铅虎之出于火者也。汞龙之出于水,铅虎之出于火。有能出于火,有能出于水,而复返者乎?故曰皆死之道也。

**【注释】**

①趋:快走。蹶(jué):跌倒。

②壬癸之英:阴阳之水的精华。壬,壬水,属阳。癸,癸水,属阴。

③攫拿:夺取。

④擗(pǐ)踊:捶胸顿足,形容极度悲哀。擗,捶胸。

⑤抃(biàn)舞:拍手而舞。极言欢乐。抃,鼓掌,表示欢喜。

**【译文】**

什么叫铅?只要是体中的气就称为铅。快走和跌倒,呼气和吸气,执握和击打,凡是运动都是铅在起作用。肺呼出和容纳着铅,肺为金,为白虎,所以称为铅,又叫虎。什么叫汞?凡是体中的水都称作汞。唾液涕泪、脓液血液、精液汗液、大小便,只要是性湿的都是汞。肝起着蓄藏它们的作用,肝为木,为青龙,所以称作汞,又叫龙。古代的真人论述内丹说:"五行颠倒术,龙从火里出。五行不顺行,虎向水中生。"世人没有懂得内中含义的。当五行顺行时,龙从水中出,虎从火中出,这都是致死之道。心如果不能主宰而由肾气主宰,声色从外面诱惑,淫邪从体内发作,阴阳之水的精华,向下从人体泄出,有的腐坏,这就是汞龙从水中出来。喜怒哀乐都从心中产生,喜欢就会有夺取的动作,愤怒就会有攘臂挥拳的动作,哀伤就会有捶胸顿足的动作,快乐就会有手舞足蹈的动作。心动于内,而气应于外,这样铅虎便从火中出来。汞龙从水中出来,铅虎从火中出来,有能从火中出来,或者从水中出来,而又返回去的吗?所以说这都是使人走向死亡的道路。

　　真人教之以逆行,曰:"龙当使从火出,虎当使从水生也。"其说若何? 孔子曰:"思无邪①。"凡有思皆邪也,而无思则土木也。孰能使有思而非邪,无思而非土木乎? 盖必有无思之思焉。夫无思之思,端正庄栗②,如临君师,未尝一念放逸。然卒无所思。如龟毛兔角③。非作故无本性,无故是之谓戒。戒生定,定则出入息自住,出入息住,则心火不复炎上。火在《易》为离。离,丽也。必有所丽,未尝独立,而水其妃也,既不炎上,则从其妃矣。水火合而壬癸之英上流于脑而溢于玄膺④,若鼻液而不咸,非肾出故也,此汞龙之自火出者也。长生之药,内丹之萌,无过此者矣。

**【注释】**

①思无邪:语出《论语·为政》:"子曰:'《诗》三百,一言以蔽之,曰'思无邪'。"

②庄栗:庄重,庄严。

③龟毛兔角:佛教用语。龟没有毛,兔没有角。仅有其名而无其实。佛典常用以譬喻空理。

④玄膺：道教中指头和喉头的中央部位。

**【译文】**

真人教授逆行之法，说："龙应当让其从火中出，虎应当使其从水中出。"他说的是什么意思呢？孔子说："思无邪。"凡思虑都属于邪，但不思虑就如同土木。谁能思虑却不淫邪，不思虑又非同土木呢？那一定有无思之思。无思之思，端庄严正，如面对君王和老师，不敢有一点放纵的念头，最终没有思虑。就好比龟长毛兔生角，既然不可能便不存在本性，无缘无故也就是戒。戒便生出安定，安定便能呼吸出入都静止，即所谓的龟息。呼吸静止，心火便不再向上。火在《周易》里为离卦。离，有附丽之意。火一定有所附着，不会独存，水便是它的配偶。火既然不向上，便跟从它的配偶水。水火交合，阴阳之水的精华便向上流入脑，并充盈在咽喉之间的玄膺，像是鼻涕却不咸，因为不是从肾中产生的，而是汞龙从火中生出。长生之药，内丹之萌，没有比它更好的了。

阴阳之始交，天一为水①，凡人之始造形，皆水也，故五行一曰水。得暖气而后生，故二曰火。生而后有骨，故三曰木。骨生而日坚，凡物之坚壮者，皆金气也，故四曰金。骨坚而后肉生焉，土为肉，故五曰土。人之在母也，母呼亦呼，母吸亦吸，口鼻皆闭，而以脐达。故脐者，生之根也。汞龙之出于火，流于脑，溢于玄膺，必归于根。心火不炎上，必从其妃，是火常在根也。故壬癸之英，得火而日坚，达于四支，浃于肌肤而日壮②，究其极，则金刚之体也。此铅虎之自水生者也。龙虎生而内丹成矣。故曰顺行则为人，逆行则为道，道则未也，亦可谓长生不死之术矣。

【注释】

①天一为水：《周易·系辞上》："天数五，地数五。五位相得而各有合。"王弼注："天地之数各五，五数相配，以合成金、木、水、火、土。"孔颖达疏："若天一与地六相得，合为水，地二与天七相得，合为火，天三与地八相得，合为木，地四与天九相得，合为金，天五与地十相得，合为土也。"所谓"天数五，地数五"，指天一、地二、天三、地四、天五、地六、天七、地八、天九、地十。

②浃（jiā）：深入。

【译文】

阴阳最初交汇，从天一生水开始，所以人最初成形时，也是水化生，因而五行中的第一便是水。得温热后便生长，因而第二便是火。生后便有骨，因而第三便是木。骨头越长越坚硬，凡事物能坚硬、壮大，都是由于金气，所以第四便是金。骨头坚硬后便长了肉，土属于肉，因而第五便是土。人在母亲体内时，母亲呼气便跟着呼气，母亲吸气也随着吸气。口鼻都闭着，全靠脐带连接，所以说脐是生命的根基。汞龙从火中出来，流注脑中，充盈在咽喉之间，最后一定要归于肚脐这个根基。火不向上冲，就一定要顺从它的配偶水，这样火也常存于肚脐这生命之根了。所以壬癸之英，得到火的配合就日益坚固，流布四肢，深入肌肤之中，一天天强壮，达到极致，便是金刚之体。这就是铅虎从水中出现。龙虎化生，而内丹也就炼成了。所以说顺行是常人，逆行就能得道，即使不能得道，也可以说是长生不死之术。


　　精研明悉，不是玄门一家之言。


【译文】

精深研究明白详尽，并非玄门一家之言。

# 养生诀上张安道

## 【题解】

苏轼在养生方面搜集、整理的方法和经验非常多,如这篇《养生诀》中所言,他通过读书、向方士请教等方法积累的养生法"其法百数"。而面对如此多的形形色色的养生方法,苏轼并非全然照做,而是"择其简易可行者,间或为之",可见,在养生领域,苏轼并不追求怪力乱神,更不会轻易尝试。这里告诉张安道的所谓"养生诀"属于呼吸吐纳的功夫,从信中来看,苏轼是坚持了一段时间,而且感受到一定效果,所以才向朋友推荐。

近年颇留意养生,读书延问方士多矣①,其法百数,择其简易可行者,间或为之,辄有奇验。今此法特究其妙,乃知神仙长生非虚语尔。其效初不甚觉,但积累百余日,功用不可量,比之服药,其力百倍。久欲献之左右,其妙处非言语文字所能形容,然可道其大略。若信而行之,必有大益,其诀如左:

## 【注释】

①延问:请教询问。

## 【译文】

近年来,我很留意养生之道,读书和请教的方士非常多,得到了数以百计的方法,选择其中简单易行的方法,偶然试试,就很有奇效。如今这种方法尤其穷尽其中奥妙,才知道神仙长生不是假话。它的效果开始时感觉不很明显,只要坚持累计到百天后,功用不可限量,比服药强百倍。很早就想把这种方法告诉给你,它的妙处不是语言文字所能表达的,但可以说出个大概。如果相信并修习，必定大有益处。密诀如下：

　　每夜以子后<sup>①</sup>，三更三四点至五更以来<sup>②</sup>。披衣起，只床上拥被坐亦可。面东或南，盘足，叩齿三十六通<sup>③</sup>，握固，以两母指握第三指，或第四指握母指，两手拄腰腹间也。闭息，闭息最是道家要妙。先须闭目净虑，扫灭妄想，使心源湛然<sup>④</sup>，诸念不起，自觉出入息调匀，即闭定口鼻。内观五脏，肺白、肝青、脾黄、心赤、肾黑<sup>⑤</sup>，当更求五脏图，常挂壁上，使心中熟识五脏六腑之形状。次想心为炎火，光明洞彻，入下丹田中<sup>⑥</sup>，待腹满气极，即徐出气，不得令耳闻。候出入息匀调，即以舌接唇齿内外，漱炼津液<sup>⑦</sup>，若有鼻涕，亦须漱炼，不嫌其咸。漱炼良久，自然甘美，此是真气，不可弃之。未得咽下。复前法。闭息内观，纳心丹田，调息漱津。皆依前法，如此者三。津液满口，即低头咽下。以气送入丹田，须用意精猛<sup>⑧</sup>，令津与气谷谷然有声，径入丹田。又依前法为之，凡九闭息，三咽津而止。然后以左右手热摩两脚心，此涌泉穴上彻顶门<sup>⑨</sup>，气诀之妙。及脐下腰脊间，皆令热彻。徐徐摩之，微汗出不妨，不可喘促。次以两手，摩熨眼面耳项<sup>⑩</sup>，皆令极热。仍按捏鼻梁左右五七下，梳头百余梳而卧，熟寝至明。

**【注释】**

①子：子时。指晚十一时至次日晨一时的两个小时。

②三更三四点：古代每夜分为五更，每一更次分为五点。三更三四点大约是现代零点到零点三十分前后。五更：古代将自黄昏至拂晓的一夜间分为五段，称为"五更"。第五更即天将明时。

③叩齿：牙齿上下相碰击。古代的一种养生之法。

④湛然：清明莹澈的样子。

⑤肺白、肝青、脾黄、心赤、肾黑：据五行说，肺属金，色白；肝属木，色青；脾属土，色黄；心属火，色赤；肾属水，色黑。

⑥下丹田：道教称人体有三丹田，在脐下者为下丹田。

⑦津液：中医对人体内液体的总称，包括血液、唾液、泪液、汗液等。通常专指唾液。

⑧精猛：专心致力。

⑨涌泉穴：中医穴位名。在足心。《素问·阴阳离合论》："少阴根起于涌泉。"彻：通。顶门：指头顶的前部。因其中央有囟门，故称。

⑩摩熨：按摩。

## 【译文】

　　每天夜里子时后，三更三四点至五更之间。披衣坐起，只在床上拥被而坐也行。面向东或南，盘起腿，叩齿三十六遍，握拳，以两拇指握第三指，或者第四指握拇指，两手撑在腰腹间。闭住气息，闭气尤其是道家的奥妙之法，首先必须闭目排除杂念，去掉妄想，使心寂净，不起任何欲念，自然调匀气息，就会紧闭口鼻。内观五脏，肺为白色，肝为青色，脾为黄色，心为红色，肾为黑色。应找到五脏图，经常悬挂在墙上，使心中熟知五脏六腑的形状。接着想象心为火，光明透亮，进入下丹田中，等到腹满气足，就慢慢出气，不能让耳朵听见。等到气息调匀，就以舌头抵住唇齿里外漱炼口水，如果有鼻涕，也必须漱炼，不要嫌它咸。漱炼久了，就会感到甜美，这是真气，不可丢弃。不能咽下。将上述方法重复做。闭息内观，纳心于丹田，调息漱口水，都依上述方法。依此法做三遍，津液满口，就低头咽下，用气把津液送进丹田，必须专心致力，使津液与气发出谷谷声，直入丹田。再依上述方法做，共须九次闭息，三次咽下津液才停止。然后用左右手按摩两脚心，使脚心发热，此涌泉穴上通顶门，是气诀的奥妙之处。同时按摩肚脐下腰脊间，都让它们热透。慢慢按摩，微微出汗没关系，不能急促喘气。接着用两手按摩眼睛、面部、耳朵、脖子,都使它们感到特别热。再按捏鼻梁两边五至七下,梳头百余遍躺下,熟睡到天亮。

　　右其法至简近,唯在常久不废,即有深功①。且试行一二十日,精神自已不同,觉脐下实热,腰脚轻快,面目有光,久之不已,去仙不远。但当习闭息,使渐能迟久②。以脉候之,五至为一息。近来闭得渐久,每一闭,百二十至而开,盖已闭得二十余息也。又不可强闭多时,使气错乱,或奔突而出,反为害。慎之!慎之!又须常节晚食,令腹中宽虚,气得回转。昼日无事,亦时时闭目内观,漱炼津液咽之,摩熨耳目,以助真气。但清净专一,即易见功矣。神仙至术,有不可学者:一忿躁,二阴险,三贪欲。公雅量清德,无此三疾,切谓可学③,故献其区区,笃信力行,它日相见,复陈其妙者焉。文书口诀,多枝词隐语④,卒不见下手门路⑤。今直指精要,可谓至言不烦,长生之根本也。幸深加宝秘,勿使浅妄者窥见,以泄至道。

【注释】

①深功:大功效。

②迟久:即持久。

③切:实在。

④枝词:指无关要旨,偏离主题的言辞。隐语:指不直说本意而借别的词语来暗示的话。类似今之谜语。

⑤门路:方法。

【译文】

上述方法非常简单,只是须长期坚持,才有大功效。姑且试做一二十天,自然会感到精神不一样,会觉得肚脐下发热,腰身轻快,面目有光,坚持下去不停止,离成仙就不远了。但应该练习闭气,使得能渐渐持久。脉搏搏动五下为一息。我最近闭气渐渐闭得久了,每次能达到脉搏搏动一百二十下,已经是二十多息了。但又不能勉强久闭气,使得气息错乱,甚至喷吐而出,这样反而对身体有害。千万要谨慎!千万要谨慎!还必须经常节制晚餐,让腹中宽虚,使气息能够回转。白天无事时,也经常闭目内观,漱炼口水咽下,按摩耳朵和眼睛,以帮助真气运行。只要清净专一,就容易见功效。神仙的精妙之术,以下三种类型的人不能学:一是急躁,二是阴险,三是贪婪。先生是清雅的有德之人,没有这三种毛病,实在很适合学习此功,因此诚心把它献给您,诚信力行,将来见面时,再陈述其中的妙处。文书上的口诀,很多是枝蔓之词和隐语,终究不知从何处下手。现在直接指出精要之处,可以说是要言不烦,是长生的根本。请珍惜保密,不要让浅薄狂妄的人看到,泄漏了这精妙之道。

亦是有为法,却甚简易。

**【译文】**

也是可以施行的方法,却非常简易。

# 养生偈

**【题解】**

本文与下一篇《养生偈》,都是以偈文的形式介绍道家的养生功法,文字简短,韵律和谐。众所周知,苏轼的养生实践十分丰富,道家的养生功法他也多有涉猎,此文正反映了他在这方面的实践体会。不过由于此类功法在古代的流传较为私密,即便是文字也很隐讳,所以常人并不宜擅自修炼。

　　已饥方食①，未饱先止，散步逍遥②，务令腹空。当腹空时，即便入室③，不拘昼夜，坐卧自便，惟在摄身④，使如木偶。常自念言："我今此身，若少动摇，如毛发许，便堕地狱，如商君法⑤，如孙武令⑥，事在必行，有死无犯。"又必用佛，及老庄语，视鼻端白⑦，数出入息⑧，绵绵若存，用之不勤⑨。数至数百，此生寂然，此身兀然，与虚空等，不烦禁制，自然不动。数至数千，或不能数，则有一法，强名曰随，与息俱出，复与俱入，随之不已，一旦自住，不出不入。或觉此息，从毛孔中，八万四千⑩，云蒸雨散，无始已来，诸病自除，诸障自灭⑪，自然明悟。譬如盲人，忽然有眼，此时何用，求人指路，是故老人，言尽于此。

**【注释】**

①已饥方食：感到饥饿才进食。

②散步逍遥：随意漫步。

③入室：底本作"入定"，误。苏轼文集通行本皆作"室"，据改。

④摄身：收敛身体。摄，收敛，收紧。

⑤商君法：商鞅的法度，以律法严酷著称。

⑥孙武令：孙武的军令，以纪律严明而著称。

⑦视鼻端白：佛教修行法之一。注目谛观鼻尖，时久鼻息成白。

⑧出入息：指呼吸的次数。

⑨用之不勤：指呼吸不要太过频繁。

⑩八万四千：本为佛教表示事物众多的数字，用以形容极多。

⑪障：佛教语。业障，烦恼。

**【译文】**

感觉饿了才吃，还未吃饱时就要停止，吃饱后要自在散步，务必要让肚腹不饱胀。等到腹空之后，就回到屋里，不管白天还是晚上，坐着或躺着都可以，重点在于收敛身子，使身体像木偶一样。经常自己念这番话："现在我的这副身体，若有丝毫的像毛发那么小的动摇，就让我坠入地狱。这个要求如同商鞅的法度，如同孙武军令，计划了事情就立刻去做，宁死去也不能违犯。"还要按照佛家和道家所说的那样看着自己的鼻子尖，数自己的呼吸数，呼吸绵长只要存在就可以，不要呼吸的太频繁。数到数百下的时候，心中宁静，身体放松，如同虚空，不用克制自己，身体自然就不动了。数到几千次，或者数不清了，那么还有一个办法，勉强命名叫"随"，让意念跟着呼吸离开身体，接着再进入身体，随而不停，一旦意念自己停住，呼吸也会停止。可能会觉得自己的呼吸，从无数毛孔中，像云雾一样散发出去，一切来自世间的疾病都被带走了，那些身体和精神上的烦恼也消失了，自然会得到明澈和顿悟。就好像盲人，眼睛忽然能看到了，这个时候哪里还需要别人指路呢？所以老人的养生之道这就是全部了。

　　曲折随势，如自然曲木，几不施雕琢。　王圣俞

**【译文】**

　　曲折随势，如自然的曲木，几乎没有任何雕琢。　王圣俞


# 养生偈

**【题解】**

　　这篇《养生偈》文字简短，但内容较为玄虚，大体来看，描述的主要是吐纳导引之类的养生功法，重在调息与守静。苏轼爱好广泛，各种养生功法涉猎广泛，与道教人士颇多来往，对这些偏于道家的修炼术应该也有一定的实践经历。但修炼效果如何，是否达到了文中所说的"闲之

廓然,存之卓然,养之郁然,炼之赫然"的境界则不可知。但至少就功法来说,他自己也承认其弟苏辙要比他更为有成效,可能这与个人的性情禀赋也有很大的关系。

闲邪存诚①,练气养精。一存一明,一练一清。清明乃极,丹元乃生②。坎离乃交③,梨枣乃成④。中夜危坐⑤,服此四药。一药一至,到极则处,几费千息⑥。闲之廓然⑦,存之卓然,养之郁然⑧,炼之赫然⑨。守之以一,成之以久。功在一日,何迟之有。

**【注释】**

①闲邪:防止邪恶。闲,防止,限制。

②丹元:道教语。心神。《黄庭内景经》:"心神丹元自守灵。"

③坎离乃交:谓铅汞、水火、阴阳交合。详见本卷《龙虎铅汞说》一文。

④梨枣:交梨火枣,道家所说的仙果。

⑤危坐:以两膝着地,耸起上身为"危坐",表示严肃恭敬。

⑥息:一呼一吸为一息。

⑦廓然:空旷寂静的样子。

⑧郁然:繁盛的样子。这里形容精气充盈。

⑨赫然:光彩鲜明的样子。这里指容貌容光焕发。

**【译文】**

防止邪念自存诚心,修炼真气保养精神。有一分存养就有一分明智,有一分修炼就会有一分清静。清静光明达到极限,丹元就会生发。坎水离火交会,交梨火枣才能生成。半夜危坐,服食这四种方药。每一种药都有一种药的作用,到了极限就安然处之,这要历时将近一千次呼吸的时间。邪念已被防止内心空旷寂静,诚心留存便会意志卓越,诚心被滋养便会精气充盈,真气得到修炼便会容光焕发。坚持修炼守一之术,修炼成功要长久的时间。但终究会有练成的一天,有什么迟不迟的呢?

《易》曰:"闲邪存其诚①。"详味此字,知邪中有诚,无非邪者,闲亦邪也。至于无所闲,乃见其说者。幻灭灭故,非幻不灭②。先生自注。

**【注释】**

①闲邪存其诚:约束邪念,保持诚实。出自《周易·乾·文言》。

②幻灭灭故,非幻不灭:指假象如虚幻境终而消失,而真象常住不会消失。这里化用了《圆觉经》中的语句:"幻身灭故,幻心亦灭;幻心灭故,幻尘亦灭。"

**【译文】**

《周易》中说:"防止邪恶保持诚实。"详细地玩味这几个字的意思,知道邪恶中也有诚信,没有不包含邪恶的诚实,防止也是邪。到了没有什么可防止的时候,才全都是诚实了。假象如虚幻境终而消失,而真象常住不会消失。先生自注。

# 守气诀

**【题解】**

《守气诀》原名《海上道人传以神守气诀》,作于绍圣四年(1097),苏轼当时在惠州。苏轼在海上时曾自称"铁冠道人",因此这里的"海上道人"究竟是另有其人,或便是自指也未可知。

海上道人传心神守气诀:"但向起时作,还于作处收①。

蛟龙莫放睡②,雷雨直须休③。要会无穷火,尝观未尽油④。夜深人散后,惟有一灯留⑤。"

**【注释】**

①但向起时作,还于作处收:冯应榴注:"《抱朴子》:胎息者,谓以鼻口呼吸,如在胞胎中初学行气,常令入多出少。"起时,开始的地方,与下句"作处"呼应。

②蛟龙:指心神。与下文"雷雨""无穷火""未尽油""一灯"等皆为道教修炼术语。

③雷雨直须休:指不能让心神像雷雨一样猛烈动荡。

④要会无穷火,尝观未尽油:意思是如果想要生命之火长久,体内就要有如用不尽的灯油一样的真气。冯应榴注:"《庄子·养生主》篇:指穷于为薪,火传也,不知其尽也。"

⑤灯:佛教以为灯能指明破暗,因用以喻佛法。这里指真气。

**【译文】**

海上道人传授心神守气诀:"从开始的地方运行,又在这里结束。蛟龙不能昏昏欲睡,也不要像雷雨一样激荡而应安静下来。要与无穷之火相会,就要有燃烧不尽的灯油。夜深人散之后,只有一盏灯还存留。"

"一灯",非阳明之良知耶①?

**【注释】**

①阳明:王阳明,明代著名思想家,"良知"乃是其思想中重要的概念。

**【译文】**

"一灯",莫不是王阳明所说的良知吗?

# 导引

## 【题解】

　　导引是古代将呼吸与肢体运动相结合的一种养生功夫，与现代的保健体操相类似，但格外讲究呼吸的配合。苏轼在文中记载了导引家的两句口诀，对于理解导引的要旨有一定帮助。

　　导引家云："心不离田[①]，手不离宅[②]。"此语极有理。又云："真人之心，如珠在渊；众人之心，如泡在水[③]。"此善譬喻者。

## 【注释】

　　①心不离田：意为心不散漫，要有定心。田，心田。道教谓神在人体中所居之处。

　　②手不离宅：手的动作始终与心神配合。宅，神宅，神在身体中寄托之所。

　　③如泡在水：如同气泡在水中。比喻随时会破灭。

## 【译文】

　　导引家说："内心不散乱，手不离心神。"这句语非常有道理。又说："真人之心，如明珠在深渊；众人之心，如气泡在水中。"这是非常好的譬喻。

　　玄门中多外道语[①]，如此二则，皆正论也。

## 【注释】

　　①外道：泛指不合于正道的论说。

**【译文】**

玄门中多不合正道的话语，但像这里的两则，都是正道的言论。

# 采日月华赞

**【题解】**

所谓日月华，就是采集日月的精华，属于道家的修炼功夫，本质上属于服气的一种。在赞文之前，苏轼有小叙交代写作缘由，由于不明原因，苏轼虽然修炼这种功夫，但却没有得到咒语，所以他就根据自己所悟撰写了这篇赞文。其大胆创新的精神固然值得肯定，但是是否与原本的咒语相合就不得而知了。

　　每日采日月华时，不能诵得古人咒语，以意撰数句云：

**【译文】**

　　每天采集日月光华时，没有得到古人的咒语来念诵，根据自己的感悟撰写几句说：

　　我性真有①，是身本空。四大合成②，与天地通。如莲芭蕉③，万窍玲珑。无道不入，有光必容。瞳瞳太阳④，凡火之雄。湛湛明月⑤，众水之宗。我尔法身，何所不充。不足则取，有余则供。取予无心，唯道之公。各忘其身，与道俱融。

**【注释】**

①我性：即佛教所谓自性，指事物的本体、本质。

②四大：佛教称地、火、水、风为四大，四者构成万物。

③莲：即莲花。

④瞳瞳（tóng）：明亮的样子。

⑤湛湛：清澈澄明的样子。

**【译文】**

自性是存在的，但身体是空无的。由地水火风四大合成，与天地相通。如同莲花芭蕉，身有万窍玲珑。没有一处不能进入，有光就能照进。明亮的太阳，是火中之精；清澈的明月，是众水之宗。我和你的法身，有什么不能充盈？不足便要吸纳，有余就为外提供。取入和给予都是无心之举，只是遵依天道的公平。各自忘记自身，与大道一起圆融。

# 思无邪丹赞

**【题解】**

"思无邪"本出自《论语》，是孔子对于《诗经》所阐发的观点，在经学史上影响很大。东坡受其影响很深，在多篇文章中都提到，并有《思无邪丹赞》《思无邪斋铭》等以"思无邪"为题的文章，足见他的喜爱程度。本篇《思无邪丹赞》作于惠州之时，记录的是其进行道家内丹功法修炼之事，他将这种通过功法所炼成的"金丹"称为"思无邪"。

饮食之精①，草木之华，集我丹田，我丹所家②。我丹伊何？铅汞丹砂。客主相守，如巢养鸦。培以戊己③，耕以赤蛇。化以丙丁④，滋以河车⑤。乃根乃株，乃实乃华。昼烁于日⑥，赫然丹霞⑦。夜浴于月，皓然素葩⑧。金丹自成，曰思无邪。

**【注释】**

①精：精粹。

②我丹所家：意为丹田是我修炼内丹的家宅。

③戊己：按照五行和天干相配的情况，戊己位于中央属土，故这里代指土。

④丙丁：丙丁五行中属火，这里代指火。

⑤河车：道教炼丹术语，道家修炼之药。其具体所指存在争议。《周易参同契》中有"五金之主，北方河车"之语。

⑥烁：苏轼文集通行本皆作"炼"。

⑦丹霞：即所谓日华。

⑧素葩：即所谓月华。

**【译文】**

饮食中的精粹，草木中的精华，汇集于我的丹田，这里是修炼丹药的家宅。我的丹药究竟是什么？铅汞和朱砂。主客互相守卫，如同鸟巢养育雀鸦。以戊己土培育，以赤蛇耕耘。以丙丁火化育，以河车水滋养。生出根和植株，结出果实和花朵。白天在日光下修炼，明亮如丹红霞。夜晚沐浴于月光下，洁白如素葩。金丹自然炼成，就叫"思无邪"。

　　此赞信笔直书，不加点定①，殆是天成，非以意造也。绍圣元年十月二十日。先生自记。

**【注释】**

①点定：改正文字。

**【译文】**

这篇赞文信笔写成，不加修改，大概是天使成之，不是人为构思创作。绍圣元年十月二十日。先生自记。

# 思无邪斋铭

## 【题解】

思无邪斋本是惠州嘉祐寺中的一间居室，关于《思无邪斋铭》的创作背景，苏轼《虔州崇庆禅院新经藏记》中曾经提及："谪居惠州，终岁无事，宜若得行其志。而州之僧舍无所谓经藏者，独榜其所居室曰'思无邪斋'，而铭之致其志焉。"

东坡居士问法于子由。子由报以佛语，曰："本觉必明<sup>①</sup>，无明明觉<sup>②</sup>。"居士欣然有得于孔子之言，曰："'《诗》三百，一言以蔽之，曰思无邪。'夫有思皆邪也，无思则土木也，吾何自得道，其惟有思而无所思乎？"于是幅巾危坐<sup>③</sup>，终日不言。明目直视，而无所见。摄心正念<sup>④</sup>，而无所觉。于是得道，乃名其斋曰"思无邪"，而铭之曰：

## 【注释】

①本觉：佛教术语。佛教认为众生自性清净，原有性德并非修成，故称"本觉"。

②明明觉：佛教指大光明之觉悟。

③幅巾：古代男子裹头的头巾，这里指戴好幅巾。

④摄心：收敛心神。

## 【译文】

东坡居士向弟弟子由问法。子由用佛家语作为回答，说："本觉必明，无明明觉。"东坡居士欣然从孔子之语中受到启发，说："'《诗经》三百篇，一句话来概括，就是思无邪。'有思都是邪恶，无思则如同土木，我从何悟道，恐怕只有有思却又无所思吧？"于是戴好幅巾端然正坐，整日不言。眼睛直视，却什么也没有看见。收敛心思端正念头，而没有什么感觉。于是悟得大道，为斋房取名为"思无邪"，并写了铭文：

大患缘有身，无身则无病。廓然自圜明①，镜镜非我镜。如以水洗水，二水同一净。浩然天地间②，惟我独也正。

**【注释】**

①圜明：圆明，明亮光洁，喻彻底觉悟。

②浩然：广阔盛大的样子。

**【译文】**

大的祸患是因为有身体，没有身体就不会有病。心内空旷自然浑圆明亮，镜子照镜子不知哪个是我。如同用水来洗水，二水同样干净。广阔的天地之间，只有我能保持正道。

新居在大江上，风云百变，足娱老人也。有一书斋，名思无邪，闲知之①。惠州尺牍。

**【注释】**

①闲知之：苏轼文中常用此语，大概是随便说一句，随便记一下的意思。

**【译文】**

新居在大江边上，风云变幻不断，足以娱乐老人。有一个书斋，名叫思无邪，随便记录一下。惠州尺牍。

# 次韵子由浴罢

## 【题解】

洗浴不过是日常生活中的一件小事,洁净身心,有益身体健康。但是苏轼却通过描写洗澡这件小事,展开了丰富的联想。据苏轼自己所说,在海南时缺乏浴器,而他的人生哲学是在逆境中学会接受,不心急或焦虑,所以便选择经常干浴。所谓干浴其实并不是洗浴,而是一种推拿方法,即用擦热的双手熨擦肢体,这种方法对于一些常见头痛脑热的疾病有较好的疗效。不过,苏轼的主旨并不在于介绍这种方法,而是更为强调身心的放松与心境的调节,在文中提到的闭息、语默、照性、《楞严经》、仰山禅等,无不体现出其静心悟道的追求。可见,在东坡的心中,浴的不只是身而且还包括了心。

理发千梳净,风晞胜汤沐①。闭息万窍通,雾散名干浴②。
颓然语默丧③,静见天地复。时令具薪水,漫欲濯腰腹。
陶匠不可求,盆斛何由足④。老鸡卧粪土,振羽双瞑目。
倦马骊风沙⑤,奋鬣一喷玉⑥。垢净各殊性,快惬聊自沃⑦。
云母透蜀纱⑧,琉璃莹薪竹⑨。稍能梦中觉,渐使生处熟。
《楞严》在床头⑩,妙偈时仰读⑪。返流归照性,独立遗所瞩。
未知仰山禅⑫,已就季主卜⑬。安心会自得,助长毋相督⑭。

## 【注释】

①晞(xī):干,吹干。

②干浴:自我推拿方法。又称干淋浴。即用擦热的双手熨擦肢体。《诸病源候论•气候》:"摩手,令热从体上下,名曰干浴,令人胜风寒时气,寒热头痛,百病皆愈。"

③颓然：寂静，沉静。

④盆斛（hú）：此指浴器。斛，指斛形盆钵。

⑤骤：指马的土浴，言马在土中打滚。

⑥奋鬣（liè）：野兽家畜扬起颈上的长毛，形容奋发或狂怒。喷玉：马嘘气或鼓鼻时喷散雪白的唾沫。

⑦快悒：表达心情舒适畅快之意。沃：洗濯。

⑧云母：云母装饰的帐子。王勃《春思》诗："水精却挂鸳鸯幔，云母斜开翡翠帷。"

⑨蕲（qí）竹：湖北蕲春所产的竹子。或细如拇指，或粗如酒杯，色泽晶莹，竹节稀疏，篾质柔软。此处指蕲竹编的卧席。

⑩《楞（léng）严》：即《楞严经》。是开示修禅、耳根圆通、五蕴魔境等禅法要义之佛学经典。

⑪偈：佛经体裁。佛经中的唱颂词。通常以四句为一偈。

⑫仰山禅：仰山法师的禅理。据《景德传灯录》，仰山对香严曰："汝只得如来禅，未得祖师禅。"

⑬季主：司马季主，为汉初楚地的卜者。据《史记·日者列传》记载："司马季主者，楚人也，卜于长安东市。"贾谊向其问卜，其以为所谓"贤者"都是虚伪卑鄙、追逐权势之人。

⑭助长毋相督：因为苏辙诗中有"大愿勤自督"之句，故苏轼有此相和。

## 【译文】

将头发梳理了很多遍非常干净，迎风吹干胜过汤浴。闭息练功全身通泰，像云雾一般散开来这就是干浴。

沉默着不说话，安静地体味着天地循环。不时感到丹田像用柴烧水，好像在洗濯腰腹。

这里找不到陶匠，浴器怎么能够得到呢。老鸡卧在粪土之中，抖动羽毛两只眼睛紧闭。

倦马在风沙中打滚，扬起颈上的长毛嘶鸣着喷气。污垢和洁净完全不一样,如同沐浴时畅快惬意唯有自知。

　　轻透的蜀纱帐装饰着云母,蕲竹做成的竹席像琉璃一样莹润。逐渐从梦中醒转,周围渐渐从生疏变得熟悉。

　　《楞严经》就放在床头,不时拜读其中的妙偈。返回本源探求本性,超凡拔俗舍弃所见的一切。

　　不了解仰山法师的禅理,已经找司马季主进行占卜。安心便会有所自得,不需要督看来助长。

# 次韵子由病酒肺疾发

## 【题解】

　　此诗于元丰三年(1080)十月作于黄州,苏辙原诗题为《饮酒过量肺疾复作》。事实上,苏辙肺病并非新犯,而是自少年时便长期有肺病,遭受了不少痛苦。苏轼得见之后,写此诗进行唱和,劝苏辙要少喝酒,更要保重身体。

　　忆子少年时,肺喘疲坐卧。喊呀或终日[①],势若风雨过。
　　虚阳作浮涨[②],客冷仍下堕[③]。妻孥恐怅望[④],脍炙不登坐[⑤]。
　　终年禁晚食[⑥],半夜发清饿。胃强鬲苦满[⑦],肺敛辄复破[⑧]。
　　三彭恣唼喋[⑨],二竖肯通播[⑩]。寸田可治生[⑪],谁劝耕黄糯[⑫]。
　　探怀得真药,不待君臣佐[⑬]。初如雪花积,渐作樱珠大[⑭]。
　　隔壁闻三咽,隐隐如转磨[⑮]。自兹失故疾,阳唱阴辄和。
　　神仙多历试,中路或坎坷。平生不尽器[⑯],痛饮知无那[⑰]。
　　旧人眼看尽,老伴余几个。残年一斗粟[⑱],待子同春簸[⑲]。
　　云何不自珍,醉病又一挫[⑳]。真源结梨枣,世味等糠莝[㉑]。
　　耕耘当待获,愿子勤自课。相将赋《远游》[㉒],仙语不用些[㉓]。

## 【注释】

① 喊呀：象声词，这里指患病后的呻吟声。

② 虚阳作浮涨：指虚阳上浮。症状包括眩晕耳鸣、面色苍白、失眠多梦、四肢发冷、小便短少等。

③ 客冷：由外侵入的冷气。中医称风寒侵人为客。《素问·玉机真藏论》："今风寒客于人。"下堕：即下坠，指气下行。

④ 妻孥：妻子和孩子。

⑤ 脍炙：细切的肉和烤熟的肉。亦泛指佳肴。不登坐：犹言不上桌。《左传·隐公五年》："鸟兽之肉，不登于俎。"

⑥ 禁晚食：指晚上不进食。

⑦ 胃强：表现有进食较多，但是容易饥饿。鬲（gé）：通"膈"，横膈膜，在胸腔、腹腔之间。亦借指胸腹。

⑧ 肺敛辄复破：苏轼诗集通行本作"肺敛腹辄破"。肺敛，指的是一种肺功能亢进的状态，也称为"肺气盛"。其主要症状包括气喘、咳嗽、胸闷、痰多等。

⑨ 三彭：即三尸。传说三尸姓彭，常居人身中，能为人害。

⑩ 二竖肯逋播：意思是病治不好。典出《左传·成公十年》。春秋时晋景公梦见病化为二竖子，逃于肓之上，膏之下，病遂不可治。竖，竖子，小孩子。逋播，逃亡。

⑪ 寸田可治生：寸田指丹田，这里指养生不必大费周章。治生，这里喻养生。

⑫ 黄糯：原指秫，黄米，可酿酒。这里指上等田地。苏轼自注说王安石方田法中认为黄糯是上等肥沃的土壤。

⑬ 君臣佐：意为药物的配伍。古代方剂的药物有君臣佐使之别，分别有不同的作用。《神农本草经》：上药一百二十种为君，主养命；中药一百二十种为臣，主养性；下药一百二十种为佐使，主治病。用药须和君臣佐使。

⑭初如雪花积，渐作樱珠大：冯应榴《苏文忠诗合注》引次公曰："此唾咽漱法也。"

⑮隔墙闻三咽，隐隐如转磨：描写炼津唾之情形。隐隐，象声词。《后汉书·天文志上》："须臾有声，隐隐如雷。"

⑯不尽器：谓饮酒不多。

⑰无那：无奈。

⑱一斗粟：指兄弟和睦共处。典出《史记·淮南衡山列传》："一尺布，尚可缝；一斗粟，尚可舂。兄弟二人不能相容。"

⑲春籺：舂谷籺糠。

⑳挫：挫伤。

㉑莝（cuò）：切碎的草。多作为喂牲畜的饲草。

㉒赋《远游》：指远游仙界。《远游》，战国时楚国大诗人屈原的作品。主要写想象中的天上远游，表达了对现实社会卑污的谴责和对美好理想的追求。

㉓些（suō）：句末语气词。《楚辞·招魂》句尾皆有"些"，为楚人习用之语气词。

## 【译文】

还记得你少年时，患有肺喘不能坐卧太久。有时整天痛苦呻吟，如同风雨经过一样。

虚阳上浮，风寒又趁机侵入。妻子和孩子都恐慌惆怅，美味肉食都无法进食。

常年都不能吃晚饭，所以半夜总感到饥饿。胃胀塞胸膈胀满，肺敛时仿佛要涨破。

体内三彭肆虐，疾病怎么会治好。寸田之地就可以养生，是谁规劝一定要耕种上等肥田？

体内便有真药，不需君臣佐使调配。开始如同雪花堆积，慢慢变成樱桃那么大。

　　隔着墙壁听到吞咽津液的声音，隐隐之声如同转磨。从那以后故疾就消失，身体阴阳和谐。

　　成为神仙需要经历多次考验，中途会遇到很多坎坷。平生喝酒不会多喝，痛饮方知其中的无奈。

　　故旧眼看着已经不多，只有老朋友还剩几个。晚年唯靠一斗粟米，等待你一起春簸。

　　为什么不自己珍惜身体，醉后患病又受到挫折。本性是想获得交梨火枣，世上所谓的美味如同糟糠饲草一般。

　　勤加耕耘当会有收获，希望您经常监督自己。我们一起去赋《远游》游览仙界，仙人的话语不需要用"些"。

　　只"势若风雨过"一语甚妙，其余入手未择，便有迁就恶韵之苦①。谭友夏

**【注释】**

①恶韵：险韵。

**【译文】**

　　只有"势若风雨过"一句诗很妙，其余入手写作时没有选择，不得不承受迁就险韵的苦恼。谭友夏

# 次韵答刘泾

**【题解】**

　　这首诗写于元丰元年（1078），苏轼当时正在徐州。刘泾，字巨济，熙宁六年（1073）进士，善书画，是米芾的书画之交。

　　吟诗莫作秋虫声①，天公怪汝钩物情②，使汝未老华发生。

芝兰得雨蔚青青③,何用自燔以出馨④。

细书千纸杂真行,新音百变口如莺⑤。

异义蜂起弟子争⑥,舌翻涛澜卷齐城⑦。

万卷堆胸兀相撑,以病为乐子未经⑧。

我有至味非煎烹,是中之乐吁难名⑨。

绿槐如山暗广庭,飞虫绕耳细而清。

败席展转卧见经⑩,亦不自嫌翠织成⑪。

意行信足无沟坑⑫,不识五郎呼作卿⑬。

吏民哀我老不明,相戒无复烦鞭刑⑭。

时临泗水照星星⑮,微风不起镜面平。

安得一舟如叶轻,卧闻邮签报水程⑯。

莼羹羊酪不须评⑰,一饱且救饥肠鸣。


## 【注释】

①秋虫声:秋天虫子鸣叫的声音。

②钩:牵绕。物情:事物的情状、道理。

③蔚:茂盛。

④燔:烧。底本作"藩",误,据苏轼诗集通行本改。馨:香气。

⑤新音:新乐音。

⑥蜂起:纷纷并起,像群蜂飞舞。

⑦舌翻涛澜卷齐城:指楚汉相争时郦食其以三寸之舌,劝说齐国七
　十余城投降。后世用舌卷齐城、掉舌、下齐等形容口才滔滔不绝,
　善于游说之事。舌翻涛澜,比喻言辞滔滔不绝。

⑧病:指好读书之习。乐:底本作"药",意义不明,据苏轼诗集通行
　本改。

⑨吁:叹词,表感慨。难名:难于称述、描绘。

⑩败席展转卧见经：谓席子残破仅见其经线。《说苑·杂言》："孔子困于陈蔡之间，居环堵之内，席三经之席。"经，底本作"惊"，意义不明，据苏轼诗集通行本改。

⑪翠织成：指华美的褥席。杜甫《太子张舍人遗织成褥段》："客从西北来，遗我翠织成。"

⑫意行：随意行走。信足：漫步。

⑬五郎：指武则天宠臣张易之。当时易之兄弟皆为列卿，但朝廷中官员以二张内宠，不名官，而呼易之为五郎，以显亲近。独有大臣宋璟称其"张卿"，并云："以官言之，正当为卿。若以亲故，当为张五。"（《旧唐书·宋璟传》）

⑭相戒无复烦鞭刑：意思是大家都守法不为难官长。鞭刑，官府使用惩治犯法之人的刑罚。《尚书·舜典》："鞭作官刑。"

⑮泗水：河流名。流经徐州。星星：头发花白貌。左思《白发赋》："星星白发，生于鬓垂。"

⑯邮签：邮驿船夜间的更筹。

⑰莼羹羊酪不须评：典出《世说新语·言语》：西晋大臣王济指着羊酪对吴国陆机说："卿江东何以敌此？"陆机回答："有千里莼羹，但未下盐豉耳。"莼羹，以莼菜烹制之羹，味甚美。羊酪，以羊奶制成的奶酪。

## 【译文】

吟诗不要像秋虫一样发出哀鸣，老天会责怪你牵挂物情，使你年纪未老却生出白发。

芝兰得到雨水滋润便会茂盛，何须自焚以散发馨香。

上千页纸细细写着真草和行书，新声变化曲折如同黄莺鸣叫。

不同的观点蜂起弟子们纷纷争论，滔滔不绝甚至能够席卷齐城。

胸中的万卷书兀自支撑，以病为乐您还未曾经历过。

我有最美的滋味并非煎烹而得，这其中的乐趣实在不好表达。

苍翠的槐树如山一样遮蔽庭院，飞虫绕耳发出细而清的鸣叫。

在破败稀疏的席子上辗转，不嫌弃翠鸟羽毛织成的被褥。

随意漫步没有沟坑，不认识五郎将其呼作卿。

吏民们哀叹我年纪已大有些糊涂，互相告诫不要让我使用鞭刑。

不时来到泗水照见花白的头发，微风不起水面如同镜子一样平静。

哪里能得到一叶轻舟，在船上躺卧听着驿站报告水程。

莼羹和羊酪的高下不需要再品评，只求得到一饱来救救我的饥肠辘辘。

刘泾，字巨济，简州人①。熙宁六年进士中第，王安石荐为经学所检讨，历太学博士，米元章书画友也。善作林石槎竹②，笔墨狂逸，体制拔俗③。

**【注释】**

①简州：地名。今四川简阳。

②槎（chá）：树木的枝桠。

③体制：指字画的布局、构图。

**【译文】**

刘泾，字巨济，简州人。熙宁六年进士中第，王安石荐举为经学所检讨，曾任太学博士。是米元章书画之交。善于画林石槎竹，笔墨狂逸，布局超凡脱俗。

# 待旦

**【题解】**

"待旦"指天未明的一段时间，诗人梦中惊醒，天还未明，但已经睡不着，便写了这样一首诗，描述等待天明时的所看、所想、所为。在想象中，诗人仿佛到了神仙所居之所，看到了许多瑰奇的景象。

> 梦破山骨冷①，扶桑未放晓②。披衣坐虚堂，缺月犹皎皎③。
> 扬泉漱寒冽，激齿冰雪绕。百体喜坚壮④，万象觉情悄⑤。
> 簪履事朝谒⑥，神魂飞窅渺⑦。龛灯蚌珠剖⑧，炉穗玉绳袅⑨。
> 浮念怳已消⑩，真庭谅非杳⑪。须臾霁霞起⑫，赫奕射林表⑬。
> 高树引凉蝉⑭，深枝啅栖鸟⑮。二虫彼何为，逐动自纷扰。
> 悠悠天宇内，岂复论大小。覆盎舞醯鸡⑯，浓昏恣飞绕。
> 定知达观士，方寸常了了⑰。世无陶靖节⑱，此乐知者少。

**【注释】**

①山骨：山间岩石。

②扶桑：神木名。传说日出其下。《淮南子·天文训》："日出于旸谷，浴于咸池，拂于扶桑，是谓晨明。"

③缺月：不圆的月亮。

④百体：谓身体的各部，亦泛指身体。

⑤万象：指万事万物。悄：寂静无声。

⑥簪履：插簪着履。意谓将朝服穿戴整齐。

⑦窅（yǎo）渺：深远幽微。

⑧龛灯：神龛前的长明灯。

⑨炉穗：指香炉中的烟缕。

⑩浮念：虚妄的念头。

⑪真庭：谓神仙之殿庭。杳：高远。

⑫霁霞：雨后的彩霞。

⑬赫奕：光显，盛大。林表：林外，林端。

⑭引：吟唱。

⑮嘌（zhào）：鸟鸣。

⑯醯（xī）鸡：一种小飞虫，古人以为是酒醋上的白霉变成。《列子·天瑞》："醯鸡生乎酒。"

⑰方寸：指心。了了：明白，清楚。

⑱陶靖节：陶渊明，私谥靖节，人称"靖节先生"。去官隐居，不慕荣利，嗜酒达观，乐天安命。

## 【译文】

梦醒时山岩寒凉，太阳还没有从扶桑升起。披着衣服坐在空旷的厅堂，天空仍然挂着不圆却洁白的月亮。

用寒冽的泉水漱口，如同冰雪在唇齿间缠绕。可喜身体还很壮实，万事万物都悠然寂静。

穿戴整齐准备参加朝谒，神魂却飞到了深远微渺之地。神龛前常明灯用蚌珠剖成，香炉中袅袅青烟像玉绳一样缕缕飞升。

虚幻的念头恍然消散，神仙之所大概不远了吧。很快雨后的彩霞升起，光明照射在林端之上。

凉蝉在高大的树木上吟唱，深密的树枝间传来鸟儿的鸣叫声。蝉和鸟要做什么呢？如此扰动带来不安和纷扰。

广阔的天地之内，哪里还会有大小之别。覆盖的酒盏中生出了醯鸡，在浓昏之中恣意地飞绕。

可以知道通达之人，内心始终清楚。世上再没有陶靖节了，知道个中乐趣的人很少。

# 梦与人论神仙

## 【题解】

本诗于绍圣二年（1095）十一月作于惠州。此时期的苏轼对于养生之道、神仙之术兴趣浓厚，所谓日有所思，夜有所梦，他就连在梦中也和人讨论神仙之道,何尝不是他白天心头始终萦绕此事的缘故呢?

十一月九日夜,梦与人论神仙道术,因作一诗八句。既觉,颇记其语,录呈子由弟。后四句不甚明了,今足成之耳。

析尘妙质本来空①,梦中于此句若了然有所得者。更积微阳一线功②。

照夜一灯长耿耿③,闭门千息自蒙蒙④。

养成丹灶无烟火⑤,点尽人间有晕铜⑥。

寄语山神停伎俩,不闻不见我何穷⑦。

**【注释】**

①析尘:脱离世俗。妙质:美好资质。

②微阳:谓阳气始生。苏轼写此诗时,正值冬至前后阳气生发之时。

③耿耿:明亮的样子。

④蒙蒙:迷茫不清的样子。这里形容吐纳时气息若有若无的样子。

⑤丹灶:炼丹用的炉灶。无烟火:无烟之火。

⑥点尽人间有晕铜:意为将天下的有晕铜都点尽。"化铁为铜"为炼丹术中的技术,去除铜晕是其中一个步骤,如《云笈七签·金丹部》中有专门的《赤铜去晕法》。

⑦寄语山神停伎俩,不闻不见我何穷:《传灯录》:寿州道树禅师得法于北宗秀禅师,在寿州三峰山,结茅而居。有一野人,常化作佛及菩萨、罗汉、天仙等形,或放神光,或呈声响,如此涉十年。后寂无形影。师告众曰:"野人作多色伎俩,眩惑于人,只消老僧不见不闻,伊伎俩有穷,吾不见不闻无尽。"伎俩,手段,花招。

**【译文】**

十一月九日夜,我梦到和人谈论神仙道术,并作了一首诗,诗有八句。醒来以后,还记得梦中的诗句,便写下来寄给弟弟子由。后四句记得不是很清楚,现在补足凑成。

剖析微尘方知精妙本质是一场空,梦中对于这句诗非常有感悟。更要积累阳气始生时的细微之功。

一盏孤灯在夜晚整夜照亮,闭起门来吐纳千息若有若有。

修炼丹灶无须有烟火,如同炼金术可点化人间有晕铜。

告诉山神停止各种眩惑手段,我不闻不见的本领无穷尽。

"照夜"二语,梦中得此亦奇。谭友夏

## 【译文】

"照夜"两句诗,在梦中得到也够奇特的了。谭友夏

# 辨道歌

## 【题解】

《辨道歌》系苏轼在惠州时所作,主要描述的是道教的龙虎铅汞之说,此类主题的作品在这一时期较为集中的出现,体现了苏轼在被贬岭南之后,对于各类养生之术,尤其是内丹术的高度重视。

北方正气名祛邪①,东郊西应归中华②。

离南为室坎为家③,先凝白雪生黄芽④。

黄河流驾紫河车⑤,水精池产红莲花⑥。

赤龙腾霄惊盘蛇⑦,姹女含笑婴儿呀⑧。

十二楼瞰灵泉洼⑨,华池玉液阴交加⑩。

子驰午前无停差⑪,三田聚宝真生涯⑫。

龟精凤髓填谿衿[13]，天地骇有鬼神嗟。

一丹休别内外砂[14]，长修久饵须升退[15]。

肠中澄结无余查[16]，俗骨变换颜如葩。

哀哉世人争齿牙，指伪为真正为哇[17]。

轻肥甘美形骄奢，谲诡诈妄言矜夸。

游鱼在网兔在罝[18]，一气顿尽犹呕哑[19]。

余生所托诚栖槎[20]，九原枯髀如乱麻[21]。

胡不割众如莫耶，空与利名交撑拏[22]。

胡不让霜如文骈[23]，可惜贪爱相漫洿。

真心道意非不嘉，餐金闲话非虚哗[24]。

何须横议相疵瘕[25]，众口并发鸣群鸦。

安知聚散同鱼虾，自缠如茧居如蜗。

日怀嗔喜甘笼笯[26]，其去死地犹猎猳[27]。

吾恨尔见有所遮，海波或至惊井蛙。

乌轮即晚蟾影斜[28]，吾时俱睹超云霞。

### 【注释】

①祛邪：《周易参同契》："众邪辟除，正气常存。"

②东郊西应归中华：意为东方、西方正气皆归集中央之地。

③离南为室坎为家：子居北，北乃坎之正位。午居南，南乃离之正位。

④白雪：指玉津，即口液。黄芽：指金液。白雪与黄芽即指口中津液。

⑤黄河流驾紫河车：意思是通过河车运转修炼内丹。紫河车，道家
　　修炼之药。《三极至命筌蹄》："河车者，三河车也。一者黄河车，
　　二者白河车，三者紫河车。"

⑥红莲花：喻指心。《云笈七签》收录《胎息口诀》："心如红莲花，未

开下垂。"

⑦赤龙:喻肾水。盘蛇:喻心火。

⑧姹女、婴儿:皆道家炼丹术语。姹女在内丹中多指肾中元精,婴儿在内丹中多指元神。

⑨十二楼:即十二重楼,喻指喉管。灵泉:道教谓人之唾液。洼:此指唾液产生之地。

⑩华池:口的舌下部位。玉液:唾液。

⑪子驰午前:子时到午时之间,即夜里十一点到次日中午十一点之间。

⑫三田:即三丹田,道教认为人体有上中下三丹田。两眉之间为上丹田、心下为中丹田,脐下为下丹田。

⑬谽谺(hān xiā):山谷空旷的样子,这里比喻体内的空间。

⑭内外砂:即内丹、外丹。

⑮升退:飞升成仙。

⑯澄结:犹沉积。余查(zhā):多余的渣滓。查,渣滓。

⑰正为哇:以雅正之乐为靡曼之乐。哇,靡曼的乐声。扬雄《法言·吾子》:"中正则雅,多哇则郑。"

⑱罝:捕兔网。

⑲呕哑:声音嘈杂。

⑳栖槎:寄身木筏,比喻飘泊无定。槎,木筏。

㉑九原:山名。相传春秋时晋国卿大夫的墓地在此,后世因常称墓地为九原。

㉒撑拏(ná):撑持。拏,执取,拿。

㉓文骊:骏马名,身黄嘴黑。此种马毛色具有文彩,故云文骊。

㉔餐金:《周易参同契》云:金性不朽败,故为万物宝。术士服食之,寿命得长久。

㉕疵瑕(cī jiǎ):指责,指摘。

㉖笼笯(nú):笼子。

㉗豭（jiā）：公猪，这里泛指猪。

㉘乌轮：指太阳。蟾影：指月亮，传说月中有蟾蜍。

## 【译文】

北方的正气叫祛邪，东方西方呼应皆归于中央之地。

离以南为室，坎以北为家，先凝成白雪，后生发黄芽。

黄芽汇聚通过紫河车在体内运转，红莲花从水精池中出现。

赤龙与盘蛇相交，蛇女与婴儿出现。

从十二重楼俯视灵泉产生的洼池，华池中的玉液不觉累积。

子午之间一刻不停，三丹田聚宝真气滋生弥漫。

龟精凤髓充盈于体内，天地惊骇鬼神嗟叹。

炼丹无需分辨内丹和外丹，长久修炼和服丹药就会飞升成仙。

肠中没有多余的渣滓，俗骨变换容颜如花。

可悲啊！世人争论不断，将虚伪当作真，却将正音视为淫靡之声。

轻裘肥马、甘美食物务求骄奢，言辞谲诡，虚假糊涂自我夸耀。

就像游鱼被困网中，兔子陷入捕兔笼，将死之时仍然不断嘈杂。

生命所依托的实在如同木筏，九原墓地上的枯骨如乱麻。

为何要受利名的束缚，而不用莫邪这样的利剑将其斩断。

为何要沉浸于爱恋之中，而不像骏马文骊那样自由奔驰。

真心求道不会不称许，服金不是闲话空喧哗。

何须横生议论互相指责，众口齐开如同杂鸣的群鸦。

怎么知道聚散不会如同鱼虾，将自缚如蚕茧又如壳中的蜗牛。

每天怀着嗔喜甘愿处于笼中受囚禁，走向死亡犹如猪被猎杀。

我遗憾你们看见的有所遮蔽，海浪涌起会惊到井底之蛙。

太阳将要落下，月亮升起，我终将看到它们超越云霞。

# 陈守道

## 【题解】

本诗原名《赠陈守道》，是苏轼于绍圣四年（1097）正月在惠州时所作。关于陈守道的事迹不详，但揣测诗意，应该同苏轼一样，也是爱好养生之人。诗中主要描述的是道教修炼的情形。或许过于注重内容的表达，从诗歌审美的角度来看，后世评价颇有微词，如清代学者纪昀所言："竟是道经，无复诗格。"（《纪评苏诗》）

> 一气混沦生复生[①]，有心有形即有情。
> 共见利欲饮食事，各有爪牙头角争[②]。
> 争时怒发霹雳火[③]，险处直在嵌岩坑[④]。
> 人伪相加有余怨，天真丧尽无纯诚。
> 徒自取先用极力，谁知所得皆空名。
> 少微处士松柏寒[⑤]，蓬莱真人冰玉清[⑥]。
> 山是心兮海为腹，阳为神兮阴为精。
> 渴饮灵泉水，饥食玉树枝。
> 白虎化坎青龙离，锁禁姹女关婴儿[⑦]。
> 楼台十二红玻璃[⑧]，金公木母相东西[⑨]。
> 纯铅真汞星光辉，乌升兔降无年期[⑩]。
> 停颜却老只如此[⑪]，哀哉世人迷不迷。

## 【注释】

①混沦：犹言混沌，混合而不分明。《列子·天瑞》："浑沦者，言万物相浑沦而未相离也。"

②各有爪牙头角争：这里形容用尽办法来争夺。爪牙，尖牙和利爪。

③霹雳火：雷电，比喻极大的怒气。

④嵌岩：山洞。

⑤少微处士：少微，星座名，又被称作"处士星"。《史记·天官书》："廷藩西有隋星五，曰少微，士大夫。"古代常以少微作为处士的代称，这里暗喻陈守道。

⑥冰玉清：如冰、玉一样晶莹剔透，言其超凡脱俗。

⑦白虎化坎青龙离，锁禁姹女关婴儿：这里是描述内丹修炼过程，指阴阳配合炼成内丹。朱熹《〈周易参同契〉考异》："坎离水火龙虎铅汞之属，只是互换其名，其实只是精气二者而已。精，水也，坎也，龙也，汞也；气，火也，离也，虎也，铅也。"姹女，内丹中指肾中元精。婴儿，内丹指元神。

⑧楼台十二：道教修炼术语，指人的喉软管。见上篇《辨道歌》注。红玻璃：或指"绛宫"，即心。《上清黄庭内景经》中云："绛宫重楼十二环。"

⑨金公木母：金公，道家称铅。木母，道家称汞。金为西方，木为东方。苏轼诗集通行本作"木公金母"。木公，仙人名，又名东王公或东王父。金母，仙人名，即西王母。《西王母传》："在昔道气凝寂，湛体无为，将欲启迪元功，化生万物，先以东华至真之气，化而生木公；又以西华至妙之气，化而生金母。"

⑩乌升兔降：日升月降。

⑪停颜：与"却老"意同，即保持修炼前之容颜，不再衰老。

**【译文】**

混沌之气生生不息，生成了有心有形的有情之人。

为了名利、欲望和饮食，用尽各种手段拼命争抢。

为了争斗怒气冲天，危险如同站在山洞的深坑旁。

虚伪不断加深怨念，天真都丧失殆尽没有纯诚之心。

徒劳地用尽气力攫取，谁想过得到的不过空名。

少微处士志操坚贞,如同蓬莱山的仙人冰清玉洁。

以山为心以海为腹,以阳为神以阴为精。

渴了饮的是灵泉之水,饿了吃的是玉树枝。

水火阴阳相互配合,将元精和元神牢牢锁住。

十二楼台如同红色琉璃,金公木母各居东西。

纯铅、真汞如同星光一样散发光辉,金乌、玉兔不停升降没有止歇。

长生不老只需要如此,可悲世人却着迷于不该沉迷的事物。


　功侯、部位,二首已具言之。

## 【译文】

炼丹的功侯、部位,这二首诗已全部说到了。


# 谛居三适

## 【题解】

　　苏轼海南谪居时的岁月无疑是孤独而窘困的,但乐天派的诗人每每能找到生活中的亮点,在日常平凡而琐碎的生活中寻找乐趣。《谪居三适》的三首诗便是描述他自创的养生三法:晨起梳头、中午坐睡和夜晚濯足。这些以往多被视为不登大雅之堂的内容,在苏轼的笔下,也变得富有诗意,体现了苏轼积极大胆地扩展素材的努力。此外,如果从养生的角度来看,梳头、午睡、洗足都是行之有效的养生方法,特别是对于老年人而言,其好处自不待言,值得人们效仿。


### 旦起理发

安眠海自运①,浩浩潮黄宫②。日出露未晞③,郁郁蒙霜松④。

老栉从我久⑤，齿疏含清风。一洗耳目明，习习万窍通⑥。
少年苦嗜睡，朝谒常匆匆⑦。爬搔未云足，已困冠巾重。
何异服辕马，沙尘满风鬃。雕鞍响珂月⑧，实与杻械同⑨。
解放不可期，枯柳岂易逢⑩。谁能书此乐，献与腰金公⑪。

## 【注释】

①海：比喻人的气血。

②黄宫：道家以脐下为丹田，脑顶为黄宫。

③晞：干，干燥。

④蒙：弥漫笼罩。

⑤栉（zhì）：梳子。

⑥习习：形容气息微微流动。

⑦朝谒：入朝觐见。

⑧珂（kē）月：马勒上雕琢如月形的装饰物。

⑨杻械：古代手铐一类的刑具。泛指刑具。

⑩枯柳：指马摩擦身体解痒的树。苏轼《与胡祠部游法华山》诗云：
　　"何异枯杨便马疥。"

⑪腰金公：喻朝廷显贵。宋代凡三品以上的官吏都有金涂银革带缠
　　绕于腰。

## 【译文】

安眠时气血绵绵不断在全身运行，如潮水浩荡涌向脑顶。太阳出来
露水还未干，密密地笼罩在霜松之上。

旧梳子用了很久，有的梳齿已经断裂透风。梳洗过后耳目聪明，气
息微微流动觉得身心通泰。

年轻时贪眠嗜睡，朝谒时常匆匆忙忙。用手匆忙抓几下，就赶快戴
上头巾冠冕。

　　和驾车的马有什么不同,沙尘布满了马鬃。雕花鞍子鸣响的珂月,实际上都和枑械一样。

　　不知何时能得到自由,枯萎的柳树不容易再遇。有谁能写下这种乐趣,就将它献给显贵之人吧。

### 午窗坐睡

蒲团盘两膝①,竹几阁双肘②。此间道路熟,径到无何有③。
身心两不见,息息安且久④。睡蛇本亦无⑤,何用钩与手。
神凝疑夜禅,体适剧卯酒⑥。我生有定数,禄尽空余寿。
枯杨不飞花,膏泽回衰朽。谓我此为觉,物至了不受。
谓我今方梦,此心初不垢。非梦亦非觉,请问希夷叟⑦。

**【注释】**

①蒲团:指以蒲草编织而成之圆形扁平坐具。又称圆座。乃僧人坐禅及跪拜时所用之物。

②阁:搁置。

③无何有:典出《庄子·逍遥游》中"无何有之乡",指的是空无所有的地方,后多用以指空洞而虚幻的境界或梦境。

④息息:呼吸,气息出入。

⑤睡蛇:喻烦恼困扰、心绪不宁的精神状态。

⑥卯酒:早晨喝的酒。

⑦希夷叟:指道士陈抟,宋太宗赐号"希夷先生"。号称得道,每寝处,百余日不起。

**【译文】**

　　端坐蒲团盘两膝,双肘搁在竹几上。这里道路非常熟悉,路径通向的是无何有之乡。

身心都消失不见,呼吸平稳悠长。睡蛇本来就没有,何须用钩和手来驱逐。

内心凝聚如同夜间打坐,身体舒适胜过了清晨饮酒。我的生命有定数,利禄已经用尽只剩下寿命。

枯萎的杨树不会飞花,午睡的恩惠让衰朽之身恢复了活力。说现在醒着吧,我感受不到任何事物。

说现在是梦吧,心中开始没有尘垢。不是做梦也没有醒转,还是向希夷先生请教吧。

## 夜卧濯足

长安大雪年,束薪抱衾裯①。云安市无井②,斗水宽百忧③。
今我逃空谷,孤城啸鸺鹠④。得米如得珠,食菜不敢留。
况有松风声,釜鬵鸣飕飕⑤。瓦盎深及膝⑥,时复冷暖投。
明灯一爪剪,快若鹰辞韝⑦。天低瘴云重,地薄海气浮。
土无重腽药⑧,独以薪水瘳⑨。谁能更包裹,冠履装沐猴⑩。

**【注释】**

①衾裯:指被褥床帐等卧具。《诗经·召南·小星》:"肃肃宵征,抱衾与裯。"裯,底本作"禂",误,据苏轼诗集通行本改。

②云安:现广东云浮云安区。

③斗水:少量的水。

④鸺鹠(xiū liú):鸟名。俗称小猫头鹰。

⑤釜鬵(qín):泛指炊器。鬵,釜类烹器。苏轼诗集通行本皆作"鬲"。飕飕:象声词。形容风声。

⑥瓦盎:即瓦盆。

⑦韝(gōu):臂套。用革制成,用以束衣袖,射箭或操作时用。

⑧重腿（zhuì）：脚肿病。重，通"肿"。

⑨薪水：打柴汲水。瘳（chōu）：病愈。

⑩冠履装沐猴：意即沐猴而冠，讽刺装模作样窃据名位。沐猴，猕猴。

**【译文】**

长安遇到大雪，要生起火围着被子来取暖。云安没有井，一斗水也能使人得到满足。

如今我在这旷谷一样的孤城中，夜晚只有鹈鹕鸟的叫声在回荡。得到米像得到珍珠一般，吃菜的时候一点不敢剩下。

何况还有风吹松树的声音传来，锅釜也发出飕飕的鸣响。瓦盆里放满及膝的水，不断添加冷热水。

在明灯下剪去脚指甲，非常锋利如同老鹰飞离鞲一样。这里瘴雾浓重，地势低下湿气漂浮。

当地没有治疗脚肿的药，只能用热水濯足来进行治疗。谁能再重新穿上朝服，就像是穿戴上冠履的猴子一样。

> 寻常盥栉，形容得酣适，便觉味长。

**【译文】**

寻常的盥洗梳头，形容得十分畅快舒适，便感到颇有情致。

# 示李廌李祉①

**【题解】**

此文见于李廌的《师友谈记》，记录的是苏轼对于睡眠的一些体会和经验。从文中所记来看，苏轼睡眠的经验主要包括三点：首先，是上床后要把身体安放成舒适的姿势，尽量让身体达到放松的状态。其次，是精神专一，以心驭神，不胡思乱想。再次，是早上起来后，梳一会儿头，然后再假寐一会儿。从这些经验来看，都是比较简便易行的方法，也都符合古代养生学的理念。当然，关于睡眠的问题，不同的人有不同的习惯，只要适合自己，保证充足的睡眠，能让身体得到放松即可，不一定非要强求采用某种方法。

　　某平生于寝寐时，自得三昧②。吾初睡时，且于床上安置四体，无一不稳处。有一未稳，须再安排令稳。既稳，或有些小倦痛处，略按摩讫③，便瞑目听息。既匀直，宜用严整其天君④。四肢虽复有疴痒⑤，亦不可少有蠕动，务在定心胜之。如此食顷，则四肢百骸，无不和通。睡思既至，虽寐不昏。吾每日须于五更初起，栉发数百，颒面尽⑥，服裳衣毕，须于一净榻上，再用此法假寐。数刻之味，其美无涯，通夕之味，殆非可比。平明，吏徒既集，一呼即兴，冠带上马，率以为常⑦。二君试用吾法，自当识其趣，慎无以语人也。天下之理，能戒然后能慧，盖慧性圆通，必从戒谨中入。未有天君不严，而能圆通悟觉者也。二君试识之。

**【注释】**

　①李廌（zhì）：字方叔，号济南先生、太华逸民。为苏轼赏识，为"苏门六君子"之一，诗词文俱工。应试失利，遂绝意功名，归耕颍川，苏轼卒，李廌走赴许汝间，相地卜兆，作文以祭之。李祉：李清臣之子，入元祐党籍，后官浙江转运使。

　②三昧：指事物的要领，真谛。

　③讫：完结，终了。

　④天君：心。古代认为心为思维器官，故称"天君"。

　⑤疴痒：痛痒。底本作"苛养"，于意不通，据《师友谈记》改。

⑥頮（huì）面：洗脸。

⑦率以为常：成为经常的事。

**【译文】**

　　我这辈子对于睡眠，有一些自己的体会。开始睡的时候，要在床上先把身体安放得舒适，没有一处不妥帖。有一个地方不妥帖，必须再安排让它妥帖。安排妥帖后，如若有些稍微疲倦疼痛的地方，稍加按摩完毕，便闭着眼睛听呼吸。呼吸均匀了，就应该让心安静下来。四肢即便有地方痛痒，也一点儿也不要动，务必用定力战胜。这样坚持一顿饭的功夫，则四肢百骸，没有不和畅通达的。睡意来了以后，即便是睡了也不会昏昏沉沉。我每天须在五更初起床，梳几百下头，洗完脸，穿好衣服，需要在一个净榻上，再用这种方法假寐。睡上几刻的滋味，美到了极点。整晚睡眠的味道，大概都比不上。天亮后，吏徒集中以后，一叫就起，穿戴好冠带上马即行，这成为经常的事情。二位可以试用我的方法，自然识得其中趣味，谨慎不要告诉别人。天下之理，能戒定然后能智慧，因为慧性圆通，必定从戒谨中进入。没有心性不严肃而能圆通悟觉的人。二位试着记住此事。


　　便是绝妙修养。戒定生慧，公每言之，盖其所自得者深矣。


**【译文】**

　　真是绝妙修养。戒定生智慧，苏公常这么说，大概他从中受到了很深的启发。

# 肇养黄中①

**【题解】**

阴阳五行理论作为古代哲学思想的基础,几乎贯穿了人们日常生活的方方面面。五行以土为中,土色为黄,古人复以中为正位,黄为正色,黄中之德即为守正居中之德,为世之君子所重。正如《周易》在《坤》卦《文言》中所云:"君子黄中通理,正位居体,美在其中而畅于四支,发于事业,美之至也。"贬谪海外的苏轼在元符三年(1100)正月初一这一天难得地碰到了"三辰一戊,四土会焉"的时刻。苏轼认为当此"富土"之时,应该顺时而为,乘其时以肇养黄中之气,加强内心道德的修养,在当时的语境之下,这当然是再合理不过的措施了。

元符三年②,岁次庚辰③,正月朔,戊辰,是日辰时,则丙辰也。三辰一戊④,四土会焉。而加丙与庚,丙土母而庚其子也⑤。土之富,未有过于斯时也,吾当以斯时肇养黄中之气。过子又欲以此时取薢姜蜜作粥以啖。吾终日默坐,以守黄中,非谪居海外,安得此庆耶⑥? 东坡居士记。

**【注释】**

①肇养:开始培养。肇,初始。黄中:按照五行理论,五行之土,其色黄,且处中央,故谓之黄中之气。这里比喻内修德行。

②元符三年:1100年,其时苏轼尚在海南贬所。

③岁次:木星约十二年运行一周天,其轨道与黄道相近,因将周天分为十二分,称十二次。木星每年行经一次,其所值星次的干支称为岁次。

④三辰一戊,四土会焉:其岁庚辰,其日戊辰,其时丙辰,又以戊辰

之戊，故曰"三辰一戊"；以天干、地支配五行，辰、戊都属土，故云
"四土会焉"。

⑤丙土母而庚其子：根据五行生克，丙五行为火，庚五行为金。火生
土，故丙为土母。土生金，故庚为土之子。

⑥庆：福。

**【译文】**

元符三年，正值庚辰年，正月初一是戊辰日，这一天的辰时，是丙辰。
三辰一戊，四个"土"凑到一起。加上丙和庚，丙是土母，庚是土子。土
的丰富没有比这更多的了，我应当在这个时候开始修养我的黄中之气。
儿子苏过又想趁着这个时候取薤姜蜜熬粥来吃。我整日都沉默地坐着，
以守着我的黄中之气，如果不是被贬谪居住在海外之地，我怎能有这样
的福气呢？东坡居士记。

有失处即有得处，人都向失处去寻。

**【译文】**

有所失就会有所得，但是人们都向失去的地区去寻找。

# 畏威如疾

**【题解】**

赤眼，俗称红眼病，这种因热毒造成的眼疾，是生活中的常见疾病。
不过，苏轼借着赤眼病，尽情驰骋想象，托言眼与口的对话，善用譬喻，写出
了这篇颇有谐趣又很有哲理的文章，体现了苏轼的博学多闻与巧思善辩。

余患赤目①，或言不可食脍②。予欲听之，而口不可。
曰："我与子为口，彼与子为眼，彼何厚，我何薄③？以彼患

而废我食,不可。"子瞻不能决。口谓眼曰:"他日我瘖④,汝视物吾不禁也。"

**【注释】**

①赤目:红眼病。

②脍:细切的鱼肉。泛指鱼肉。

③薄:轻慢。

④瘖(yīn):嗓子哑不能出声。

**【译文】**

我患了红眼病,有人说不能吃鱼肉。我想要听从,可是嘴不同意。嘴说:"我是你的嘴,它是你的眼睛,你为什么要重视它而轻慢我? 因为它得了病就不许我吃东西,这样不行。"我不能做出决定。嘴对眼说:"将来我如果哑了不能说话,我不会禁止你看东西。"

　　管仲有言①:"畏威如疾,民之上也;从怀如流,民之下也②。"又曰:"燕安鸩毒,不可怀也③。"《礼》曰:"君子庄敬日强,安肆日偷④。"此语乃当书诸绅⑤,故予以"畏威如疾"为私记云。

**【注释】**

①管仲:字夷吾,春秋时齐国人,辅佐齐桓公称霸,后称"管子"。

②"畏威如疾"几句:语出《国语·晋语》。意思是敬畏法令就像害怕得病的人,是上等的民众;随心所欲如同流水,是下等的民众。从,同"纵",纵容,放纵。

③燕安鸩毒,不可怀也:语出《左传·闵公元年》,意思是享乐安逸如同毒酒,不可怀恋。燕安,享乐安逸。鸩毒,毒酒。

④君子庄敬日强,安肆日偷:语出《礼记·表记》。意思是君子庄严
　恭敬德业日渐增强,小人安乐放纵日渐怠惰。安肆,安乐放纵。
　偷,怠惰。

⑤书诸绅:写在腰带上,表示时刻提醒自己。绅,士绅的腰带。

**【译文】**

　　管仲说过:"百姓像畏惧疾病一样畏惧权威,是上等的民众;随心所
欲如同流水,是下等的民众。"又说:"享乐安逸就像是毒酒,千万不能贪
恋。"《礼记》说:"君子庄严恭敬德业日渐增强,小人安逸放纵就会日渐
懈怠。"这些话应当写在腰带上时刻提醒自己。所以我以"畏威如疾"
写下这篇文章。


　　大率口馋耳,要借许多弹压。


**【译文】**

　　大概是嘴馋了,需要借许多东西来压制。


# 行气

**【题解】**

　　瘴气可谓是宋代南迁之臣的噩梦,对于中原人士而言,之所以视岭
南为畏途,很大程度上便是因为瘴气的缘故。苏轼对于文中的这位扬州
武官在瘴地长期为官却健康归来的事迹印象很深,在《与王定国书》中
也曾提及:"扬州有侍其太保者,官于瘴地十余年,比归,面色红润,无一
点瘴气。"本文中便收录了这位扬州武官的保健方法,其中最主要的是
按摩涌泉穴。此外,文中也收录了欧阳修介绍的一种保健方法,也是以
按摩涌泉穴为主。客观而言,涌泉穴是足少阴肾经的常用腧穴之一,经
常按摩的确具有益精补肾的功用,对于身体健康有利。

扬州有武官侍其者①,偶忘其名。官于二广恶地十余年②,终不染瘴,面红,腰足轻驶③,年八十九乃死。初不服药,惟用一法:每日五更起,两足相向,热摩涌泉无数,以汗出为度。欧阳文忠公不信仙佛,笑人行气④。晚年见之,云:"吾数年来患足气⑤,一痛殆不可忍。近有人传一法,用之三日,不觉失去。"其法:垂足坐,闭目握固⑥,缩谷道⑦,摇飐两足如摄气球状⑧。无数⑨,气极即少休,气平复为之,日七八,得暇即为之,无定时。盖涌泉与脑通,闭缩摇飐,即气上潮,此乃般运捷法也。文忠疾已则废,使其不废,当有益。至言不烦,不可忽也。

**【注释】**

①武官侍其:复姓侍其的武官。

②恶地:险恶之地。

③轻驶:苏轼文集通行本作"轻快"。

④行气:指呼吸吐纳等养生方法。

⑤足气:脚气病。由于缺乏维生素$B_1$,患者有下肢肌肉疼痛麻木、水肿或心跳气喘等症状。

⑥握固:握紧拳头。

⑦缩谷道:即提肛,一种养生保健方法。谷道,即肛门,古人将肛门称为"五谷残渣之道"。

⑧摇飐(zhǎn):摇动,颤动。

⑨无数:无固定数目。

**【译文】**

扬州有一个姓侍其的武官,偶然忘了他的名字。他在两广险恶之地做官十多年,始终没有患过瘴疾,面色红润,腰腿轻快,八十九岁才去世。他始终不服药,只用一种方法:每天五更起身,两足相对,不断按摩涌泉穴,直到出汗为止。欧阳文忠公不信仙佛,还嘲笑行气的人。晚年见到他时,他说:"我患脚气好几年了,发作起来痛不可忍。最近有人告诉我一个方法,试了三天,疼痛不觉间就消失了。"方法如下:垂足而坐,闭目握拳,提肛,摇颤两足如同夹着气球一样。没有固定数目,累了就休息一下,气息平复了就重新做,每天七八次,有空就做,不固定时间。原来涌泉穴与大脑相通,闭目提肛摇颤双脚,气就会上涌,这是便捷的运气之法。文忠公病愈后便不练了,如果不终止,应当对身体有益。至言不烦,不可忽视啊。

　　修养家却病,真是立竿见影。

**【译文】**

修养家祛除疾病,真是立竿见影。

# 记故人病

**【题解】**

　　本文意在指出纵欲对人身体的严重危害。苏轼曾以此劝告一个少年,但其人不悟,反说自己好色而不怕死,这从逻辑上来讲当然是荒谬的,苏东坡对此十分感慨,对少年之语进行批驳,并认为"今世之为高者,皆少年之徒也",就是说那些纵情淫乐的达官贵人都和这个少年一样。从这篇文章中,显然可以看到佛家思想对于苏轼的影响,孔子在《论语》中曾经指出:"君子有三戒:少之时,血气未定,戒之在色;及其壮也,血气方刚,戒之在斗;及其老也,血气既衰,戒之在得。"人青春年少之时,发育尚未完全,过早沉湎色欲,对人的伤害很大,适当节制,自是长生之道。不过,世事往往旁观者清,当局者迷。事实上,苏轼与少年的这段话是否真有其事值得商榷，或是苏轼借以表达对世间那些高官的讽刺也未可知。

元丰六年十月十二日夜<sup>①</sup>，一鼓后<sup>②</sup>，故人有得风疾者<sup>③</sup>，急往视之，已不能言矣。死生阴阳之争，其苦有甚于刀锯木索者<sup>④</sup>。余知其不可救，默为祈死而已。呜呼哀哉，此复何罪乎？酒色之娱而已。古人云："甘嗜毒药，戏猛兽之爪牙<sup>⑤</sup>。"岂虚言哉！

**【注释】**

①元丰六年：1083 年。

②一鼓：古代夜间击鼓以报时，一鼓即一更。

③风疾：急病。风的速度很快，故用以形容病情之迅速。

④刀锯木索：古代刑具。木，三木，古代加在犯人颈、手、足上的三件刑具。索，绳索，用以捆绑拘系犯人。

⑤甘嗜毒药，戏猛兽之爪牙：语出枚乘《七发》："此甘餐毒药，戏猛兽之爪牙也。"

**【译文】**

元丰六年十月十二日晚上，一更后，有一个老朋友得急病，我赶快去看望，他已经不能说话了。生死关头的折磨，比刀锯木索这些刑法还要痛苦得多。我知道他的病无法救治，只能默默祈祷他尽快死去少受折磨而已。悲痛啊，这又是什么造成的罪过呢？酒色的欢娱而已。古人说过："把毒药当作美餐，是和猛兽的爪牙戏耍。"难道是虚言吗！

明日见一少年，以此戒之。少年笑曰："甚矣，子言之陋也<sup>①</sup>。色固吾之所甚好，而死生疾痛非吾之所怖也。"余曰：

"有行乞于道,偃而号曰②:'遗我一盂饭!吾今以千斛之粟报子③。'则市人皆掩口笑之。有千斛之粟,而无一盂之饭,不可以欺小儿。怖生于爱,子能不怖死生而犹好色,其可以欺我哉!"今世之为高者,皆少年之徒也。"戒生定,定生慧"④,此不刊之语也⑤。如有不从戒定生者,皆妄也,如慧而实痴也,如觉而实梦也。悲夫!

**【注释】**

①陋:浅陋。

②偃:仰面倒下,躺在地上。

③斛(hú):旧量器名,亦是容量单位,一斛本为十斗,后来改为五斗。

④戒生定,定生慧:语出《楞严经》:"摄心为戒,因戒生定,因定发慧。"戒,持戒。定,禅定。慧,智慧。

⑤不刊:不可改易。古代的文书刻在竹简上,错了就削去,是为"刊"。

**【译文】**

第二天看到一个少年,用这件事来告诫他。少年笑着说:"太过分了吧,你的话太鄙陋了。美色当然是我喜欢的,但死生疾痛这些事情,我并不感到害怕。"我回答说:"有人在道路上乞讨,躺在地上叫喊:'给我一碗饭吧!我给他一千斛谷子作为报答。'市场上的人都会掩嘴而笑。有千斛的谷子,却没有一碗饭,这种话连小孩子都骗不了。害怕从喜爱中产生,你能够不怕死却还要喜欢美色,这怎么能骗过我呢!"现在世上那些位居高位的人,都是像这个少年一样的人。"持戒生禅定,禅定生智慧",这是不能更改的话啊。如果有不从戒定中生发出来的,都是虚妄的,看上去聪明实际上是痴傻,看上去清醒实际上是在迷梦中。可悲啊!

极其痛切。

## 【译文】

极其痛切。

# 去欲

## 【题解】

　　苏轼曾多次论及戒欲的问题,并曾称其为"天下之难事",这里又说服气养生"皆不足道,难在去欲"。而张通判的话幽默风趣,以苏武即便在匈奴被扣留,极端困难的情况下仍然与胡妇生子之事来印证苏轼之语。这当然是玩笑语,但并非全然无道理。"食色,性也",情欲是人的天性之一,绝欲从本质上来说是违背人性的,自是困难之事。事实上,苏轼本人虽然在黄州时期就曾打算断欲,并曾一度遣散众妾,身边仅留下朝云,但后来在惠州时,朝云还为苏轼生过一个儿子,取名苏遁,小名乾儿。由此可见,绝欲之事确实不易为之。

　　昨日太守杨君采、通守张君规邀余出游安国寺[①],坐中论服气养生之事。余云:"皆不足道,难在去欲。"张云:"苏子卿啮雪吞毡,蹈背出血,无一语少屈[②],可谓了生死之际矣,然不免与胡妇生子穷海之上[③],而况洞房绮疏之下乎[④]?乃知此事不易消除。"众客皆大笑。余爱其语有理,故为书之。

## 【注释】

　　①安国寺:位于湖北黄冈城南,立于五代后唐保大二年(944),始名护国寺。宋仁宗嘉祐八年(1063)改安国寺。

　　②"苏子卿啮雪吞毡"几句:《汉书·苏武传》载,匈奴要苏武投降,

苏武坚决不肯,引刀自刺,单于等为救活他,"凿地为坎,置煴火,覆武其上,蹈其背以出血。武气绝,半日复息"。此后单于为逼苏武投降,将他关在大窖中,绝其饮食,"天雨雪,武卧啮雪与旃毛并咽之,数日不死"。苏子卿,西汉名臣苏武,字子卿。

③不免与胡妇生子穷海之上:苏武归汉后到晚年在汉诸子皆死,汉宣帝问苏武是否还有子嗣,苏武说他在匈奴被流放到北海时与胡妇生有一子。穷海,此指苏武流放之地北海。

④洞房绮疏:这里指幽深精美的卧室。洞房,幽深的内室,多指卧室。绮疏,雕刻成空心花纹的窗户。

**【译文】**

昨天太守杨采、通判张规邀请我去安国寺游玩,座席之中谈论服气养生的事情。我说:"都不值得讨论,最难的是断绝情欲。"张通判说:"苏武吃雪吞毡,背部被踩踏出血,没说一句屈服的话,可以说是深明生死大义了吧,但是却免不了在僻远的北海与胡妇生子,何况在洞房雕窗之下呢?由此可以知道这件事不容易消除。"客人都大笑起来。我欣赏他的话有道理,所以将其记下来。


此事只看得无味便好。


**【译文】**

这件事只要视为无味就可以了。


# 范蜀公

**【题解】**

范镇,字景仁,是宋代名臣、史学家,长期镇守蜀地,累封蜀郡公,所以被称为"蜀公"。他与欧阳修、三苏父子均有很深的交往。范镇去世时八十二岁,这在古代可以说是高寿了,因此关于他的轶事流传不少。本篇以及下一篇《不好佛》皆是关于他的趣闻。本篇所记是范镇的一些奇特之处,特别是其去世前几日,须发都突然变黑。当然这并非苏轼亲眼所见,因此,究竟是实有其事还是谣传不得而知,但类似的"返老还童"现象的确会在某些老人身上出现。

李方叔言:范蜀公将薨数日①,须发皆变苍黑,郁然如画也②。公平生虚心养气③,数尽神往而血气不衰④,故发于外耶?然范氏多四乳⑤,固与人异。公又立德如此,其化也,必不与万物同尽,盖有不可知者也。元符四年四月五日⑥。

**【注释】**

①薨(hōng):本指诸侯之死,后世对有封爵的大官死去也称薨。

②郁然:茂密、繁盛的样子。

③虚心:养生术语。指修炼时无所见,无所闻,是非美恶,不入于心。

④数:命数,寿命。神:精神。

⑤范氏多四乳:范家人多有四个乳头。传说周文王有四乳,是吉人之相。据苏轼《范景仁墓志铭》,范镇之兄范镃及镃之子范百常亦有四乳。

⑥元符四年:北宋哲宗元符纪年只有三年,到1100年止。或为元祐四年(1089)之误。此年四月苏轼、李方叔等都在京师。另通行本《苏轼文集》《曲洧旧闻》等都无"元符四年四月五日"数字。

**【译文】**

李方叔说:范蜀公死前几天,须发突然都变得苍黑,茂密如画。范公平常虚心养气,寿命已到尽头,精神已经离开,而血气却不衰,所以发散于外吗?然而范家人多有四个乳头,本来就与常人不同。范公又建立了如此的德业,其去世一定不会与万物一起消失,大概有人们不知道的情况吧。元符四年四月五日。

"虚心养气"数语,好一难到。

**【译文】**

"虚心养气"这几句话,喜好容易,但做到很难。

# 不好佛

范景仁平生不好佛,晚年清慎①,减节嗜欲,一物不芥蒂于心②,真却是学佛作家③,然至死常不取佛法。某谓景仁虽不学佛,而达佛理,虽毁佛骂祖,亦不害也。

**【注释】**

①清慎:清心谨慎。

②芥蒂:介意。

③作家:这里指日常言行举止。

**【译文】**

范景仁平生不好佛,晚年以后清心谨慎,减少节制各种物欲,对于外界事物也没有一点介意,这真的倒是学佛的行为举止,但他到死也不信佛法。我说景仁虽然不学佛,但是却能领悟佛理,即便是毁佛骂祖,也没有妨害。

至死不取,才见手段。

**【译文】**

到死都不信,才看出能耐。

# 常德

**【题解】**

所谓"常德",其实便是要有恒心,这一点同样适用于养生。养生的基本原理和方法其实并不复杂,关键在于长期坚持,但是很多人总是好高骛远,频繁追逐各种新奇的养生秘诀,这可能便是缺乏"常德"的表现吧!

伊尹云[1]:"德惟一,动罔不吉;德二三,动罔不凶[2]。"贫贱人但有常德,非复富贵,即当得道。虽当大富贵,苟无常德,其后必败。予以此占之多矣。

**【注释】**

①伊尹:名伊,一名挚,尹是官名。商汤大臣。相传生于伊水,故名。是汤妻陪嫁的奴隶,后助汤伐夏桀,被尊为阿衡。汤去世后历佐外丙、仲壬二王。后太甲即位,因荒淫失度,被伊尹放逐到桐宫,三年后迎之复位。

②"德惟一"几句:语出《尚书·咸有一德》。意为德性专一,干什么都没有不吉利的;德行反复变化,干什么都没有不凶险的。罔,无。

**【译文】**

伊尹说:"德性专一,干什么都没有不吉利的;德性反复变化,干什么都没有不凶险的。"贫贱的人只要坚守德行,即使不富贵也能得道。即便是大富大贵之人,如果不坚守德行,以后必定破败。我用此预测的有很多了。

是最切要话。

**【译文】**

这些是最要紧的话。

# 自家事

**【题解】**

此文见于李廌的《师友谈记》。此文涉及的是人生中经常会遇到的困惑，特别是生命到了后半段以后，许多人经常会产生及时行乐的想法，正如文中所提到的韩持国，自觉身体衰老，索性就想着要赶快抓住最后的时间及时行乐。苏轼对这种观点进行了批判，但他并非直斥其非，而是举了一个睿智的老人的事例来进行劝说，这样的好处是既委婉，又增强了自己观点的说服力。

日者，王寔、王宁见访。寔，韩持国少傅之婿①。因问："持国安否？"寔、宁言："持国谓人：'吾以癃老②，且将声乐酒色娱年，不尔无以度日。'"东坡曰："惟其残年，正不当耳。君兄弟至亲旧，愿某传一语于持国可乎③？顷有一老人，未尝参禅，而雅合禅理④，死生之际，极为了然。一日置酒，大会亲友，酒阑⑤，语众曰：'老人即今且去。'因摄衣正坐⑥，将奄奄焉⑦。诸子惶遽呼号曰⑧：'大人今日乃为世诀乎⑨？愿留一言为教！'老人曰：'本欲无言，今为汝恳，第一五更起。'诸子未喻。曰：'惟五更可以勾当自家事⑩，日出之后，欲勾当，则不可矣。'诸子曰：'家中幸丰，何用蚤起？举家诸事，皆是自家的事，岂有分别？'老人曰：'不然。所谓自家事者,是死时将得去者⑪。吾平生治生⑫,今日就化,可将何者去?'诸子颇悟。今持国果自以谓残年,请二君言与持国,但言某请持国勾当自家事,与其劳心声酒,不若为可以死时将去者计也。"

**【注释】**

①韩持国:韩维,字持国。出身名门,风节素高,向有梗直之称,名重当时。以太子少傅致仕。

②癃(lóng)老:衰老病弱。

③愿某传一语于持国可乎:李廌撰《师友谈记》"愿"下有"为"字,更通顺。

④雅合:正好相合。

⑤酒阑:谓酒筵将尽。

⑥摄衣:整饬衣装。

⑦奄奄:气息微弱将绝的样子。

⑧惶遽:恐惧慌张。

⑨诀:生死告别。

⑩勾当:办理,处理。

⑪将得去:带得走。

⑫治生:经营家业。

**【译文】**

有一天,王寔、王宁来拜访。王寔是韩持国少傅的女婿。于是问道:"持国是否安康?"王寔、王宁回答说:"持国告诉别人:'我已衰老病弱,姑且用声乐酒色来自娱,不这样没办法度日。'"东坡说:'因为他已经进入残年,更不应该这样。你们兄弟是至亲,请为我传一句话给他可以吗? 从前有一个老人,并没有参禅,而日常所为正与禅理相合,对死生大事非常清楚。一日置办酒席，大会亲友，酒筵将尽时，对众人说：'我今天将要离开了。'于是整理衣服端正坐好，气息变得微弱。儿子们惊慌地急叫说：'大人您今天是和这个世界告别吗？请留下一句话教导我们！'老人说：'本来不想说什么，现在因为你们如此恳切就说一句：最重要的是五更起床。'儿子们不明白。老人说：'只有五更可以处理自家事，日出之后，想要办理，则不能了。'儿子们说：'家中侥幸很丰裕，哪里用得着早起？家里的各种事，都是自家的事，哪里有分别？'老人曰：'不是这样。所谓自家事，是死的时候能够带走的。我生平经营家业，今天将要去世，能带走什么呢？'儿子们稍有领悟。现在持国真的自以为是残年，就请两位转告持国，只说我请持国处理自家事，与其劳心于声乐酒色之中，不如为死时可以带走的东西打算。"

是事惟笃行老人得之，他人俱被道理担阁住了<sup>①</sup>。

**【注释】**

①担阁：耽误，延迟

**【译文】**

这种事只有品行淳厚的老人能够明白，其他人都被道理耽搁了。